U0224413

"十三五"国家重点图书出版规划

药物临床试验设计与实施丛书

女性生殖系统药物临床试验设计与实施

主 编 薛 敏 肖松舒

副主编 潘 琼 曾 飞 叶明珠

编 委（以姓氏笔画为序）

马洁稚 叶明珠 朱小刚 肖 芳 肖松舒

张友忠 贺斯黎 蒋建发 曾 飞 廖秦平

潘 琼 薛 敏

人民卫生出版社

·北京·

图书在版编目（CIP）数据

女性生殖系统药物临床试验设计与实施／薛敏，肖
松舒主编. — 北京：人民卫生出版社，2020.9
（药物临床试验设计与实施丛书）
ISBN 978-7-117-30453-5

Ⅰ. ①女… Ⅱ. ①薛… ②肖… Ⅲ. ①女生殖器-疾
病-临床医学-药效试验 Ⅳ. ①R711.7

中国版本图书馆 CIP 数据核字（2020）第 175280 号

人卫智网	www.ipmph.com	医学教育、学术、考试、健康，
		购书智慧智能综合服务平台
人卫官网	www.pmph.com	人卫官方资讯发布平台

药物临床试验设计与实施丛书
女性生殖系统药物临床试验设计与实施
Nüxing Shengzhi Xitong Yaowu Linchuang Shiyan Sheji yu Shishi

主　　编：薛　敏　肖松舒
出版发行：人民卫生出版社（中继线 010-59780011）
地　　址：北京市朝阳区潘家园南里 19 号
邮　　编：100021
E - mail：pmph @ pmph.com
购书热线：010-59787592　010-59787584　010-65264830
印　　刷：保定市中画美凯印刷有限公司
经　　销：新华书店
开　　本：787×1092　1/16　　印张：14
字　　数：306 千字
版　　次：2020 年 9 月第 1 版
印　　次：2020 年 12 月第 1 次印刷
标准书号：ISBN 978-7-117-30453-5
定　　价：65.00 元

打击盗版举报电话：**010-59787491**　E-mail：**WQ @ pmph.com**
质量问题联系电话：**010-59787234**　E-mail：**zhiliang @ pmph.com**

前　言

新药临床试验必须基于科学设计的基础之上,众所周知,在中国进行临床试验有着独特的优势,比如中国有着庞大的患者群体、快速的受试者招募速度、基础设施完备的临床研究机构,以及较高素质的研究人员等。但与之相矛盾的是,目前我国4 700多家药厂只有300家左右可被称为研发型企业,每年申报的自主知识产权的完全创新药不超过10个。因此,临床试验专业人才的短缺是阻碍我国医药企业新药研发进程亟待解决的问题。

针对这一局面,人民卫生出版社组织国内从事药物临床试验的专家共同编写了《药物临床试验设计与实施丛书》。《女性生殖系统药物临床试验设计与实施》作为本套丛书分册之一,旨在通过介绍女性生殖系统药物临床试验的基本理论与实践知识,提升研究者的理论素养和技术实践工作能力,为更好地进行临床试验实践奠定坚实的基础。本书各章节的内容严格参照2020年国家药品监督管理局会同国家卫生健康委员会组织修订的新版《药物临床试验质量管理规范》进行编写。

依据本套丛书的编写要求,结合女性生殖系统疾病的特点及其相对独立性,将临床试验的总体性介绍、数据管理、生物统计学等内容调整到相关分册,本书适当保留基本原则以及体现女性生殖系统疾病特点的内容。例如,一般性抗生素临床试验相关内容放入《感染性疾病临床试验设计与实施》分册中阐述,但外阴阴道假丝酵母菌病、细菌性阴道病、滴虫性阴道炎等属于女性生殖系统特有的感染性疾病的药物临床试验相关内容,则在本书中阐述。

本书共分七章,第一章重点阐述女性生殖系统药物临床试验基本内容、相关伦理原则与法规、生物统计学知识、设计原则和标准操作规程、有效性及安全性评价、患者参与女性生殖系统药物临床试验的相关影响因素及女性生殖系统药物临床试验的特殊性。第二至五章重点阐述抗女性生殖系统肿瘤药物、女性生殖系统激素类药物、抗女性生殖系统感染药物及避孕药的临床试验设计规范和实践操作要点,第六章和第七章介绍了妇科手术及计划生育相关器械和材料的临床试验。第二至七章每章主要阐述女性生殖系统相关疾病的定义、背景、诊断标准、用药途径、适用范围、相关法律及技术规范要点、受试者特征及选择、试验设计、疗效评价、特殊人群中进行的研究、临床安全性评估及临床研究实例介绍等。

本书专业性、可操作性及实用性较强,注重临床实践和科学理论相结合,在编排上具有以下特点:编写中强调临床试验操作要点的阐述,具有很强的实践性和可操作性,并与相关学科理论知识相辅相成,构成了理论与实践相结合的系统的学习体系;在内容方面,涵盖了女性生殖系统疾病新药研发过程中,药物临床试验的各个阶段所承担任务的相关知识,有利于加深学生及药物临床试验研究者对药物临床试验知识的了解;注重相关法律法规的认知,使实践教学内容更加完善,有利于培养研究者实践能力、综合分析能力和科学的思维方法,同时,在本书中列举了大量真实的临床研究案例,使阅读者更易理解和掌握。

本书的编写及出版有望为临床药学和医学的实践教学提供完整、系统、规范的参考和借鉴,也有助于提升女性生殖系统药物临床试验研究者的逻辑思维能力和解决实践中存在问题的能力,为临床试验的良好开展打下基础。

感谢《药物临床试验设计与实施丛书》编写团队尤其是中南大学湘雅三医院袁洪教授针对本书应遵循的指导思想与原则、明确读者对象和编写提纲等重要内容作出的指导性工作和建设性意见。由于参考资料极其有限,本书从确定提纲到交稿前后历时四年余,足见编写过程之艰辛,感谢本书编委会成员在非常繁忙的临床工作之余拨冗查阅相关资料,认真地书写每个章节的内容,并反复斟词酌句,希望能将临床试验的严谨性和规范性传递给每一位读者。

薛　敏　肖松舒

2020 年 9 月 30 日

目 录

第一章

概　　述

药物临床试验是指为了评价药物的疗效和安全性,在人体(患者或健康志愿者)进行的药物系统性研究,以证实和揭示试验用药物的作用及不良反应等。在新药研究开发过程中,药物临床试验是一个重要环节,其目的主要是对新药的安全性、有效性和不良反应进行科学客观的评价,为提高人民健康水平提供有效保障,为国家药品监管部门进行新药审批和新药上市后的正确使用提供重要的依据。

女性生殖系统药物临床试验与其他药物临床试验一样,研究者均要严格遵循药物临床试验的基本原则和方法,但在试验对象、疗程、疗效判别指标和方法等方面有其不同的特点,例如性别差异、对妊娠及子代的影响等。另外,由于有关女性生殖系统药物治疗的循证医学证据、各国指南和专家共识均在不断更新,特别是近年来一些新的医学基础理论和药物新靶点的出现,新的临床试验方法的运用,流行病学数据的更新,都对新药研究和临床试验提出了更高的要求。因此,女性生殖系统药物临床试验既要遵循药物临床研究的一般原则,同时也要与已发布的女性生殖系统疾病的药物临床研究的指导原则相适应。

本章节主要概述女性生殖系统药物临床试验的设计与要求,分别从女性生殖系统药物临床试验基本内容、相关伦理原则与法规、生物统计学知识概述、设计原则和标准操作规程、有效性评价、安全性评价、患者参与女性生殖系统药物临床试验的相关影响因素及特殊性等几部分进行介绍。

第一节　女性生殖系统药物临床试验基本内容

女性生殖系统药物临床试验主要涉及抗女性生殖系统肿瘤药物、女性生殖系统激素类药物、抗女性生殖系统感染药物、避孕药及妇科手术器械及材料等的临床试验。与其他系统的药物临床试验设计一样,女性生殖系统药物临床试验分为Ⅰ、Ⅱ、Ⅲ、Ⅳ期。Ⅰ期临床试验是初步的临床药理学及人体安全性评价试验,观察人体对新药的耐受程度和药动学,为制订给药方案提供依据。Ⅱ期临床试验是治疗作用初步评价阶段,主要是探索给药剂量、给药方案及有效性等,初步评价药物对目标适应证患者的治疗作用和安全性,也包括为Ⅲ期临床试验研究设计和给药剂量方案的确定提供依据。Ⅲ期临床试验为治疗作用确证阶段,是在Ⅱ期临床试验的基础上进一步验证药物对目标适应证患者的治疗有效性和安全性,评价利益与风险关系,最终为药物获得上市许可提供足够证据。Ⅲ期临床试验为扩大的多中心临床试验,应遵循随机对照原则。Ⅳ期临床试验为新药上市后由申请人进行的应用研究阶段,其目的是考察在广泛使用条件下药物的疗效和不良反应,评价在普通或者特殊人群中使用的利益与风险关系,以及是否需要改进给药剂量等。应明确每项临床试验的主要目的,各期临床试验间应进行合理衔接和有效的推进,依据前期研究获得信息来设计好下一期的临床试验。尽可能在早期淘汰无效或毒性太大的药物,选择有潜力的药物进行后期的更大规模的临床试验。

女性生殖系统药物临床试验内容主要包括耐受性试验、药动学研究、药效学研究、探索性和确证性研究,以及安全性评价等方面。相比其他药物临床试验来说,女性生殖系统药物临床试验相对比较特殊,所有受试者均为女性,而大多数医学研究都是基于雄性动物或男性的试验数据。对于很多常用药物的代谢率、耐受性、副作用和疗效,普通男性和女性之间都存在着显著差异,女性对于药物产生不良反应的概率比男性高 50%~70%。这种潜在差异包括由于月经周期或合并使用口服避孕药、雌激素或绝经导致的差异,以及不同体脂比例和体重或肌肉量不同而产生的差异。例如一个正常排卵的妇女,其雌激素水平呈周期性改变,血液循环中雌二醇(E_2)在增殖早期为 147pmol/L,到排卵前达到其峰值水平,为 1 100~1 470pmol/L,月经周期中期为 920pmol/L,分泌中期为 730~1 100pmol/L,月经周期中的不同时段检测差异很大。因此,在女性生殖系统药物临床试验中应该把握好临床试验设计和要求。

一、临床药理学研究

临床药理学是研究药物与人体相互作用规律的一门学科,它以药理学和临床医学为基础,阐述药物代谢动力学(简称药动学)、药物效应动力学(简称药效学)、毒副作用的性质和机制及药物相互作用规律等;以促进医药结合、基础与临床结合,指导临床合理用药,提高临床治疗水平,推动医学与药理学发展。它区别于基础药理学研究的主要特征是临床药理学的研究是在人体内进行的。临床药理学研究是评价新药的最重要的内容之一。其范围涉及临床用药科学研究的各个领域,包括临床药效学、临床药动学、新药临床试验、临床疗效评价、不良反应监测、药物相互作用,以及病原体对药物的耐药性等方面。从新药研究的角度看,临床药理学是新药研究的最后阶段,对新药的临床疗效、体内过程及安全性等作出评价,为制订给药方案,药物生产、管理,以及指导临床合理用药提供科学依据等。

临床药理学研究在新药评价中的主要任务是:①观测新药对人的疗效和毒副作用,研究新药在人体内转运转化的规律。这一任务主要通过Ⅰ~Ⅲ期临床试验完成。②对新药的疗效和毒副作用进行长期深入的临床观察。有目的、有计划、有组织地在群体患者中评价某一药物的长期疗效和不良反应是Ⅳ期临床试验的主要形式。

（一）药效学研究

药效学是研究药物对人体（包括老、幼、正常人与患者）生理与生化功能的影响和临床效应，以及药物的作用原理。简言之，即研究药物对人体的影响。研究目的是确定人体的治疗剂量，以便在每个患者身上能得到最大的疗效和最少的不良反应；观察剂量、疗程和不同给药途径与疗效之间的关系。

1. 应包括单剂量和多剂量给药的人体耐受性研究，除最大剂量和最小剂量外，一般还应包括临床拟推荐的最高剂量。

2. 通常耐受性试验选择健康人群作为受试者，必要时也可选择符合药物适应证的患者作为研究对象。

3. 除了关注药理作用和靶器官的安全性外，还需要关注除靶器官以外的或非药理作用引起的安全性风险。因为部分作用于女性生殖系统的药物可能包括生殖系统以外的作用，比如雌激素的作用不仅仅表现在促进内膜增生，改善雌激素缺乏导致的围绝经期症状，预防骨质疏松，也可能引起乳腺增生。雌激素在肝脏进行代谢，使亚临床肝功能受损或肝脏负荷已达极限的患者表现出药物性肝损害，并且雌激素在肝脏的代谢可能会影响凝血与抗凝系统的平衡，可增加血栓形成的风险。

4. 关注不同剂量导致的作用机制差异，从而引起耐受性试验中出现差异。如雌激素类，小剂量时可诱导下丘脑-垂体功能，而大剂量时则抑制下丘脑-垂体功能，抑制卵巢排卵作用。因此，对低促性腺激素性性腺功能低下导致闭经的患者，可采用小剂量雌激素诱导治疗，达到恢复月经和排卵的目的。

影响女性生殖系统药物药效学的因素包括药物因素和机体因素。

1. 药物因素　包括剂量、剂型和相互作用等。女性生殖系统药物剂量、剂型各异，尤其是雌激素类药物包括口服剂型、注射剂、外用凝胶、皮贴、霜剂及阴道栓剂等多种剂型，不同剂型药物吸收速度和分布明显不同。应根据患者不同的特点，选用不同吸收途径的雌激素。此外，雌激素的药物不良反应与给药方式也有一定的关系，口服雌激素更容易出现消化道反应如恶心、呕吐。经皮吸收（凝胶、皮贴、霜剂）或肌内注射可避免口服雌激素的肝首关效应，剂量一般较口服剂量低，减少了肝脏代谢负荷，雌激素浓度稳定，更适合长期应用。对于高血压、肝胆疾病、肝功能异常、吸烟、偏头痛、高甘油三酯血症、有血栓或高血压趋势、有胃肠疾病不能很好吸收者或不宜口服给药者，则可以考虑经皮吸收的雌激素。而对于年龄大、以泌尿生殖道萎缩症状为主的老年患者，则以经阴道局部吸收的雌激素效果为佳，且安全、简单。

药物合用时易产生相互作用，包括拮抗、协同和相加效应。例如长期使用肝药酶诱导药物能加快性激素的清除并可能降低其临床疗效。已确定有肝药酶诱导特性的药物有乙内酰脲、巴比妥酸盐、扑米酮、卡马西平和利福平等。同时使用某些抗生素（如青霉素和四环素）时会出现雌二醇水平的下降。而一些经过牢固结合的物质（如对乙酰氨基酚），在吸收过程中竞争性抑制结合系统从而可能增加雌二醇的生物利用度。使用激素替代治疗

（HRT）期间快速摄入酒精可以导致血液循环中雌二醇水平的升高。

2. 机体因素　包括年龄、性别、生理、病理状态、遗传、种族等因素。这些因素均可导致药物在机体的代谢、转运及受体发生变化。例如，戊酸雌二醇是人体天然雌激素 17β-雌二醇的前体，生育年龄时常规剂量使用戊酸雌二醇片期间不会抑制排卵，也基本不影响内源性激素的生成。更年期时，卵巢雌二醇分泌减少及最终消失，导致体温调节的不稳定，引起伴随睡眠障碍及多汗的潮热，伴有阴道干燥、性交困难和尿失禁等泌尿生殖道萎缩症状，以及诸如心悸、易怒、神经质、乏力、注意力不能集中、健忘、性欲丧失和关节肌肉疼痛等。HRT 可以减轻上述雌激素缺乏症状。采用适量的戊酸雌二醇片进行 HRT，可以减少骨吸收，延缓或阻止绝经后的骨丢失。但无证据提示 HRT 使骨量恢复到绝经前的水平。HRT 对皮肤胶原含量及皮肤厚度也有积极的作用，并能延迟皮肤皱纹的发展。HRT 改变了脂质谱，它降低了总胆固醇和低密度脂蛋白胆固醇，并且可以增加高密度脂蛋白胆固醇及甘油三酯的水平。这种代谢效应在某种程度上可以被加入的孕激素抵消。对于有完整子宫的妇女，推荐在一个雌激素替代方案中，如戊酸雌二醇片，加用一种孕激素，每周期至少 10 天，可减少这些妇女子宫内膜增生的危险及伴随的腺癌危险。

（二）药动学研究

药动学主要研究药物在正常人与患者体内的吸收、分布、代谢和排泄的规律。以女性生殖系统药物最常用的雌二醇为例：

1. 吸收　戊酸雌二醇口服吸收迅速而且完全。在吸收和首次通过肝脏的过程中，类固醇酯分解为雌二醇和戊酸。同时，雌二醇进一步代谢为雌酮、雌三醇和硫酸雌酮。口服戊酸雌二醇后，只有约 3% 的雌二醇得到生物利用。食物不影响雌二醇的生物利用度。

2. 分布　服药后通常 4~9 小时达到雌二醇的最高血清浓度，约为 55.05pmol/L。服药后 24 小时内血清雌二醇浓度下降至约 29.36pmol/L。雌二醇与白蛋白和性激素结合球蛋白（SHBG）结合。血清中未结合的雌二醇为 1%~1.5%，与 SHBG 结合的部分为 30%~40%。雌二醇在单次静脉给药后的表观分布容积约为 1L/kg。

3. 代谢　外源性给予戊酸雌二醇，酯分解后，药物的代谢遵循内源性雌二醇的生物转化途径。雌二醇主要在肝脏代谢，但也在肝外，如肠道、肾、骨骼肌及靶器官代谢。这些过程包括雌酮、雌三醇、儿茶酚雌激素，以及这些化合物的硫酸盐、葡糖醛酸化物的形成，这些物质的雌激素活性明显降低，甚至无雌激素活性。

4. 排泄　单次静脉内给药后，雌二醇的总血清清除率显示高度的变异性，范围在 10~30ml/（min·kg）。一定量的雌二醇代谢产物可以分泌到胆汁中，进入所谓的肝肠循环。最终的雌二醇代谢产物主要以硫酸盐及葡糖醛酸化物的形式从尿液中排出。

（三）毒理学研究

毒理学是在研究药物疗效时应同时观察药物可能发生的副作用、中毒反应、过敏反应和继发性反应等。在用药过程中应详细记录受试者的各项主、客观症状，并进行生化检查，出现反应时，应分析其发生原因，提出可能的防治措施。尤其注意根据临床前研究结果，以及在同类药物中观察到的不良反应来增加特别项目检查。也要特别注意临床前研究中未出现的毒性。给药部位的局部毒性要作特别记录。根据常见毒性标准(common toxicity criteria,CTC)对不良事件/反应进行分级,判断不良事件与试验药物的相关性,毒性的可逆程度,与剂量、疗程的关系。不良事件的评价不仅包括试验用药,还应包括毒性影响因素的评价,如器官功能失调、联合用药等。这些影响因素还要在Ⅱ/Ⅲ期临床试验中进一步说明。如果试验过程中发生死亡病例,应提供详细的个案报告。要特别明确死亡原因及其与研究用药的关系,如有可能需进行尸检并提供报告。

基于本书内容重点阐述的女性生殖系统药物临床试验,因此,药物的生殖毒性属于重点关注内容。生殖毒性是药物非临床安全性评价的重要组成部分。在药物研发的过程中,通过动物生殖毒性试验来反映所研究药物对哺乳动物生殖功能和发育过程的影响,预测其可能产生的对生殖细胞、受孕、妊娠、分娩、哺育/乳等亲代生殖功能的不良影响,以及对子代胚胎-胎仔发育、出生后发育的不良影响,从而在限定临床试验受试者范围,降低临床试验受试者和药品上市后使用人群的用药风险方面发挥重要作用。生殖毒性试验常规采用的试验方案为三段式试验方案,即生育力与早期胚胎发育毒性试验(Ⅰ段)、胚胎-胎仔发育毒性试验(Ⅱ段)、围生期毒性试验(Ⅲ段)。三段式试验通过在不同阶段的给药和不同的观察指标,来全面观察对生殖整个过程的影响。在药物研发的不同阶段,基于风险的大小可分阶段提供生殖毒性试验资料以支持不同阶段的临床试验。

(四) 新药的临床研究与评价

新药的临床研究与评价是临床药理学研究的重点。必须获国家药品监督管理局批准,由研制单位在已确定的药物临床研究基地中选择临床研究负责单位和承担单位。新药的临床研究必须要遵循《赫尔辛基宣言》原则。必须符合中国《药物临床试验质量管理规范》(GCP)的要求。最基本的要求是安全、有效及各项数据的可靠性,并应正确地应用合适的统计方法。

(五) 上市药物的再评价

评价已上市的药品在社会人群中的不良反应、疗效、用药方案、稳定性及费用是否符合安全、有效、经济的合理用药原则。

(六) 药物不良反应监测

要合理、安全、有效地用药,首先必须对可能发生的药物不良反应(adverse drug reaction,ADR)谱有明确的认识。由于新药上市前各种因素的制约,对其ADR谱的认识非常局限,必须通过药物的上市后监测,完成对一个新药的全面评价。

(七) 新药的临床药理学研究任务

新药的临床药理学研究任务包括承担临床药理学教学与培训工作,开展临床药理服务,指导临床合理用药,开展治疗药物监测,协助临床研究人员制订药物治疗的研究计划。

入选临床试验的患者一般应当反映药物上市后将要接受这种药物的人群。因此,对于多数药物,临床试验中应当入选足够数量的女性代表,以便能够检测出药物反应方面有临床意义的性别差异。虽然在早期阶段因存在可能使治疗评价较困难的特征(例如合并治疗的患者)需要排除某些患者,但这种排除通常要在后来的试验中尽快取消,以便能检测出药物与药物间和药物与疾病间的相互作用。因此,举例来说,排除使用口服避孕药或雌激素替代的女性通常是不合理的。而相反,应当让她们入选,并评价使用这些药物与不使用这些药物的患者之间反应的差异。

某些情况下,在同一时间段进行研究可能比较合理,例如评价月经周期各阶段对药物反应的影响。但对于某些药物,月经周期内的变化可能会增大受试者自身的差异,这些差异可能与激素介导的代谢或体液平衡相关。鼓励生物等效性试验的申办方评价现有的有关试验药物和相关药物的药动学和代谢方面的资料,以明确对月经周期中药动学差异的顾虑是否有依据。如果现有的数据确实提出这种顾虑,那么应当采取措施减小或校正这种差异,例如每种药物在月经周期相同的阶段给药或入选数量更多的受试者。

二、药物临床试验的分期

评价新药的疗效和毒性,均须通过临床试验作出最后判断。我国《药品注册管理办法》将我国新药的临床试验分为四期。

1. Ⅰ期临床试验　Ⅰ期临床试验在大量的实验室研究(试管实验与动物实验)之后,进行初步的临床药理学、人体安全性评价试验及药动学试验,为制订给药方案提供依据。受试对象一般为健康志愿者,在特殊情况下也选择患者作为受试对象。一般受试例数为20~30 例。试验给药剂量应慎重设计,一般以预测剂量的 1/10~1/5 作为初始剂量,在初始与最大剂量之间需设计适当的剂量级别,逐步递增,一个受试对象只接受一个剂量的试验。应认真按照试验方案进行观测,包括①耐受性试验:初步了解试验药物对人体的安全性情况,观察人体对试验药物的耐受及不良反应;②药动学试验:了解人体对试验药物的处理,即对试验药物的吸收、分布、代谢、排泄等情况。此阶段的研究设计可以根据具体的研究目的,采用多种形式,包括随机盲法对照临床试验。

2. Ⅱ期临床试验　Ⅱ期临床试验是对新药的有效性、安全性进行初步评价,确定给药剂量。Ⅱ期临床试验的设计方案,一般采用严格的随机双盲平行对照试验(double-blind,randomized,parallel controlled clinical trial)。通常应该与标准疗法进行比较,安慰剂的使用必须以不损害受试者健康为前提。试验组例数不低于 100 例。需注意诊断标准、疗效标准的科学性、权威性和统一性。根据试验目的选择恰当的观测指标,包括诊断指标、疗效指标、安全指标。选择指标时,应注意其客观性、相关性、可靠性、灵敏度、特异性和可操作性。参照临床前试验和Ⅰ期临床试验的实际情况制订药物的剂量研究方案。应有符合伦理学要求的受试对象退出试验的标准和终止试验的标准。对不良事件、不良反应的观测、判断和及时处理应作出具体规定。应有严格的观测、记录及数据管理的制度。双盲法试验申办方需提供外观、色香味均一致的试验药与对照药,并只标明 A 药、B 药,试验者与受试者均不知 A 药与 B 药何者为试验药。如制备 A、B 两药无区别确有困难时,可采用双盲双模拟(double-blind,double dummy technique),即同时制备与 A 药一致的安慰剂(C),和与 B 药一致的安慰剂(D),两组病例随机分组,分别服用 2 种药,一组服 A+D,

另一组服 B+C,两组之间所服药物的外观与色香味均无区别。

3. Ⅲ期临床试验　一般为多中心随机盲法对照试验,为治疗作用确证阶段。其目的是进一步验证药物对目标适应证患者的治疗作用和安全性,适当扩大特殊受试人群,进一步考察不同对象所需剂量及其依从性,最终为药物注册申请的审查提供充分的依据。试验组例数一般不低于 300 例,具体例数应符合统计学要求。对照组与治疗组的比例不低于 1 : 3,Ⅲ期临床试验中对照试验的设计要求原则上与Ⅱ期盲法随机对照试验相同,但Ⅲ期临床试验的对照试验可以设盲,也可以不设盲进行随机对照开放试验(randomized controlled open labeled clinical trial)。

4. Ⅳ期临床试验　特点:①Ⅳ期临床试验为上市后开放试验,不要求设对照组,但应在多家医院进行,也不排除根据需要对某些适应证或某些试验对象进行小样本随机对照试验;②Ⅳ期临床试验病例数按国家药品监督管理局(NMPA)规定,要求>2 000 例;③Ⅳ期临床试验虽为开放试验,但有关病例入选标准、排除标准、退出标准、疗效评价标准、不良反应评价标准、判定疗效与不良反应的各项观察指标等都可参考Ⅱ期临床试验的设计要求。本期临床试验应注意对不良反应、禁忌证、长期疗效和使用时的注意事项进行考察,以便及时发现可能出现的远期不良反应,并对其远期疗效加以评估。此外,还应进一步考察对患者的经济与生活质量的影响。

第二节　相关伦理原则与法规

女性生殖系统药物试验过程中无论进行哪期临床试验,都必须确保药物的安全性,在这种前提下试验才能够进行。各临床试验的实施均应遵循《药物临床试验质量管理规范》(GCP)、《赫尔辛基宣言》(爱丁堡,2008 年)和国家相关法律法规及相关药物临床试验机构伦理委员会意见。

一、基本的伦理学原则

医学伦理学的基本原则是反映某一医学发展阶段及特定社会背景之中的医学道德的基本精神。药物临床试验的伦理学是医学伦理学的一个分支,其与医学伦理学的理论基础、主要原理和基本原则都是完全统一的。它的首要目的就是维护受试者的权利、尊严、安全和利益,同时又要维护研究的科学与规范,保护和促进研究的健康发展。结合国内药物临床试验运行情况,我国公认的基本伦理学原则如下。

1. 受试者利益第一原则　国际上许多准则和我国相关法规及准则都将受试者的个人利益置于首要地位。《国际医学伦理标准》第六条:"在涉及人类受试者的医学研究中,个体研究受试者的福祉必须高于所有其他利益。"因此,在整个药物临床试验过程中均应该严格执行这一基本原则。

2. 知情同意原则　"知情同意书"是为了尊重受试者的人格权而设立的。我国 GCP 中明确指出"伦理委员会与知情同意书是保障受试者权益的主要措施。""知情同意书"是一切涉及人体研究活动和行为的伦理学基础,目的是确保受试者和患者能够在无任何外界压力下了解主要过程,真正愿意配合医师。

3. 有利无伤原则　是医学伦理学的另一基本原则,是指解除或减轻受试者的痛苦,治愈疾病或缓解症状,同时在经济上减少开支,尽可能避免受试者损害与疾病发展甚至死亡的发生。

4. 弱势群体保护原则　弱势群体是指那些(相对或绝对)没有能力维护自身利益的人群,一般而言,临床研究应该先从弱势程度较小的人群开始,再涉及弱势程度较大的人群。

5. 合理应用双盲法和安慰剂　试验过程中必须合理使用双盲法和安慰剂,才能产生科学可靠的结果。

6. 独立的伦理审评　国内外法定文件要求在研究开始前进行伦理审查,并且对已批准的研究进行定期跟踪审查。伦理委员会的决定必须独立于申办方、研究者,并避免任何不适当影响。

二、《药物临床试验质量管理规范》

我国现行的《药物临床试验质量管理规范》(GCP)是国家食品药品监督管理局于 2003 年颁布的。为深化药品审评审批制度改革,鼓励创新,进一步推动我国药物临床试验规范研究和提升质量,国家药品监督管理局会同国家卫生健康委员会于 2020 年 4 月 27 日组织对 GCP 进行了修订,自 2020 年 7 月 1 日起施行。我国 GCP 是以世界卫生组织(WHO)和 ICH-GCP 指导原则为蓝本,结合我国的国情制定的,指导思想是既要符合国际 GCP 的基本要求又要符合我国的法律法规,既要考虑与国际标准的接轨又要考虑我国的国情,并要切实可行。制定 GCP 的目的在于保证临床试验过程的规范可靠,结果科学可信,同时保障受试者的权益和生命安全。

我国 GCP 将保障受试者权益和生命安全作为实施 GCP 宗旨之一,明确规定《赫尔辛基宣言》是临床试验道德标准的准则,所有参与临床试验的人员都应当熟悉并严格遵守该宣言。GCP 保障受试者权益的主要措施为成立伦理委员会和签署知情同意书。GCP 要求所有的试验方案及其修改均应经伦理委员会进行伦理审核后才能实施,而且应当与受试者候选人或其合法代表人签署知情同意书后才开始试验。所以,只有严格实施 GCP 才能保证临床试验安全性,进而保护受试者的生命安全与合法权益。

GCP 严格规定了临床试验的研究者、申办方和监查员的职责;对临床试验的全过程,包括试验设计、组织、实施,受试者的入选资料的收集、报告和保存,试验结果的整理、统计分析等作出了严格而明确的要求。规定了临床试验的监查和质量保证制度,要求申办方和研究者均要制定并执行标准操作规程,特别是《中华人民共和国药品管理法》将 GCP 明确为法定要求后,更有利于依法监督临床试验的实施情况。因此,实施 GCP 可以最大限度地保证临床试验结果的质量,从而在源头上保证药物的安全性,进而保障公众的用药安全。

三、相关法律法规及指导原则

女性生殖系统药物临床试验在申报时必须符合我国《药品注册管理办法》中的药物临床使用相关规定,还应遵循 ICH-GCP 技术要求、《中华人民共和国药品管理法》及其实施条例、《药物临床试验质量管理规范》等药品临床研究的一般法律及规定,同时也要遵循已发布的其他相关临床研究技术指导原则,如《化学药物临床药代动力学研究技术指导原则》《化学药物和生物制品临床试验的生物统计学技术指导原则》《化学药物临床试验报告的结构与内容技术指导原则》等。

例如,抗女性生殖系统感染药物临床试验的设计应遵循《抗菌药物临床应用指导原则》(2004 年 8 月颁布)及《抗菌药物临床试验技术指导原则》,同时应结合女性生殖系统感染的特殊性,在试验用药时以《妇产科抗生素使用指南》为基础,并符合临床试验的一般原则和法律基础。2017 年中华医学会妇产科学分会感染性疾病协作组根据妇产科感染性疾病的特点制定了《妇产科抗生素使用指南》,因此,在开展抗女性生殖系统感染药物临床试验时应参考该指南要求。

针对女性生殖系统激素类药物改善更年期综合征的临床试验,可参考 2011 年由我国国家食品药品监督管理局(SFDA)颁布的《中药、天然药物治疗女性更年期综合征临床研究技术指导原则》。FDA 1994 年颁布的《预防和治疗绝经后骨质疏松症药物研究指导原则(非临床和临床)》,2003 年颁布的《治疗血管舒缩症及外阴、阴道萎缩症状的雌激素和雌孕激素药物临床研究指导原则》,欧盟 EMA 2005 年颁布的《绝经后妇女雌激素缺乏症的激素替代疗法药物临床研究指导原则》也可作为参考。部分女性生殖系统激素类药物治疗不孕及流产等临床试验可参考 FDA 2004 年颁布的《妊娠妇女药代动力学研究指导原则》及 2005 年颁布的《妊娠妇女药物暴露风险评估指导原则》。但随着循证医学证据的不断涌现以及治疗理念的改变,当时的指导原则可能已不再适用。虽然欧美国家及我国不断更新指导原则,但仍需注意,一般情况下指导原则是建议性质的,不是新药上市注册的强制要求。

关于生殖毒性试验,我国于 2012 年发布的《药物生殖毒性研究技术指导原则》中,从保障受试者安全性角度出发,要求在 I 期临床试验开始前提供完整的 I 段、II 段生殖毒性试验资料,以期在临床试验开始前尽可能了解受试物对雌雄动物生殖能力、生殖器官、生殖细胞以及胚胎发育的影响;围生期毒性试验资料可在上市申请时提供。中国于 2017 年加入 ICH 后,对申请临床试验和上市的生殖毒性的阶段性要求可参考 ICH M3(R2)指导原则,基于对生殖毒性担忧的程度,与临床试验过程中严格的生殖毒性风险控制措施,分阶段提供支持相应临床试验阶段的生殖毒性试验资料。

本书还涉及部分妇科手术器械及材料的临床试验实施,除了需遵循伦理道德原则及科学性原则,还需严格遵守当地现行的相关法律法规。FDA 针对医疗器械制定了诸多法案,比如 *Federal Food Drug & Cosmetic Act.*、《医疗器材修正案》、《安全医疗器材法案》、《公众健康服务法案》、《公正包装和标识法案》、《健康和安全辐射控制法案》、《现代化法案》等,这些法案针对医疗器械的上市、管理等方面作了详细规定。

近几年来我国针对医疗器械的生产和应用也颁布了一系列法律、法规及指导性文件来加强这些产品的监督和管理,主要包括《医疗器械临床试验规定》《医疗器械监督管理条例》《医疗器械注册管理办法》《医疗器械标准管理办法》《医疗器械生产监督管理办法》《医疗器械分类规则》《医疗器械召回管理办法》《医疗器械生产企业质量体系考核办法》《一次性使用无菌医疗器械监督管理办法》等法规和规定,女性生殖系统手术器械及第三类医疗器械材料临床试验的开展均必须遵循上述法律法规。

第三节　生物统计学知识概述

临床试验除了遵循《药物临床试验质量管理规范》(GCP)以外,还必须事先应用统计学原理对试验相关的因素作出合理、有效的安排,最大限度地控制混杂与偏倚,减少试验误差,提高试验质量,并对试验结果进行科学的分析和合理的解释,在保证试验结果科学、可信的同时,尽可能做到高效、快速、经济。因此,统计学是临床试验设计、实施和分析的有力工具,在药物的临床研发过程中发挥不可或缺的重要作用。

一、临床试验对生物统计的基本要求

1. 临床试验统计学专业人员　是指经过专门培训并具有相当的临床试验经验,能够与主要研究者充分合作,在临床试验过程中遵循生物统计学原则的生物统计学专业人员。其工作职责有方案设计,随机化、盲法的实施,统计分析计划书/统计分析报告,参与数据管理,统计分析数据集的确定,试验总结报告。

2. 统计方法　临床试验中应用的统计学方法,要求使用国内公认的统计学方法。

3. 统计软件包　临床试验中应用的统计软件包必须是国内外公认的软件包,建议最好使用 SAS 统计软件包。

二、临床试验生物统计应遵循的原则

在临床试验中,从方案设计、组织实施到数据分析、结果评价,都可能存在一些因素,致使临床试验中产生一些系统误差,甚至对于药物疗效、安全性评价产生偏倚,干扰临床试验得出正确的结论。偏倚可以来自于临床试验的各个阶段,各方面人员如研究者、受试者、申办方、监查员、数据统计分析等。偏倚的存在严重干扰试验的正确评价,因此,必须尽量控制偏倚。随机化与盲法相结合,会大大有助于避免在指定治疗时由于可预见性所引起的选择和分配受试者的可能偏差。

(一) 随机

随机化能保证试验组和对照组的均衡性,是临床试验疗效和安全性评价的统计学基础。随机化包括分组随机(平行设计)和试验顺序随机(交叉设计)。临床试验中的随机化,一般采用分层、区组随机化。分层特别有利于在多中心临床试验中保持层内的均衡性。与无限制的随机相比,区组随机有两个优点:有助于增加治疗组间的可比性(尤其是受试者特征随时间可能变化时),以及保证治疗组有几乎相同的受试者数。但要注意区组长度适宜,区组过长可能会产生不平衡,过短则会使区组末段的分配有可预见性。多中心试验的随机化程序应当以中心为单位。各个中心有各自的随机表,但应该是完整的区组。

(二) 盲法

盲法(blind method)系指按临床试验方案的规定,尽量不让参与临床试验的受试者、研究者、参与疗效和安全性评价的医务人员、监查员、数据管理人员和统计分析人员知道患者所接受的是何种药物,从而避免由于对治疗的了解而引起的在实施和评价临床试验中有意识和无意识产生的偏差。在具体实施过程中常常根据盲态的程度分为双盲(double blind)和单盲(single blind)两种临床试验。①单盲试验:指受试者或研究人员/工作人员一方不知道所接受的治疗;②双盲试验:指临床试验中受试者、研究者、参与疗效和安全性评价的研究人员、监查员、数据管理人员和统计分析人员都不知道治疗分配程序,也不能识别对象接受了何种治疗的称为双盲试验。

双盲应自始至终地贯穿于整个试验之中,从方案制订,产生随机数编制盲底,根据随机数分配药物,患者入组用药,记录和整理试验结果,监查员的检查,数据管理直至统计分析都必须保持盲态,在统计分析结束后才能揭盲。双盲试验需要制定严格的操作规范,防止盲底编码不必要的扩散。如果在临床试验执行的过程中,一旦全部或大部分病例被破盲,试验将被视作无效,需要重新实施新的试验。单盲试验或非盲试验应尽可能按照双盲要求进行,即随机产生处理编码,每个编码封存于一个信封之中,并由各临床试验中心保存。只有当病例符合入选标准并确定入组时,方可打开对应的编码信封,按编码入组。在单盲和非盲试验中,最好另请一位不知道处理编码的研究者协助观察,尽可能地避免主观偏性。

当反映疗效和安全性的主要变量是主观评定的(如疼痛、认知功能障碍评分),而用以评定的量表内容极易由主观因素造成偏倚时,必须使用双盲试验。即使主要指标为客观指标(如生化指标、血压测量值等),为了避免研究者选择病例的误差或填写病例报告表受主观因素影响,也应尽量采用双盲试验。在双盲临床试验中,不论是安慰剂对照,还是阳性药物对照,都需要具备药品检验部门的检定,同时要求试验药物与对照药物剂型、外形等一致。要达到理想的双盲会遇到一些问题:如完全不同的治疗(手术和药物);两种药物剂型不同,而改变剂型如胶囊可能会引起药动学和/或药效学特征的改变,从而需要确定制剂的生物等效性;两种制剂的给药方案可能不同等。可采用安慰剂尽可能地达到理想的双盲状态。

但是有时试验药物与对照药物剂型不相同(这种情况大部发生在使用阳性对照的临床试验),如试验药为片剂,对照药为胶囊;有时,虽然两种药物剂型相同(如同为片剂),但外观不同,服用量不同(如试验药为 2 次/d,1 片/次,而对照药 3 次/d,2 片/次)。为了执行双盲试验,需要用双模拟技术(double dummy)。即由申办方制备一个与试验药外观相同的安慰剂,称为试验药的安慰剂;再制备一个与对照药外观相同的安慰剂,称为对照药的安慰剂。按编码结果,试验组服用试验药加上对照药的安慰剂;对照组服用对照药加上试验药的安慰剂;各药和其安慰剂服用方法相同。因此,从整个用药情况来看,每个病例所服用的药物、每日次数、每次片数都是一样的,这就保证双盲法的实施。

(三) 对照

一种药物的优劣只有通过对比分析才能判断,只有正确地设立了对照,才能平衡非试验因素对试验结果的影响,从而把试验药物的效应充分显露出来。临床试验要求试验组和对照组来自相同的受试者总体,两组受试者唯一的差别是试验组中受试者接受新药治疗,而对照组的受试者则接受对照药物的治疗。新药临床试验中常用的对照方法有安慰剂对照、空白对照、剂量反应对照、阳性药物对照和外部对照。

1. 安慰剂对照 安慰剂对照是一种虚拟药物,其外观、剂型、大小、颜色、形状、重量、气味和口味等都与试验药完全一致,但不含有试验药物的有效成分。设置安慰剂对照的目的在于消除研究者、受试者和参与评价人员等由心理因素等影响而形成的偏倚,分离出由试验药物所引起的真正作用和不良反应。但使用时一定要慎重,安慰剂对照一定要符合医学伦理,要以不损害患者健康为前提。安慰剂可以用于平行对照或自身交叉对照。

2. 空白对照 临床试验中对照组受试者不接受任何对照药物,称为空白对照组。空白对照适用的情况有:处理手段非常特殊,安慰剂盲法试验无法执行或执行起来极为困难;试验药的不良反应非常特殊,导致研究者处于盲态。

3. 剂量反应对照 剂量反应对照主要用于考察剂量效应关系或剂量不良反应关系。剂量反应对照常被用于Ⅱ期的探索性临床试验。

4. 阳性药物对照 阳性药物对照是在临床试验中采用已知的、已批准上市的有较好疗效的同类药物作试验药的对照。阳性对照药物必须是合法的、公认有效的、并对所研究的适应证最为安全的药物。设计方案可以是平行对照也可以是自身交叉对照。

5. 外部对照 外部对照又称为历史对照,是使用研究者本人或他人过去的研究结果与试验药进行比较研究。

三、临床试验类型及样本量确定

1. 设计和比较类型 临床试验分为下列四个设计类型:平行组设计、交叉设计、析因设计和成组序贯设计。临床研究根据比较类型,可以分为:有效性试验、非劣性试验和等效性试验。

2. 试验样本量的确定 临床试验应当有足够功效(把握度)检测不同治疗之间的差异。样本应当足够大才可以对所提出的问题作出可靠的回答。一个临床试验的样本大小是由研究目的、反映研究目的的研究假设和由此导出的统计检验所确定的。样本量通常是根据试验的主要目的计算的。如果样本大小根据其他变量,如安全性变量或次要目的计算,应当在设计书中有清楚说明并给出理由。

影响样本大小的因素:在计算所需样本量之前,下列各项应有明确的定义,包括主要变量;试验数据的统计检验;零假设和备择假设;Ⅰ类和Ⅱ类错误;计量数据的差值、标准差和参考值;计量数据的率。考虑到试验中受试者因不良事件退出的比例,实际筛选受试者数还需根据估算的比例增加。

四、临床试验的数据管理

新药临床试验最基础的工作是保证新药研究原始试验资料和档案的真实、科学、规范和完整。数据管理的目的是将自受试者的数据迅速、完整、无误地纳入报告。数据管理包括根据试验方案所制订的病例报告表(case report form,CRF)的规范化操作。研究者是数据填写的第一执行者,监查员需核实研究者填写的数据的真实、可靠性;数据管理员保证将 CRF 表数据完整真实地录入计算机;统计分析人员对数据的逻辑合理性进行检查,并对数据锁定直至作出统计分析,写出统计分析报告。

1. 数据库 数据库管理员应该在第一份病例报告表送达前准备好数据库。数据库需要保密性强、可靠。在第一份病例报告表到达后对数据库试运行,在运行过程中作进一步必要的完善,以便在大批病例报告表到达后数据库能正式运行。

2. CRF 的进一步检查 数据管理员对数据进行审查,包括研究日期、入选标准、排除标准、脱落、缺失值等。当发生疑问时,用质询表(query form)的方式由监查员通知研究者作出回答;研究者的回答应填入质询表,由监查员交回数据管理员。质询表是临床试验的一种文件,应妥善保存,如果能用一式三份的无碳复写本形式更加合适。质询表内容包括临床试验日期、题目、分中心、病例编号、受试者姓名等,其主要内容为数据管理员或监查员所提出的问题及研究者对此问题的回答。填写质询表的人员必须签名,质询表能保证病例报告表的修改和数据库的修改都查有实据,避免数据被人为、任意修改的可能。

3. 双份输入 对于完成的病例报告表,必须使用双份输入方式进入计算机数据库,即由两个输入员独立地分别将病例报告表输入数据库;再用软件包将两份独立的数据文件进行逐项对比;如果发现不一致,就由输入员对照原始的病例报告表,找出原因,作出修改。双份输入能基本保证数据库的数据与病例报告表上数据的完全一致。

4. 人工核查 对于试验方案中所规定的主要变量必要时可进行人工核对。即将双份输入后已被判断为完全一致的主要变量,输出计算机,再与病例报告表中的数据进行人工核对。这就进一步保证了数据库中的数据与病例报告表上数据的完全一致。

5. 计算机核对　计算机核对是指由数据管理员使用编制好的程序对数据库中的数据作进一步的检查与核对。注重于入组标准、排除标准、访视日期、脱落、违背设计方案、不良事件和不良反应等。

为了对数据库进行质量控制,还可以从全部病例中随机抽取5%左右的病例(当全部病例数不足100例时,至少应随机抽取5份病例),将病例报告表中的数据与数据库中的数据进行人工比较。如果10 000个数据中发现15个以上的错误,则应对数据库中的全部数据进行人工比较。

五、临床试验中统计分析人员的职责与任务

参加新药临床试验的统计分析人员必须熟悉新药临床试验的有关规定、操作规范,与临床试验的研究者紧密合作完成设计和统计分析任务,确保临床试验中有关统计学要求和指导原则在新药临床试验中的贯彻。统计分析人员必须自始至终地参加整个新药的临床试验,其主要任务为:

1. 协助研究者完善与修订研究方案,设计病例报告表,拟定所采用的统计设计方法。

2. 按标准操作规程完成随机化、双盲设计方案和数据管理等各项资料。

3. 制订统计分析计划书,并完成全部资料的统计分析,写出统计分析报告。统计分析报告的内容包括以下几部分:

(1)对整个临床试验中资料的收集和整理过程的描述,包括入选病例是否符合入选、排除标准;各试验中心有无按照试验设计方案规定的观察病例数完整地收集到相应的数据;试验过程中有无增加新的观察指标;如何处理脱落病例及理由;盲法试验如何作盲态审核;在资料整理过程中有无按需对变量进行数据变换;如何定义离群值等内容。

(2)统计分析方法的选择及其理由。

(3)各组病例入选时的基本特征描述及统计检验。

(4)各组病例的主要变量、次要变量和全局评价变量的统计描述,参数估计及其优效性或等效性的统计检验。

(5)各组病例安全性评价,包括不良反应发生率及不良事件的具体描述、实验室检验结果、试验前后的变化情况,以及异常改变与试验药物的关系。

以上结果应尽可能用统计表、统计图表示。统计检验结果应包括有统计学意义的水平、统计量数值和精确的 P 值。应注明所使用的统计软件及版本,所有统计计算程序应以文件形式保存,以便核查。

第四节　设计原则和标准操作规程

药物临床试验是否成功,很大程度上依赖于临床试验设计,女性生殖系统药物与其他

药物临床试验设计比较,具有大致一样的试验流程,也都应遵守药物临床试验的基本原则及标准操作规程。

一、临床试验设计概述

临床试验是以受试者为研究对象,比较临床治疗干预措施和对照措施的效果及其临床价值的前瞻性研究。与动物实验不同,临床试验以人为研究对象。在临床试验中,研究者不能完全支配患者的行为,只能要求患者避免采用某些干扰试验的治疗或行为,因此,必须考虑患者的依从性问题。临床试验还必须考虑医学伦理学问题,当新药已被证实对患者弊大于利,尽管试验仍未完成,也要终止。当已经存在经医学验证对试验疾病有效的药物时,使用安慰剂对照是不适当的。当患者出现紧急情况需要额外治疗措施时,也必须给予。因此,临床试验要面对比动物实验更多的问题,在设计上有着更严格的特殊要求。

二、临床试验的设计原则

药物临床试验的设计有三大原则:对照原则、随机化原则、重复原则。女性生殖系统药物临床试验的设计也应遵循这三项基本原则进行。

(一) 对照原则

对照原则是试验设计的首要原则。有比较才能鉴别,对照是比较的基础。除了受观察处理因素影响外,其他影响效应指标的一切条件在试验组与对照组中应尽量齐同,要有高度的可比性,才能排除混杂因素的影响,对试验观察的项目作出科学结论。无对照、无随机对照或无证据说明进行了随机对照都不能真实地反映所研究药物的疗效。

对照的种类有很多,可根据研究目的和内容加以选择。常用的有以下几种:

1. 空白对照 对照组不施加任何处理因素。

2. 安慰剂对照 对照组采用一种无药理作用的安慰剂,药物剂型或处置上不能为受试对象识别。

3. 试验条件对照 对照组不施加处理因素,但施加某种与处理因素相同的试验条件。

4. 标准对照 用现有的标准方法或常规方法作对照。

5. 随机自身对照和交叉的自身对照 此类对照是随机对照的特殊方式。自身前后对照是受试者接受前后两个阶段的治疗,分别应用两种不同的处理措施,并分别对其效果进行观察和对比分析。

6. 历史性对照 不同病例前后对照研究,以过去疗法为对照组,以现在的新疗法为试验组。

7. 无对照组 研究除治疗措施外,多种因素都将影响临床试验结果。无对照组的研究结果通常很难说明问题,对于随机事件的抽样研究必须设有对照组。如果使不可能的事件成为可能,甚至成为必然,这种突破性研究无须对照,如器官移植术。

(二)随机化原则

随机不同于随意和随便,有特定的含义和实施方法。随机是指通过不同的方法(简单、分层、区组随机),使研究对象有均等的机会被分配到试验组或对照组,使除研究因素以外的非研究因素(包括已知和未知的),在两组间分布均衡,保证试验组和对照组的可比性,如果在研究结束时无其他方面的偏倚,则可以把两组间疗效差异归因于治疗方法的不同。

随机分组是统计学分析的基础。在试验研究中,不仅要求有对照,还要求各组间除了处理因素外,其他可能产生混杂效应的非处理因素在各组中(对照和试验组)尽可能保持一致,保持各组的均衡性。贯彻随机化原则是提高组间的均衡性的一个重要手段;也是资料统计分析时,进行统计推断的前提。随机化抽样的目的就是要使总体中每一个研究对象都有同等机会被抽取分配到试验组或对照组。随机抽样又根据医学研究的范围大小、专业类型和研究对象的不同而有所区别。随机化抽样的基本方法有随机数学表、计算器随机数学法和抽签法等,研究者可视具体情况而定。

(三)重复原则

要使统计量(样本指标)代表参数(总体指标),除用随机抽样方法缩小误差外,重复试验是保证试验结果可靠的另一基本方法,这是试验设计的另一基本原则。试验要求一定重复数(样本例数),其目的是使均数逼真,并稳定标准差,只有这样来自样本的统计量才能代表总体的参数,统计推断才具有可靠的前提。重复例数(样本例数)的决定因素包括处理的效果的明显性、试验误差的大小、生物个体变异的大小、资料性质、确定的第一类误差(α)和第二类误差(β)的大小和试验设计的类型。总之,样本例数太多或太少都不利于揭示事物间的差别。为此,应该在保证试验结果具有一定可靠性的条件下,确定最低的样本例数,以便节约人力和经费。

此外,在进行女性生殖系统药物临床试验的设计时还应参照以下规则。

1. 采用盲法收集资料,控制信息偏倚。如果研究对象知道自己的分组情况,研究人员知道研究对象的分组情况,则将产生观察性偏倚。

2. 确定统一的治疗方案、观察指标和方法,使两组得到同样的处理和观察,以取得较为真实的结果。

3. 正确估计样本量,避免抽样误差。

三、临床试验方案的内容

根据《药物临床试验质量管理规范》,女性生殖系统药物临床试验的方案内容应包括:试验题目;试验目的、背景;申办方及研究者情况;试验设计的类型、随机化分组方法及设盲的水平;受试者选择;试验病例数;试验用药品相关内容;拟进行临床和实验室检查的项目、测定的次数和药动学分析等;试验用药品的登记与使用记录、递送、分发方式及储藏条件;临床观察、随访和保证受试者依从性的措施;终止临床试验的标准、结束临床试验的规定;疗效评定标准;不良事件管理;试验用药品编码的建立和保存;揭盲方法和紧急情况下破盲的规定;实验相关伦理学等。药物试验方案设计要具有代表性、合理性、重复性、随机性及科学性,同时还应符合伦理道德。且应在充分了解所试验药物的临床前药理、毒理实验,临床预试验情况,处方组成与方解,工艺,质量资料及药政管理部门对申请临床试验的审查意见的基础上,制订针对性强、完善的试验方案。

四、标准操作规程

临床试验标准操作规程(standard operating procedure,SOP)是为有效实施和完成临床试验具体操作而制定的标准和详细的书面规程。《药物临床试验质量管理规范》要求药物临床试验研究者要制定一整套临床试验的标准操作规程,来规范临床试验全过程的每一环节、每一步骤和每项操作,以保证临床试验各项行为的规范性,临床试验数据与药物安全和有效性评价结果的质量。在申报药物临床试验机构的资格认定中,SOP的制定和实施是应准备的重点。制定SOP可保证临床试验按照GCP规范实施,有助于严格控制在临床试验中存在或出现的各种影响试验结果的因素,尽可能地降低误差或偏差,确保得到真实可靠的研究资料,提高临床试验各项结果的评价质量。按照SOP进行标准化操作,既有利于专家判断现行方法是否可靠,也有利于实验室自身查找分析误差的原因,以保证研究过程中数据的准确性。

SOP应具备以下四个特点。

1. 可操作性 SOP是规范工作人员操作行为的文字记述,必须强调其可操作性。其文体应清晰易懂,详细具体,所谓"写所要做的,做已所写的"。应当保证各项SOP的内容可被经培训过的研究人员正确理解并按照其叙述准确操作。

2. 广泛性 SOP的业务面非常广泛,包括从准备实施到总结报告过程的各个环节、各个步骤和各项操作的各个方面。我国药物临床试验机构资格认定标准列举了临床试验需要制定的部分SOP,但各试验机构的规模、组织管理层次、业务范围、管理方式等方面均存在一定差别,所以各机构还需根据实际情况进一步细化,并补充需要制定SOP的其他业务工作。

3. 强制性 SOP一经生效,就应成为各临床试验机构内部具有法规性质的文件,必须严格执行,强制实施。临床试验工作人员要把SOP真正当成各种业务活动的行为准则,在临床试验中实实在在地贯彻执行。女性生殖系统药物临床试验SOP的设计也应遵循以上标准,并结合女性生殖系统药物的特性开展SOP制定。

4. 真实性/完整性 SOP的制定程序和方法①成立制定SOP的编写小组:实施SOP是一项庞大工程,在开始SOP文件制定前,最好成立一个专门的SOP编写小组,负责协调工作。其职责是根据GCP要求,结合各部门已有文件,确立SOP文件总目录、文件编码及格式,确定各部门参与协调的人员,以及负责SOP文件的定期审查。②拟定需制定SOP

的目录;编制 SOP 总目录应根据现行版 GCP 及认定标准,并与临床试验机构实际情况相结合来进行。现行 GCP 以及认定标准只是一般准则,只有与女性生殖系统药物的具体特性有机结合,才能产生一套切实可行、真正保证女性生殖系统药物临床试验质量的 SOP 总目录。③规范 SOP 文件的编写格式:SOP 文件的编写格式当然可以多种多样,但对于同一机构的、同一文件系统而言,应对 SOP 的形式和结构进行统一,以便于查阅、检索和管理。④指定熟悉业务的人员编写:确定 SOP 目录、格式后,应把 SOP 条目分派至各部门,由各部门经 GCP 学习和培训,懂实际操作或熟悉本专业技术和管理,掌握 SOP 文件编写基本要求的工作人员进行编写,以确保文件的可操作性和实用性。⑤SOP 的审核与批准:SOP 文件起草后,编写小组要对样稿进行讨论并广泛征求意见,以进一步完善文件,保证 SOP 的批准,以及文件生效后具有可操作性。

第五节 有效性评价

有效性评价,包括有效性指标的选择、测量方法、判断标准,以及评价周期和时间。有效性指标选择和测量方法是评价药效的主要依据,应有具体观察和测量方法,并且应该建立相应操作规程。

一、疗效指标

有效性是批准药品上市基本要求的必要内容之一,是指因药品治疗带来患者在感觉、功能或生存状况上的受益。药物的有效性一般是通过药物的临床试验来发现和确定的。药物临床试验中评价药物的有效性主要是通过对有效性指标的观测和评价来实现的。有效性指标又称为疗效指标,是反映受试药物用于患者所表现出临床获益的主要观测和评价工具。疗效指标的选择、测量和比较是药物有效性评价中的关键因素。根据研究目的和不同的疗效指标在临床试验中的重要性,把疗效指标分为主要疗效指标、次要疗效指标等。

(一)主要疗效指标

主要疗效指标又称为主要终点,是指与药物试验目的有本质联系,能够反映主要临床试验目的,与临床终点结局关系最密切,对药物有效性最可信证据,能确切反映药物有效性的指标。在确证性临床试验中,反映药物有效性的主要疗效指标一般应该是该目标适应证同一研究目的下的临床终点或公认的替代终点。主要疗效指标应根据试验目的选择易于量化、客观性强、重复性高,并在相关研究领域已有公认标准的指标。在药物有效性临床试验中,根据药物适应证和临床试验目的选择和确定合理主要疗效指标是临床试验设计的重要内容。主要疗效指标应该有明确的定义、测量方法(若存在多种测量方法时,应该选择临床相关性强、重要性高、客观并切实可行的测量方法)、统计分析模型等,同时,主要疗效指标应该是能够反映具有显著临床意义的变化或临床受益的指标,应该能够直接反映患者在感觉、功能或生存状况方面具有显著临床意义的变化,或能够合理预测以上变化的替代指标。

主要疗效指标,包括其详细定义等都必须在临床试验设计阶段充分考虑,并在试验方案中明确规定。对方案中主要指标任何方面的修改,均应该谨慎行事,充分论证,并在揭盲前完成,不允许揭盲后对主要疗效指标进行任何修改。在一项临床试验中,主要疗效指标不宜太多,通常只有一个。但有些适应证应选择多个不同维度、相关性较低的多个主要疗效指标,使用多个主要疗效指标评价药物的有效性时,需要统计学方面考虑对 I 类错误进行控制。

（二）次要疗效指标

又称为次要终点,是与主要临床试验目的相关的重要支持性疗效指标,或与次要目的相关的疗效指标。次要疗效指标,包括其详细定义,对这些指标在解释临床试验结果中的作用,以及相对重要性等,也应该在临床试验设计阶段确定,并在试验方案中明确规定。次要疗效指标可以为主要结论提供支持,但不能作为疗效确证性依据。在一项临床试验中,除了需要设定好主要疗效指标外,也应该根据临床试验的主要目的和次要目的预先设定好次要疗效指标,次要疗效指标可以是多个,可以不对 I 类错误进行控制,但次要疗效指标也不宜过多,足以达到试验目的即可。探索性试验可以与主要疗效指标高度相关的次要疗效指标为主,探索药物的有效性和量效关系。有时,需要根据重要性把次要疗效指标分为重要的次要疗效指标和一般的次要疗效指标。需要特别说明的是,无论是主要疗效指标,还是次要疗效指标,都是一种用于评价一个临床试验中不同治疗组间治疗效果统计学比较结果的一种评价方法,实际完整的表述应该包括相关指标的观察、测量(包括资料收集的全面描述)和评价(支持特定研究目的的分析比较方法)等。

（三）定量指标

定量指标又称为定量资料、数值数据,如果疗效指标能够以数值来表示变化特征,则该指标就是定量指标。数值的范围如果是由分离的数值组成,该指标则为离散变量。如果该指标可以在区间内取任意值,则该指标为连续变量,如身高、体重、生存时间、血压等均为连续指标。定量指标一般是观测指标,一般需要根据临床试验目的确定合理的评价方法才能作为疗效指标,有时定量指标需要根据临床试验目的转化为分类的定性指标进行有效性评价。如根据患者治疗后的定量指标变化值,确定一个有效和无效的界值,以此确定评价和比较不同组间的有效性情况,但有效性界值的确定需要有科学依据和相关适应证领域的专家共识,而不能随意设定。

（四）定性指标

定性指标又称为定性资料、分类数据、分类指标,即指标只能分类而无法测量。对于分类数据,受试者的情况被分配到特定的分类或分组中,并且每一组中研究对象的数量是可以计数的。需要注意的是组内数据是否有次序,如果有,则该数据称为等级数据或有序分类变量。例如,有关痛经严重程度的数据可以是等级数据。等级数据不一定存在相等组距或组间差异。与定量指标一样,有时定性指标也仅仅是一种观测指标,其有效性的评价方法仍然需要根据临床试验目的确定合理的评价方法才能作为疗效指标。

综上,药物干预是影响疾病临床结局的主要因素之一,药物临床试验有效性评价就是观测药物干预对疾病临床结局的影响结果。疗效指标的设计、观测和评价是药物临床试验的重要内容。同一疗效指标在其反映疾病对患者不同水平影响、在疾病发展转归中的重要性、在临床试验中的重要性、来源特点、主要结构特点等方面各有不同,并明显影响着其在临床试验选择、实施和评价中的具体要求,需要我们在新药临床试验中清楚地认识和界定。

二、抗女性生殖系统肿瘤药物的有效性评价原则

女性生殖系统肿瘤均为实体肿瘤,如宫颈癌、卵巢癌、子宫内膜癌等,其抗肿瘤药物的药效可采取实体肿瘤治疗应答标准,但是对于妊娠滋养细胞肿瘤,在疗效指标的选择上需充分参考非实体肿瘤。抗肿瘤药物的疗效评价标准,目前公认肿瘤大小的变化和患者生存期为肿瘤客观疗效的主要指标。而次要疗效指标主要包括基于症状评估的临床试验终点及肿瘤标志物等。目前应用较为广泛的抗肿瘤药物临床试验主要疗效指标包括总生存期(overall survival,OS),基于肿瘤测量的终点,如无病生存期(disease-free survival,DFS)、客观缓解率(objective response rate,ORR)、完全缓解(complete response,CR)、疾病进展时间(time to progression,TTP)、无进展生存期(progression-free survival,PFS)等。

针对女性生殖系统肿瘤中宫颈癌、卵巢癌、子宫体恶性肿瘤的抗肿瘤药客观疗效评价标准包括①完全缓解(CR):所见肿瘤病变完全消失并至少维持4周以上;②部分缓解(PR):肿瘤病灶的最大径及最大垂直径的乘积减少50%以上,并维持4周以上,无新的病变出现;③无变化(NC):肿瘤病灶的两径乘积缩小50%以下或增大25%以上,无新的病变出现;④恶化(PD):肿瘤病灶的两径乘积增大25%以上或出现新病灶。

而对于妊娠滋养细胞肿瘤的疗效评价,分为CR、非CR和PD三种。①CR为所有病变均消失,且肿瘤标志物滴度转为正常;②非CR为持续存在一个或一个以上病变,或各种肿瘤标志物滴度持续上升;③PD为有一个或一个以上的新病变出现。同时HCG这一特异性肿瘤标志物可作为复合终点的一个指标。

三、女性生殖系统激素类药物的有效性评价原则

(一)绝经期综合征

1. 主要疗效指标 绝经期综合征主要症状改善情况为主要疗效指标。对绝经期综合征使用女性生殖系统激素类药物尤其是雌激素类药物的主要疗效分析结果应显示出在治疗开始的4周内,以及治疗维持至12周的过程中,治疗组中潮热的发生率及严重程度与对照组比较降低,可采用受试者自主测量的结果(如每日患者日记录入)作为研究重点

指标。另外客观评价结果(如热像仪)也可作为主要疗效指标。

2. 协同主要疗效指标　自基础观察期至连续治疗 4~12 周期间患者的中度至重度血管舒缩症状的发生频率及严重程度的平均变化值。

3. 次要疗效指标　可以 Kupperman 评分的变化作为评价有效性的次要疗效指标。

(二)绝经后骨质疏松症

一般情况下,为验证试验药物可减少骨折发生常以骨折发生率为主要疗效指标。批准治疗骨质疏松症的药物要基于 3 年的临床数据,①临床前研究清楚地表明该药物对骨质量无有害影响(包括骨组织学、骨密度与骨强度);②治疗 3 年后的骨折数据至少可表明该药物具有一种降低骨折发生率的趋势,并且在第 3 年没有恶化;③部分试验对象进行骨的活组织检查(治疗前和 3 年治疗后)未发现骨异常;④骨密度的提高达到具有统计学和临床意义的程度。

(三)排卵障碍

不同促排卵药物观察重点不同,主要疗效指标及次要疗效指标不同。如促性腺激素(Gn)类药物,因用药后常需合并 HCG 促排卵,因此,主要疗效指标为启动周期内达到成熟卵泡(B 超下卵泡直径≥18mm)的有效率。当卵泡直径≥14mm 时,每日 B 超监测卵泡发育情况,观察至治疗后 4 周。次要疗效指标可考虑选择排卵率、临床妊娠率,同时也可选择注射 HCG 当日阴道 B 超下直径<14mm、14~18mm 和≥18mm 的卵泡个数;使用 HCG 当日雌二醇、孕酮、LH 水平;使用 HCG 当日 B 超检查的子宫内膜厚度等。

(四)子宫肌瘤

1. 主要疗效指标　子宫肌瘤主要的药物治疗目的为抑制子宫肌瘤导致的月经量增多,因此,其主要疗效指标应为月经量减少比例。采用月经失血图对月经量进行评估。轻度:血染面积≤整个卫生巾面积的 1/3,计 1 分;中度:血染面积占整个卫生巾面积的 1/3~3/5,计 5 分;重度:血染面积接近整个卫生巾,计 20 分。血块:小于 1 元硬币直径的血块计 1 分,大于 1 元硬币直径的血块计 5 分。评分≥130 分者为月经过多。

2. 次要疗效指标　包括治疗前后子宫肌瘤体积大小变化情况及子宫肌瘤所导致的其他症状改善情况,如生活质量提高,子宫肌瘤导致疼痛的改善等。

(五)子宫内膜异位症

1. 主要疗效指标　子宫内膜异位症最重要的症状为疼痛,因此,子宫内膜异位症引起的疼痛的变化情况为主要疗效指标。疼痛评分常采用 VAS 评分。

2. 次要疗效指标　如有子宫内膜异位症肿块,评估肿块变化大小,即治疗后与用药前比较的体积变化率;患者生活质量改善情况;部分有生育要求的患者可观察妊娠率。

四、抗女性生殖系统感染药物的有效性评价原则

由于女性生殖系统感染的特殊性,其有效性主要反映在临床症状的改善情况及细菌学改善情况两个方面。

（一）细菌性阴道病

1. 主要疗效指标　治疗结束后第3~7天的细菌学疗效；治疗结束后第28~35天的临床疗效。

2. 临床疗效判定　①痊愈：症状消失，体征转为正常，阴道分泌物实验室检查各项正常；②显效：症状、体征明显好转，阴道分泌物检查线索细胞阴性，阴道pH、胺试验及白带常规3项中2项正常；③进步：症状、体征好转，阴道分泌物检查线索细胞阴性，阴道pH、胺试验及白带常规3项中至少1项正常；④无效：症状、体征加剧或无好转，阴道分泌物检查线索细胞阳性。痊愈和显效合计为有效，据此计算有效率。

3. 细菌学评定标准　阴道分泌物革兰氏染色评分采用Nugent10分评分法。①痊愈：阴道涂片总积分为0~3分；②显效：阴道涂片总积分下降>3分；③进步：阴道涂片总积分下降为1~3分；④无效：阴道涂片总积分下降小于3分。

（二）滴虫性阴道炎

1. 主要疗效指标　治疗结束后3~7天的综合疗效。

2. 疗效判断标准　①痊愈：症状、体征、实验室检查、病原学检查均恢复正常；②显效：症状、体征、实验室检查均明显好转，症状、体征评分降低50%以上，阴道分泌物滴虫阴性；③进步：症状、体征、实验室检查均略有好转，症状体征评分降低50%以下，阴道分泌物滴虫阳性；④无效：症状、体征、实验室检查均无改变或加重，阴道分泌物滴虫阳性。痊愈和显效合计为有效，据此计算有效率。当实验室检查和临床有矛盾时，以实验室检查指标作为主要判断指标。

（三）外阴阴道假丝酵母菌病

1. 主要疗效指标　治疗结束后7~14天临床疗效；治疗结束后7~14天病原学疗效。

2. 临床疗效判定　根据随访时临床症状和体征各项评分及总分计算评分变化率，方法为：[（用药前评分−用药后评分）/用药前评分]×100%。根据总分变化率判定临床疗效，分为治愈、显效、改善、无效共4级。评分变化率Ⅰ≥75%为治愈，≥50%且<75%为显效，≥25%且<50%为改善，<25%为无效。

3. 真菌学疗效判定　阴道分泌物真菌学镜检转阴为治愈，未转阴为无效。

（四）盆腔炎

1. 主要疗效指标　临床症状、体征的改善设定为主要疗效指标。

2. 次要疗效指标　实验室检查指标，包括血常规白细胞计数、红细胞沉降率、C反应蛋白、阴道分泌物涂片检查；同时进行妇科阴道彩超检查，检测盆腔包块和积液的情况。疾病复发与后遗症发生率：对临床治愈患者随访2个月经周期疾病复发与后遗盆腔痛发生情况。

五、女性避孕药的有效性评价原则

对于一种新的避孕方法，例如新的类固醇、类固醇剂量减少及新的用药方法，一般都需要试验足够的周期数,以便获得对避孕效果评估所期望的精确性。

1. 主要疗效指标　妊娠指数(pearl index,PI):怀孕人数(因使用失败和方法失败导致怀孕)×1 300/受试者总服药周期。

2. 次要疗效指标　观察试验药物避孕以外的作用,包括周期控制、月经不适症状的改善,以及体重变化。

六、女性生殖系统植入性医疗器械的有效性评价原则

在进行子宫内膜去除装置、放置宫腔防粘连材料及计划生育装置的临床试验时,对其疗效进行评估亦当结合研究目的尽可能选择客观、量化的评价指标。例如评价子宫内膜去除术后不同时间段患者月经量减少的程度作为主要疗效指标。而放置宫腔防粘连材料则以美国生育学会(AFS)评分系统量化计算得出宫腔手术后粘连防治有效率、月经量恢复程度作为主要疗效指标。放置计划生育装置的主要疗效指标包括累积妊娠率、累积脱落率及累积因症取出率;次要疗效指标包括累积续用率、累积月经改变发生率及累积腰腹疼痛发生率等。

第六节　安全性评价

1956 年,德国生产的沙利度胺(thalidomide,又称反应停)用于治疗女性怀孕早期呕吐,临床效果明显,迅速推广至 17 个国家。到 1963 年已有 100 万孕妇服用反应停,全世界共发现"海豹"肢畸形儿童 1.2 万多人,部分新生儿还伴有心脏和消化道畸形、多发性神经炎等。这就是史上著名的"反应停事件",使人类社会付出了沉痛的代价,这种重大药害事件充分说明了进行药物安全性评价的重要性和必要性。

女性生殖系统药物进行临床试验时必须进行安全性评价,收集安全性数据的重要目的是确保受试者在试验中的安全并研究治疗措施的安全性状况。安全性评价的依据包括不良事件和治疗前后相关观察指标的变化。方案中应有全面的不良事件的观察指标,常规指标选择包括:生命体征、临床症状和体征、实验室指标、肝功能、肾功能、心电图、毒副作用有关的指标,以及药理效应引起的安全性问题的有关指标。除以上常规的症状、体征和实验室检查等观察项目外,各类女性生殖系统药物尚有其特殊的不良事件。

例如,妊娠滋养细胞肿瘤相对于其他女性生殖系统恶性肿瘤,其临床、病理特点和治疗手段都具有明显的特殊性。化疗是妊娠滋养细胞肿瘤的主要治疗手段,大多数患者可以仅通过化疗即可获得治愈的效果。但化疗方案中的药物种类和/或剂量具有明显的特殊性,用药量可以认为接近中毒致死剂量,因而其毒副作用也有一些不同的特点。如氟尿嘧啶(5-FU)引起的菌群失调性腹泻和心肌损害、甲氨蝶呤(MTX)引起的肾小管损害,以及依托泊苷(VP16)引起的继发肿瘤等需要特别关注。特别是 5-FU 可能引起菌群失调性

腹泻问题,如果没有足够的认识,腹泻出现后贸然继续化疗和/或滥用收敛药物,不及时采取相应治疗措施,有可能导致极为严重的后果。大剂量 MTX 使用时需水化并碱化尿液,还需四氢叶酸进行解救,否则可能出现严重毒副作用。

一、安全性数据的分析总结

上市前临床试验中,原则上一般要求只要使用过至少 1 次受试药物的受试者,均应列入安全性分析集,并在三个层面上对安全性数据进行分析总结。首先,需要通过试验药物的剂量、用药时间、用药的受试者人数,来决定如何评价安全性。其次,明确常见的不良反应、异常改变的实验室检查指标,并进行分组,通过合适的统计方法比较各组间的差异,分析出哪些是可能影响不良反应/不良事件发生频率的因素,如时间依赖性、与剂量或浓度关系、人口学特征等。最后,通过对因不良事件(不管是否与药物有关)而退出研究或已死亡的受试者进行详细的分析,来确定严重不良事件和其他重度不良事件(指需要采取临床处理,如停药、减少剂量和其他治疗手段的不良事件)。同时对出现的不良事件进行总结,明确所有不良事件与药物的因果关系。

(一)用药/暴露的程度

临床试验中受试者的用药/暴露时间建议以药物使用时间的平均数或中位数来表示,同时应按年龄、性别、种族进一步分组,或通过其他方式列出各亚组的数目,如疾病(疾病不止一种)、疾病的严重程度、伴随的其他疾病等。受试者的用药/暴露剂量以中位数或平均数来表示,可以表示成每日平均剂量下有多少受试者数。试验的总结报告可以将用药/暴露剂量和用药/暴露时间结合起来表示(剂量-时间),如在一个普通剂量、最大剂量或最大推荐剂量下有一定暴露时间(至少 1 个月)的患者数。有时剂量用实际每日给予量,即累积剂量更合适,根据 mg/kg 或 mg/m² 为单位计算。同时暴露于不同剂量下的患者可根据年龄、性别、种族或其他情况进一步分组。临床安全性分析中尽可能同时提供发生不良事件或实验室检查异常时的药物浓度数据,如某一不良事件发生时的浓度、最高血药浓度、曲线下面积等信息,有助于明确其与不良反应及实验室结果异常之间的关系。

(二)不良事件的描述和分析

描述所发生的不良事件最简单用粗率(crude rate)表达,粗率是根据发生不良事件的患者数除以接受研究治疗的患者总数而得到的,是不良事件发生情况的最通用的度量方法,也是产品说明书中最常用的一种指标。

临床报告需对临床试验中受试药物和对照药物的所有不良事件均进行描述和分析,并以图表方式直观表示,所列图表应按不良事件累及人体的器官系统显示其发生频度、严重程度以及与用药的因果关系。

注意提供重度症状和体征的处理(TESS)数据表格,表中应包括每一例不良事件,每个治疗组出现此事件的患者数及发生率。若属于肿瘤化疗周期性的治疗,应列出每一周期中所出现的不良反应结果。

分析时需要比较受试组和对照组不良事件的发生率,最好结合事件的严重程度(建议使用 WHO、NCI-CTC(National Cancer Institute Common Toxicity Criteria)分级标准,如轻、中、重度)及因果判断分类进行。需要时尚应分析其与给药剂量、给药时间、基线特征及人口学特征的相关性。

每件严重不良事件和主要研究者认为需要报告的重要不良事件应单独罗列进行总结和分析,需要特别关注死亡、其他危重或重度不良事件,内容还应包括可能相关的实验室检查、生命体征及体检的异常结果。并在附件中附病例报告,提供内容包括病例编号、人口学特征、发生的不良事件情况(发生时间、严重程度、持续时间、处理措施、结局)和因果关系判断等。

(三)与安全性有关的临床实验室检查、生命体征及体格检查

对每项实验室检查值及生命体征、体格检查指标进行描述,对试验过程中每一时间点(如每次访视时)的每个观察指标也应描述。提供相应的分析统计表,包括实验室检查出现异常或异常值达到一定程度的受试者人数。每个分析中应给出实验室数据的正常值范围。

根据专业判断,在排除无临床意义的与安全性无关的异常外,对有临床意义的实验室检查异常应逐例加以分析说明,对其改变的临床意义及与受试药物的关系(如与药物剂量、浓度的关系,与合并用药的关系等)进行讨论。

二、安全性数据的分析评价

在临床试验的早期,安全性评价主要是探索性的,且只能发现常见的不良反应。在后期,一般可通过较大的样本进一步了解药物的安全性。后期的对照试验是一个重要的、以无偏倚的方式探索任何新的潜在的药物不良反应的方法。

为了说明新药在安全性和耐受性方面与其他药物或该药物的其他剂量比较的优效性或等效性,可设计某些试验。这种评价需要相应的确证性试验的支持,这与相应的有效性的评价要求是相同的。

构成安全性评价的资料则主要来源于不良事件的临床症状和体征、实验室检查等。要求从受试者中收集的安全性和耐受性信息应尽可能全面,包括受试者出现的所有不良事件的类型、发生时间、严重程度、处理措施、持续的时间、转归,以及药物剂量与试验用药物的关系。

(一)统计方法和分析

药物安全性评价的常用统计指标为不良事件发生率和不良反应发生率。当试验时间较长,有较大的退出治疗比例或死亡比例时,需用生存分析计算累计不良事件发生率。用于评价药物安全性和耐受性的方法以及度量准则依赖于非临床研究和早期临床研究的信息、该药物的药效学和药动学特性、服药方法、受试者类型,以及试验的持续时间等。

在大多数的临床试验中,对安全性与耐受性的评价常采用描述性统计方法对数据进行分析,必要时辅以可信区间以利于说明。所有的安全性指标在评价中都需十分重视,其主要分析方法需在研究方案中指明。无论是否认为与处理有关,所有的不良事件均需列出。在安全性评价中,研究人群的所有可用资料均需考虑。实验室应提供检查指标的度量单位以及参考值范围,毒性等级也必须事先确定,并说明其合理性。

(二) 相关性分析和评价

临床试验的具体实施应严格按照 GCP 要求进行,不仅要将临床试验中发生的所有不良事件记录在病例报告表(CRF)上,且须将所有不良事件列表进行相关性分析并对安全性数据进行评价。

1. 检查用药情况(剂量、用药持续时间、患者数量等)以判断安全性程度。

2. 需注意对常见的不良事件和实验室检查异常进行鉴别分析,以判断影响不良反应/不良事件的因素。

3. 鉴别严重不良事件或其他不良事件是否与用药有关。

国际上有多种方法判断药物不良事件的因果关系,分析关联性。WHO 采用 6 级评价标准。我国要求上市前药品临床试验不良反应采用 5 级评价标准:肯定有关、可能有关、可能无关、无关、无法判定;上市后不良反应相关性评价标准与 WHO 一致,采用 6 级标准:肯定、很可能、可能、可能无关、待评价、无法评价。

三、临床试验中需特别关注的安全性问题

针对在临床研究计划中特别需要关注的安全性问题,参考近年美国 FDA 和欧盟 EMA 指南中对于新药申请(new drug application,NDA)的要求,目前建议,澄清下列严重不良反应问题已作为所有新药申请的重要部分内容:①药物相关的心脏 Q-Tc 间期延长;②药物相关的肝毒性;③药物相关的肾毒性;④药物相关的骨髓毒性;⑤药物-药物相互作用;⑥药物代谢的多态性问题。

上述药物的一些潜在的严重不良反应可能与生物制品有关,进行生物制品申报(biologics license application,BLA)需关注。另外,对于细胞因子、抗体、其他重组蛋白等生物制品,以及基于细胞、基因和组织的治疗,还需要对以下额外的问题进行评价,这里所列出问题取决于所研发生物制品的特性。

1. 生物制品潜在的重要问题包括对免疫原性评价,中和抗体形成的发生率和后果,与结合抗体形成有关的发生潜在不良事件/不良反应的可能性。

2. 对于基于基因治疗的生物制品,其非靶细胞的转染和通过密切接触的感染传播性,以及用于长期持续转染产品的遗传稳定性,这些都属于重要的安全性问题。

3. 对于基于细胞治疗的生物制品,特别要注意对细胞向最初治疗的用药部位(靶器官)以外的部位分布、迁移及生长有关的不良事件/不良反应进行评价,像细胞生存和死亡有关的不良事件,也许在此类产品使用很长时间后才会出现。

对以上 NDA 和 BLA 特有的安全问题进行评价时,建议申请人通过合理的注册管理程序与药品管理机构的相关审评人员一起讨论。

综上,每个临床试验的安全性评价应包括对所有不良事件的汇总和分析,对所有信息包括临床实验室参数异常进行列表、分析、讨论和评价。重点关注:①导致给药剂量调整;②需给予其他治疗;③导致停药;④导致死亡的严重不良事件;⑤应明确风险性较高的患者或治疗组,对数量较少的特殊人群,如儿童、老年人、药物代谢和排泄有障碍者等应特别关注。阐述所发生的不良事件对受试药物临床广泛应用时的可能意义。最后结合药物有效性的结果,讨论并权衡受试药物的获益和风险。阐明对个体患者或针对人群治疗时所获的利益和需关注的安全性问题,以及今后进一步研究的意义。

第七节 患者参与女性生殖系统药物临床试验的相关影响因素

近年来,我国临床试验平均年增长率达 30%,远超过美国、欧洲等国家和地区。但迄今美国 FDA 获批的新药基本上都是基于欧美患者的临床数据,即便是有中国患者参与的全球临床试验,所占的比例也很小。因此,要推动我国临床试验的发展,就必须了解患者参与临床试验的相关影响因素。

一、主要影响因素

国内学者张清华等通过定性方法系统分析和总结文献得出患者参与试验的影响因素共 15 个。其中,担心试验对研究对象健康造成影响所占比例最高,为 73.7%。其次为患者的医疗获益与医患关系,均占 71.1%。排 4、5 位的影响因素依次为利他主义(65.8%),如为医学事业作贡献,帮助其他患者,帮助医师完成某项工作等;试验设计(57.9%),如使用随机入组、安慰剂、盲法等。患者担心试验对研究对象健康造成伤害,主要是担心试验药物的未知不良反应,参与试验可能造成常规治疗中断而耽误治疗,可能对患者造成心理上的伤害等。患者的医疗获益是希望通过试验药物达到治疗效果,获得免费治疗、免费检查,得到医护人员的密切观察等,这些均与患者健康息息相关。57.9%显示患者对于试验设计有一定考虑,主要表现在排斥随机、盲法、安慰剂等方法,认为这些方法会加大患者的风险。也有研究表示,患者认为入组方式或安慰剂的使用应该由医师来决定,认为医师有足够的专业知识,可以根据患者病情作出决定。

二、一般影响因素

将患者参与试验的一般影响因素归纳为社会环境、试验项目、医疗机构以及个体四个维度。社会环境因素中的媒体报道和亲朋好友的看法对患者的试验参与度有影响。媒体对试验不良事件的报道会增加患者对试验安全性的担忧,而家人朋友在患者作决定的过程中扮演着非常重要的角色。试验项目因素中,试验涉及的侵入性操作如抽血、活检等容易造成患者身体不适,且操作频次过高或时间过长更会加重反感情绪。而医疗机构因素中除医师对患者的态度有重要影响外,国外患者认为伦理委员会的存在也在一定程度上给了其信任,使其觉得自己的利益可以得到保护。个体影响因素主要包括经济补偿、早期试验经历、病情程度、日常生活的影响、试验信息的告知,以及宗教信仰。26.3%的研究认为,一定的经济补偿如餐补或免费停车对患者参与试验有促进作用。但也有研究显示,经济补偿可能会产生阻碍作用,因为试验药物价格普遍较高且不易获取,研究机构提供的经济补偿反而易引起受试者胡乱猜想。同时,国内外患者均比较担心时间、精力、交通等问题。除此之外,患者还担心研究者是否会充分告知患者试验信息,以及参与试验对患者隐私的影响。患者充分了解试验相关信息,可以减少其对试验的盲目恐惧和误解,且患者缺乏试验结果的反馈会降低其参与度。此外,早期试验经历和宗教信仰对患者的态度也有影响,但程度不高。

三、月经周期与避孕药的影响

女性作为受试者往往要受生理周期或避孕药的影响,因某些避孕药具有肝药酶诱导作用或抑制作用,可能影响其他药物的代谢消除过程,因而改变试验药物的药动学特性。所以在选择女性受试者时必须对此进行询问和了解相关情况。

月经周期中激素状态可影响血浆容量以及药物的分布容积,进而影响药物的清除率。某些细胞色素 P450 酶的活性可能会受雌激素水平的影响。口服避孕药通过显著抑制肝代谢而导致药物(例如丙米嗪、地西泮、氯氮䓬、苯妥英、咖啡因和环孢素)的清除率降低。口服避孕药也可通过诱导药物(例如对乙酰氨基酚、水杨酸、吗啡、劳拉西泮、替马西泮、奥沙西泮和氯贝丁酯)的代谢而增加清除率。某些抗惊厥药物(卡马西平、苯妥英)和抗生素(利福平)可降低口服避孕药的效果。

第八节 女性生殖系统药物临床试验的特殊性

由于女性生理状态的特殊性,在进行女性生殖系统药物临床试验研究之前,必须提供已被公认的各项资料,同时必须提供致畸效应、雌雄两性生殖力试验以及围生期试验的报告。在进行临床研究时必须考虑到孕妇用药的安全问题。

一、胎儿毒性潜在风险

育龄期女性参加早期临床试验,这些试验包括临床药理学研究(例如剂量耐受性、生物利用度和作用机制研究)和早期治疗性研究,应当按照医学规范,由参加临床试验的女性采取恰当的预防措施,避免在临床试验期间妊娠,避免胎儿暴露于可能有危险的药物。

在药物研发过程中应当考虑的与女性特殊生理状态相关的 3 个药动学问题：

1. 月经状态对药物的药动学参数的影响，包括绝经前和绝经后患者的比较，以及对月经周期内变化的评价。

2. 合并补充雌激素或使用全身避孕药（口服避孕药、长效孕激素）对药物药动学参数的影响。

3. 药物对口服避孕药的药动学参数的影响。在具体情况下需要研究哪一项取决于药物排泄、代谢和其他药动学特性，以及量效曲线的陡度。

在各种情况下，知情同意书以及研究者手册应当包含现有的关于胎儿毒性潜在风险的所有资料。如果动物生殖研究已经完成，则应当介绍其结果并解释这些结果对于人类的意义。如果这些研究尚未完成，应当提供其他恰当的资料，例如相关结构或药理作用药物的胎儿毒性的一般评价。如果没有相关资料，那么知情同意应当清楚地提出胎儿风险的可能性。

除了准备研究妊娠期间药物作用的临床试验以外，临床方案都应当包括最大限度降低胎儿暴露于研究药物的可能性的措施。这些措施应常规包括提出药物暴露期间（可能超出研究的时间）使用可靠的避孕（或禁欲）方法，使用妊娠试验（β-HCG）于研究给药开始前检测出无可疑的妊娠，以及研究时限（短期研究较容易）与月经相符或在月经后立刻进行。女性受试者应当转诊给知道如何选择或使用避孕方法的研究医师或其他咨询者。

二、避孕药试验的特殊性

避孕药和其他药物的临床研究相比，具有其特殊性：①由于避孕药用于健康人群，因此，样本量要求巨大；②长期用药，观察周期长；③使用特殊的疗效观察指标［妊娠指数（pearl index）］；④用于女性，安全性观察具有特殊性；⑤存在伦理考量，临床试验过程中不能使用安慰剂作为对照。

在避孕药的临床研究中，对受试者有特殊要求：①保证足够的性生活频率；②具有生育能力的判断标准，如月经周期、既往生育史等；③有一定的年龄限制：多数受试者年龄应小于 35 岁；④具有固定且有生育能力的性伴侣；⑤对血栓性疾病史和体重指数有严格要求。基于上述几项要求的考量，在避孕药的临床研究中需要特别注意受试者的依从性。

三、抗肿瘤药对卵巢功能的影响

卵巢既承担着延续后代的生育功能，同时还是女性重要的内分泌器官。随着医学科学的进步，许多女性肿瘤患者得到了治愈，但她们的卵巢功能由于必需的化疗而可能遭到严重损害，从而可能丧失生育能力和女性内分泌功能，严重影响其生活质量。据报道，64%的成年女性患者经历肿瘤治疗后伴随有一项或多项卵巢功能衰竭的症状。因此，如何在肿瘤治疗的同时保存女性的卵巢功能，值得大家关注和研究。

目前所使用的大部分抗肿瘤药对肿瘤细胞和正常细胞缺乏理想的选择作用。它们具有强大的杀伤肿瘤细胞的作用,但治疗阈较窄,治疗剂量下对正常组织器官包括生殖器官也有损伤作用。不同的化疗药物因其作用方式不同,对卵巢的影响方式也不同。化疗可致月经异常、短暂闭经、卵巢功能早衰甚至永久性闭经。目前大多数学者认为月经恢复的患者均能获得妊娠机会,但恢复月经不代表恢复生育能力。化疗后妊娠期并发症和围生儿不良结局并未明显增加。妊娠率和月经恢复情况是最直观的卵巢功能评价指标,近年来抗米勒管激素(anti-Müllerian hormone,AMH)成为预估化疗后卵巢功能的重要指标,年龄也是卵巢储备的重要预测因子。

而年轻育龄女性肿瘤患者,由于其病症的特殊性,往往在治疗过程中为了最大程度杀灭肿瘤细胞,而忽略药物对生育能力的影响,造成相当一部分年轻女性肿瘤患者治疗后无法进行正常的生育,为了重新获得生育力也给患者的家庭带来沉重的经济负担。在综合治疗上,国内外的医疗已开始寻找预防和治疗手段,注重药物的治疗功能及其引起的生殖功能损害的毒副作用。

化疗药物治疗年轻女性肿瘤患者最常见的不良反应之一就是女性生殖系统损伤,特别是卵巢损伤。化疗药物通过对卵巢卵泡、颗粒细胞、卵母细胞和间充质细胞的损伤破坏卵巢功能,其损伤程度与患者年龄、药物剂量高低和治疗范围相关。研究发现,一些常见的化疗药物如多西他赛(docetaxel,DOC)、伊立替康(irinotecan,CPT-11)、环磷酰胺(cyclophosphamide,CTX)、顺铂和多柔比星(doxorubicin,DXR)均能引起不孕、流产和胚胎异常。这些化疗药物产生卵巢毒性症状和机制各不相同,如 DOC 主要影响早期发育卵泡中的颗粒细胞,激活初级卵泡中颗粒细胞内源性的 II 型细胞凋亡;减少初级卵泡的数量,严重影响从腔前卵泡到初级卵泡之间过渡期卵泡和初级卵泡的生长。但 DOC 只特异性地损伤生长状态的卵泡,造成卵泡发育不良,对原始卵泡卵母细胞及其储备并无直接作用。CPT-11可剂量依赖性地诱导发育卵泡颗粒细胞中特定的 Fas 配体表达,使之与颗粒细胞持续表达的 Fas 抗原发生结合反应,从而诱导颗粒细胞的凋亡。CPT-11 能剂量依赖性地促进小鼠卵巢卵泡凋亡。CTX 诱导生殖细胞的失活,导致生殖细胞和间质支持细胞间的相互作用停止,最终引起无增殖的体细胞退化,因此,产前接触 CTX 会阻碍胚胎卵泡的形成,诱导胚胎性成熟后卵巢不排卵并导致不孕。发育期小鼠使用 CTX 后,无论卵巢功能是否出现异常,都可以导致卵巢重量明显下降。顺铂能剂量依赖性诱导黄体化颗粒细胞凋亡,下调黄体化颗粒细胞上雌激素受体-β 和卵泡刺激素受体的表达来影响人卵巢黄体化颗粒细胞活性,进而引起卵巢毒性。DXR 能穿过血-卵泡屏障,累积在卵母细胞和颗粒细胞中,对小鼠 MII 期卵母细胞有毒性,还能引起胚胎期卵母细胞的凋亡。尽管在作用机制方面已取得不少研究进展,但仍有很多问题尚不明确。

在非卵巢癌患者化疗后保护卵巢生育功能是一个艰巨的挑战。据统计大约 12%乳腺癌病例发生在<35 岁,因此,年轻女性患者可能会考虑化疗中保留卵巢生育功能和治疗后生育力的恢复。除化疗期间患者暴露在细胞毒剂里,相当数量患者的抗激素治疗还要持续多年。化疗及抗激素治疗后,患者可能会出现卵巢早衰。并且,年轻患者在化疗后不得

不推迟怀孕,而怀孕的概率本身就大大降低。

临床上防治化疗药物治疗中产生的卵巢毒性常用的手段包括激素预防、卵巢冷冻、卵母细胞冷冻和胚胎冷冻等,辅助生殖技术已经广泛用于卵巢功能保护,使一些女性肿瘤患者化疗后恢复了生育功能。除此之外,一些更易操作的方法也不断被探索,骨髓间充质干细胞治疗显现出较好的应用前景,一些药物在对抗环磷酰胺、顺铂、多柔比星引起的卵巢毒性上卓有成效。

对女性肿瘤患者使用 CTX,引起原始卵泡的破坏导致未成熟卵巢损伤。青春期骨髓间充质干细胞(bone marrow mesenchymal stem cell,BMMSC)对 CTX 引起的卵巢损伤有一定保护作用。注射间充质干细胞(mesenchymal stem cell,MSC)能治疗化疗药物诱导的兔卵巢衰竭。促性腺激素释放激素(gonadotropin releasing hormone,GnRH)受体激动剂与化疗药物合用,能对抗化疗所致的绝经前乳腺癌女性患者卵巢损害。化疗药物和 GnRH 受体激动剂联用或化疗药物单用治疗绝经前乳腺癌妇女的随机对照试验临床数据显示,女性患者接受化疗联用 GnRH 受体激动剂在化疗后 1 年内出现卵巢功能早衰(premature ovarian failure,POF)的现象明显少于化疗药物单用,化疗后的风险比率值为 0.40,但两组月经恢复率和自然怀孕率相似。因此,化疗药物联用 GnRH 受体激动剂对治疗患乳腺癌的绝经前妇女能防止在化疗后第 1 年引起 POF,但对月经恢复率或自发怀孕率无影响。

雌激素受体竞争调节剂他莫昔芬(tamoxifen)能对抗化疗药物 CTX 和 DXR 引起的卵巢毒性,减少卵泡损伤,促进生育。枸橼酸西地那非对顺铂诱导的卵巢损伤有保护作用,能缓解顺铂诱导的卵巢损伤,选择性地保存动物的生育能力。顺铂 5mg/kg 可使雌性小鼠原始卵泡,初级、次级卵泡显著性减少,预处理枸橼酸西地那非能显著保留雌性小鼠的原始卵泡数,还可使卵巢 AMH 明显增高。

(肖松舒 薛 敏)

参考文献

[1] 国家市场监督管理总局. 药品注册管理办法. [2020-03-30]. https://www.nmpa.gov.cn/directory/web/nmpa/xxgk/fgwj/bmgzh/20200330180501220.html.

[2] 国家药品监督管理局. 药物临床试验质量管理规范. [2020-04-26]. https://www.nmpa.gov.cn/zhuanti/ypzhcglbf/ypzhcglbfzhcwj/20200426162401243.html.

[3] ICH. 药品注册的国际技术要求:临床部分. 2007.

[4] FDA(CDER/CBER). Guidance for industry:premarketing risk assessment (Premarketing Guidance). 2005.

[5] FDA(CDER/CBER). Guidance for industry:development and use of risk minimization action plans (Risk-MaP Guidance). 2005.

[6] FDA(CDER/CBER). Guidance for industry:good pharmacovigilance practices and pharmacoepidemiologic assessment (Pharmacovigilance Guidance). 2005.

[7] ICH. E2A:Clinical safety data management:definitions and standards for expedited reporting. [2018-03-01]. http://www.ich.org.

［8］ICH. E2E：Prospective planning of pharmacovigilance. ［2018-03-01］. http://www. ich. org.

［9］EMEA. Guideline on risk management systems for meidical products for human use. 2005.

［10］SHAYNE C. GAD. Drug safety evalutaion. John Wiley and Sons, Inc. 2002.

［11］郑青山,孙瑞元,陈志扬. 新药临床试验最低例数规定的安全性评价. 中国临床药理学与治疗学,
2003,8(3):354-355.

［12］杨进波. 概率论与药物临床试验的安全性评价. 药品技术审评论坛暨第三届药品技术审评研讨会
征文文集,2006.

［13］李少丽,颜敏,吴晔,等. 药品临床安全性评价与药品临床试验管理规范的相关要求. 药物流行病学
杂志,2003,12(1):1-6.

［14］曾繁典. 药物流行病学与药物警戒. 药物流行病学杂志,2004,13(6):285-287.

［15］陈冠容. 重视药物警戒. 医药导报,2005,24(10):961-962.

［16］国家食品药品监督管理局. 化学药物和生物制品临床试验的生物统计学技术指导原则. ［2008-03-31］.
http://www.cde.org.cn/zdyz.do? method=largePage&id=df7fcb663695b496.

［17］国家食品药品监督管理局. 化学药物临床试验报告的结构与内容技术指导原则. ［2008-03-31］,
http://www.cde.org.cn/zdyz.do? method=largePage&id=066af3b6c1024ccb.

［18］国家食品药品监督管理局. 药物生殖毒性研究技术指导原则. ［2012-12-31］.http://www.cde.org.
cn/zdyz.do? method=largePage&id=19c59fe280212130.

［19］王庆利,黄芳华,彭健,等. 药物生殖毒性研究的考虑要点. 中国新药杂志,2007,16(10):737-739.

［20］ICH. M3(R2)：Guidance on nonclinical safety studies for the conduct of human clinical trials and market-
ing authorization for pharmaceuticals. 2009.

［21］ICH. S5(R2)：Detection of toxicity to reproduction for medicinal products & toxicity to male fertility. 2000.

［22］ICH. S5(R3)(draft)：Detection of toxicity to reproduction for human pharmaceuticals. 2017.

［23］张立将,黄芳华. 浅析 ICH S5(R3)药物生殖毒性研究指导原则草案的新技术要求及其挑战. 中国
新药杂志,2018,27(18):2088-2097.

［24］张立将,黄芳华,王庆利,等. 药物雄性生殖毒性评价考虑要点及 FDA 相关指导原则介绍. 中国新
药杂志,2016,25(24):2766-2772.

［25］魏敏吉,赵德恒,王水强,等. 新药临床开发过程中性别差异影响的考虑和研究策略. 中国新药杂
志,2017,26(3):309-313.

［26］孙祖越,周莉,闫晗,等. 药物非临床生殖发育毒性试验中逐案原则的建议. 中国新药杂志,2012,21
(8):836-843.

［27］孙祖越,周莉,闫晗,等. 如何成功开展药物非临床生殖毒性试验. 中国新药杂志,2011,20(22):
2195-2204.

第二章

抗女性生殖系统肿瘤药物临床试验

第一节　概　　述

女性生殖系统肿瘤,特别是恶性肿瘤,是严重威胁女性生命健康的一类疾病,尽管现有治疗手段取得了一定疗效,但多数女性生殖系统肿瘤患者生存时间有限,缺乏有效的可以治愈的药物,亟需研发新的药物来满足需要。

而抗女性生殖系统肿瘤药物的临床研究除遵循一般药物临床研究原则外,还尤其应考虑其特殊性(包括对生殖功能的影响及卵巢保护等相应措施,以及特殊人群如儿童的生殖系统恶性肿瘤化疗)。

随着肿瘤生物学研究的进展,包括靶向药物在内的一些新的作用机制、作用靶点的抗肿瘤药物不断涌现,呈现出不同于以往传统细胞毒性药物的安全性和有效性特点;肿瘤疾病的药物治疗也从以往的单纯追求肿瘤缩小向延长患者的生存期、提高生存质量转变,对于妇科肿瘤患者而言,提高生存质量的重点在于如何尽可能地保留卵巢功能及生育能力。化疗对卵巢的损伤程度与药物种类有关,损伤最大的是烷化剂,其次是铂类和植物碱类,抗代谢类和抗生素类对性腺的毒性较小;化疗对卵巢功能的影响还与患者年龄、药物剂量、用药时间成正比。因此,抗女性生殖系统肿瘤药物试验方案的设计需充分考虑上述因素,尽量降低其对卵巢功能的影响。

这些改变使抗女性生殖系统肿瘤药物临床疗效评价终点指标较其他肿瘤性疾病相比也出现较大改变。因此,传统的抗肿瘤药物研发模式已经变得不适宜,需要更多地探索能加快和促进研发进程的临床研究策略。

因抗女性生殖系统肿瘤药物无论良性肿瘤或恶性肿瘤在试验原则及内容方面大致相同,同时恶性肿瘤的药物试验更为复杂,因此,本章节主要探讨恶性肿瘤药物试验。

一、女性生殖系统肿瘤的分类

(一) 良性肿瘤

女性生殖系统良性肿瘤种类较多,其中良性肿瘤多发年龄在 42 岁左右,良性肿瘤居前 10 位的分别为子宫肌瘤、卵巢良性畸胎瘤、卵巢黏液性囊腺瘤、卵巢浆液性囊腺瘤、子宫腺肌瘤、卵巢卵泡膜细胞瘤、葡萄胎、卵巢纤维瘤、卵巢纤维上皮瘤及卵巢腺纤维瘤。

（二）恶性肿瘤

1. 外阴癌 外阴癌发病率不高,占所有女性恶性肿瘤的 1% 以下,占女性生殖道原发性恶性肿瘤的 3%~5%。多见于老年人,近年来发病有年轻化趋势,<40 岁的患者占 40%。约 90% 的原发性外阴癌为鳞状细胞癌,其他包括恶性黑色素瘤、腺癌、基底细胞癌、疣状癌、肉瘤及其他罕见的外阴恶性肿瘤等。

2. 阴道恶性肿瘤 阴道恶性肿瘤分为原发性及继发性两种,以继发性多见,可由邻近器官直接蔓延或经血道及淋巴道转移而来。而原发性阴道癌是最少见的妇科恶性肿瘤,占女性生殖器官恶性肿瘤的 1% 左右。组织病理学上,85%~95% 的原发性阴道恶性肿瘤为鳞癌,其次为腺癌,阴道黑色素瘤及肉瘤等更为少见。鳞癌和黑色素瘤多见于老年妇女,腺癌好发于青春期,而内胚窦瘤和葡萄状肉瘤则好发于婴幼儿。

3. 宫颈癌 宫颈癌是常见的妇科恶性肿瘤之一,发病率在我国女性生殖道恶性肿瘤中居第 1 位。世界上每年约有 50 万的宫颈癌新发病例,其中 80% 的病例发生在发展中国家。我国每年有新发病例约 13.15 万,占世界宫颈癌新发病例总数的 1/3。已建立筛查系统的国家的流行病学资料显示,子宫颈浸润癌的发病率和死亡率已经大幅度下降。我国宫颈癌的死亡率从 20 世纪 70 年代到 20 世纪 90 年代下降了约 69%。但近 20 年来宫颈癌发病又有增高趋势,发病年轻化十分明显。过去宫颈鳞癌占 90% 以上,腺癌和非鳞癌不足 10%;现在宫颈鳞癌占 75%,腺癌等占 25%。

4. 子宫内膜癌 发达国家中发病率居女性生殖道恶性肿瘤首位,死亡率居第二位。多见于老年妇女,高发年龄 50~60 岁,年轻患者有增多趋势。由于人类寿命延长和肥胖人群增多,近二十年间子宫内膜癌发病率仍居高不下,而死亡率也明显上升。死亡率的上升除与老年、肥胖、内科并发症多等相关外,与晚期病例、高危组织类型增多及一些患者未能受到适宜诊治相关。

5. 子宫肉瘤 子宫肉瘤发病率低,占女性生殖道恶性肿瘤的 1%,占子宫恶性肿瘤的 3%~7%。子宫肉瘤多发生在 40~60 岁。子宫肉瘤虽少见,但组织成分繁杂。WHO 2003 年提出新的子宫肉瘤分类方法,分为子宫平滑肌肉瘤、子宫内膜间质肉瘤、未分化子宫内膜肉瘤。

6. 卵巢恶性肿瘤 由于卵巢位于盆腔深部,早期病变不易发现,一旦出现症状多属晚期。近二十年来,由于有效化疗方案的应用,使卵巢恶性生殖细胞肿瘤的治疗效果有了明显的提高,死亡率从 90% 降至 10%。随着紫杉醇的问世以及与铂类联合应用,卵巢恶性肿瘤中最常见的类型卵巢上皮性癌的疗效也发生了明显的变化,5 年生存率已经接近或超过 50%,但是其死亡率仍居妇科恶性肿瘤首位,其主要原因是 70% 的卵巢上皮性癌患者在就诊时已为晚期,治疗后 70% 的患者将会复发,难以治愈。卵巢上皮性癌已成为严重威胁妇女生命健康的主要恶性肿瘤,对其早期诊治、手术、化疗和放疗等方面也存在颇多的问题和争论,这正是当今妇科肿瘤界面临的严峻挑战。

7. 妊娠滋养细胞肿瘤　妊娠滋养细胞肿瘤 60% 继发于葡萄胎,30% 继发于流产,10% 继发于足月妊娠或异位妊娠。其中侵蚀性葡萄胎(invasive hydatidiformmole)全部继发于葡萄胎妊娠;绒毛膜癌(choriocarcinoma)可继发于葡萄胎妊娠,也可继发于非葡萄胎妊娠。

二、女性生殖系统肿瘤的治疗原则

(一)良性肿瘤治疗原则

女性生殖系统良性肿瘤主要包括子宫良性肿瘤(多为子宫肌瘤)和卵巢良性肿瘤。

1. 子宫肌瘤　子宫肌瘤随着其生长位置、瘤体大小的不同,其临床症状及治疗原则亦有所差异,有期待疗法、药物治疗、手术治疗(包括保守性手术和根治性手术)。

(1)期待疗法:期待疗法主要适用于子宫<12 周妊娠大小、无症状者,尤其是近绝经期妇女,即每 3 个月至 6 个月进行一次妇科内诊、B 超检查。若无瘤体快速增长,出血、疼痛症状未加剧,则可随着年龄的增长,性激素水平的日益下降,"期待"子宫肌瘤(又称子宫平滑肌瘤)逐渐萎缩。

(2)药物治疗:常用药物为促性腺激素释放激素类似物(GnRH-a),如亮丙瑞林、戈舍瑞林等,使卵巢不产生雌激素,肌瘤逐渐变小、萎缩,达到治疗的目的,但药物具有一定的不良反应,用药 3 个月后会导致雌激素降低,产生类似绝经期的症状,如潮热、盗汗等,需要反向添加植物类雌激素。第二类药物为米非司酮,属于孕激素受体拮抗剂,长期口服可以使肌瘤萎缩变小,从而达到治疗目的。另外,达那唑、雄激素类药物也可用于治疗子宫肌瘤。

(3)手术治疗:包括开腹、经阴道及微创手术治疗。

其他微创治疗:包括超声聚焦、微波、冷冻、射频消融、子宫动脉栓塞等。

2. 卵巢良性肿瘤　如肿块直径小于 5cm,可作短暂观察;若肿块直径大于 5cm,即应手术治疗。根据患者年龄、生育要求及对侧卵巢情况决定手术范围。

(二)恶性肿瘤治疗原则

女性生殖系统恶性肿瘤因其种类不同,其治疗原则有一定差异,一般实体女性生殖系统恶性肿瘤多以手术为主,辅以化疗、放疗等综合治疗。

妊娠滋养细胞肿瘤一般以化疗为主,视情况辅以手术或放疗。因化疗广泛应用于各类型女性生殖系统恶性肿瘤的治疗,所以目前所进行的大部分抗肿瘤药物试验均为各类型的化疗药物。

化疗是指采用药物针对恶性肿瘤的治疗手段,一般采用静脉给药,也可通过口服、肌内、动脉、胸腹腔以及鞘内等途径给药。狭义的化疗主要指细胞毒性药物治疗,广义的化疗还包括靶向药物治疗、内分泌治疗、生物治疗以及基因治疗等。

1. 化疗分类及目的

(1)根治化疗:采用单独化疗或者化疗为主的方案就可能治愈肿瘤,主要针对绒毛膜癌等。

（2）姑息化疗：化疗的目的仅在于延长生存时间，改善生活质量，主要针对已发生远处转移的实体肿瘤。

（3）辅助化疗：在完全切除肿瘤后给予化疗，目的在于减少复发，延长生存，主要针对卵巢癌、宫颈癌等。

（4）先期化疗或新辅助化疗：在局部根治性治疗性手术或放疗前给予的化疗，目的在于保留重要器官，提高局部控制率或手术完整切除率，甚至可能对于延长生存有益，主要针对卵巢癌、宫颈癌等，对于阴道癌、外阴癌为了争取手术的机会或减小手术范围也有益处。

（5）同步放化疗：指在放疗同时给予化疗，目的在于提高放疗效果，改善局控率，减少远处复发，甚至延长生存，主要针对宫颈癌。

（6）局部化疗：通过动脉、胸腹腔、鞘内给予化疗，目的在于在局部造成药物高浓度直接杀伤肿瘤细胞，并且可以克服静脉化疗无法通透的生理屏障。

2. 肿瘤联合化疗的优点及原则

（1）优点：①提供最大的抗肿瘤效果，同时保证机体能够耐受；②可以最大限度发挥不同药物之间的协同作用；③可以一定程度上防止肿瘤细胞耐药。

（2）原则：①单个药物必须具有抗肿瘤效果；②应该选用具有不同毒性或者毒性作用在不同脏器的药物进行联合，尽力避免药物毒性的累加效应；③在保证药物最大剂量强度的同时，应该设置合理的化疗间歇期以保证正常组织的恢复；④随意地降低药物剂量可能会损害联合化疗方案；⑤联合运用不同作用机制的药物以发挥协同作用。

3. 化疗的适应证　化疗的适应证包括：①对化疗极度敏感的实体肿瘤（绒毛膜癌、侵袭性葡萄胎、卵巢生殖细胞肿瘤等）；②先期化疗或新辅助化疗能提高手术质量的女性生殖系统肿瘤（如宫颈癌、卵巢癌、阴道癌、外阴癌等）；③卵巢癌、子宫内膜癌、子宫肉瘤可进行术后辅助化疗，因其能推迟或减少复发，提高生存率；④宫颈癌；⑤特殊给药途径局部化疗的肿瘤（滋养细胞肿瘤的鞘内注射，恶性肿瘤引起的胸腹部、肝转移的动脉插管化疗等）。

4. 妇科常用化疗药物分类见表 2-1。

表 2-1　妇科常用化疗药物分类

烷化剂	氮芥、苯丁酸氮芥、美法仑、环磷酰胺、异环磷酰胺、塞替派、达卡巴嗪、替莫唑胺
抗生素类	柔红霉素、多柔比星、脂质体多柔比星、表柔比星、丝裂霉素、博来霉素、米托蒽醌、放线菌素 D
抗代谢药物	氟尿嘧啶、吉西他滨、甲氨蝶呤、去氧氟尿苷
植物类药	长春新碱、长春碱、长春瑞滨、紫杉醇、多西他赛、依托泊苷、托泊替康
铂类	顺铂、卡铂、奥沙利铂、奈达铂
激素类	雌激素、雄激素、他莫昔芬、芳香酶抑制药、抗雄激素类药物、LH-RH 类似物
靶向类药物	小分子药物：伊马替尼、吉非替尼、厄洛替尼、索拉非尼、拉帕替尼、苏尼替尼 单克隆抗体：利妥昔单抗、西妥昔单抗、贝伐珠单抗、曲妥珠单抗

第二节 抗女性生殖系统肿瘤药物的适用范围

抗女性生殖系统肿瘤药物主要适用于以下情况：①在某些瘤种中已经明确手术后辅助化疗有利于降低手术后转移复发；②新辅助化疗；③同期放化疗；④晚期肿瘤。

一、手术后辅助化疗

辅助化疗的目的在于杀灭手术无法清除的微小病灶、减少复发、提高生存率。因此，转移复发可能性较大的肿瘤患者术后均应接受化疗。

二、治疗性化疗

妊娠滋养细胞肿瘤包括侵蚀性葡萄胎、绒毛膜癌和胎盘部位滋养细胞肿瘤。近年来，绒毛膜促性腺激素（HCG）测定技术的提高及发展、化疗的改进，大大改善了妊娠滋养细胞肿瘤患者的预后，其低危、高危非耐药及高危耐药患者的治愈率分别为98%、85%及60%以上，使妊娠滋养细胞肿瘤成为最早能应用化疗治愈的实体肿瘤之一。此外，由于妊娠滋养细胞肿瘤患者大多为育龄妇女，因而更加凸显了化疗在妊娠滋养细胞肿瘤治疗中的地位。

对化疗药物和化疗方案的选择，必须从肿瘤本身的性质着手。对于妊娠滋养细胞肿瘤而言，由于其倍增时间短（大约48小时），DNA合成活跃，因而对抗代谢药物极为敏感。从国内外的普遍经验来看，抗代谢药物（如氟尿嘧啶、甲氨蝶呤等）是妊娠滋养细胞肿瘤一线化疗的主力军，而依托泊苷（VP16）和铂类的方案往往是二线方案，用于耐药患者的治疗。

三、新辅助化疗

新辅助化疗主要指的是在诊断恶性肿瘤的前提下，选取适合改善患者病情的化疗药物，对患者实施有限的化疗后，使其晚期术前状态得到改善，并使病情程度明显减轻的措施，例如缩小病灶，减少腹水及胸腔积液，进而给手术治疗以及实施肿瘤细胞减灭术创建良好的条件。

在当下妇科肿瘤中，新辅助化疗主要应用于宫颈癌与晚期卵巢癌中。新辅助化疗使先前无法手术治疗的患者获得手术机会，避免出现淋巴脉管内转移，减少手术时间出血量，减少手术前后并发症，提高肿瘤细胞减灭术的满意度，改善患者生存质量，尤其是对初次手术不能达到满意减缩效果或不能进行手术的晚期卵巢癌的患者，仍不失为一种重要的治疗策略。既往认为宫颈癌对化疗不敏感，但近期的部分研究认为宫颈癌对化疗仍然是敏感的，多数患者经过 1 个疗程的化疗就可以使肿块明显缩小。但对于是否能延长妇科恶性肿瘤患者的生存时间，提高生存率，还有待于进一步研究。

四、同步放化疗

女性生殖系统肿瘤中宫颈恶性肿瘤常需进行同步放化疗，同步放化疗指在放疗的同时使用化疗。众所周知单纯放疗对宫颈癌可取得良好效果，化疗也有一定的疗效，但同步放化疗的作用机制并不是化疗和放疗的简单相加，而是化疗药物对放疗有增敏作用，从而提高了放疗的疗效。尽管化疗药物对放疗增敏的机制还未完全明了，但大多数的学者认为其机制可概括如下：①化疗可抑制放疗所导致的肿瘤细胞损伤后的修复；②化疗通过其本身的细胞毒作用减小肿瘤的体积，减少对放疗不敏感的乏氧细胞的比例；③化疗可促使肿瘤细胞同步进入对放疗敏感的细胞周期；④启动非增殖细胞进入细胞周期；⑤最大限度地减少了肿瘤细胞在放疗后期的加速再增殖和产生对治疗的交叉耐受性；⑥化疗和放疗作用于细胞周期的不同时相，起互补作用，但不延长总体治疗时间。

五、缓解后维持治疗

在近几年的 NCCN 指南中提出，对女性生殖系统恶性肿瘤中卵巢癌和输卵管癌初次标准治疗后达到完全缓解的患者给予维持治疗可以增强初治效果，延缓复发，提高长期生存率。目前维持治疗的研究热点已从传统的细胞毒性药物治疗模式转向生物治疗。内皮和上皮生长因子抑制剂、新型 VEGF 受体抑制剂等生物制剂已经成为理想的临床维持治疗药物。在 2019 版卵巢癌 NCCN 指南中提出，初始手术和使用以铂为基础的化疗缓解后，有 *BRCA1/2* 突变的上皮癌患者使用奥沙利铂维持治疗。

第三节 方案设计应遵循的原则及法律基础

一、相关法律及技术规范

本文所涉及的临床药物试验均符合以下法律基础：《中华人民共和国药品管理法》《中华人民共和国药品管理法实施条例》《药品注册管理办法》《药物临床试验质量管理规范》《药物临床试验机构资格认定办法》《药品注册现场核查管理规定》《药物临床试验伦理审查工作指导原则》。

由于抗生殖系统肿瘤药物的特殊性（主要为其生殖毒性），除上述法律法规外，我国法律虽未对其额外规定，制定临床药物试验时应充分考虑当地法律、民情及风俗。

参考国外的行业规范,FDA 于 2017 年 9 月 28 日发布了关于抗肿瘤药物生殖毒性试验和说明书技术指南。FDA 发布该技术指南的目的是帮助进行抗肿瘤药物生殖毒性评估[主要是胚胎-胎仔发育(embryos-fetus development,EFD)],以及试验后的避孕时间,使对胚胎/胎儿发育的潜在风险最小化。该技术指南讨论了以下 4 个方面:①各类药物的 EFD毒性评价,以及何时不需要进行这些试验。②针对特定人群药物的 EFD 毒性评价。③使用非临床信息(如遗传毒性和一般毒性试验的结果),评估进行专门的 EFD 试验的必要性。④关于 EFD 试验和人体发育不良结果潜在风险(说明书中妊娠部分)的建议,以及关于患者避孕以最小化胚胎/胎儿(说明书中男女生殖潜力部分)发育风险的建议。

值得注意的是,该技术指南所涉及的药物是指小分子、治疗性蛋白、抗体和相关制品如偶联产品,不阐述生物类似药、可互换药物、放射性药物、细胞和基因治疗产品、癌症疫苗的风险。术语"致畸性"是指对正常胚胎-胎仔发育的干扰从而可能导致畸形和死亡的事件。然而,某些类型药物(例如肿瘤免疫)的胚胎-胎仔致死性可能不是由于药物对胎仔的直接作用所致,而是由于免疫排斥,并不具有明显的致畸性。因此,该技术指南中的胚胎-胎仔致死性包括所有原因引起的死亡,不管是否存在畸形。

该技术指南不涉及暴露量或剂量的安全范围。很多抗肿瘤药物特别是本技术指南所涉及的小分子药物,未确定安全剂量范围(即在与人体推荐剂量相当或低于人体推荐剂量的暴露时,在动物中观察到胚胎-胎仔毒性)。胚胎-胎仔的发育风险是患者主要担忧的问题,也是进行 EFD 试验的原因,以便可能在药品说明书中包括关于避孕的合理建议。然而,本技术指南不涉及临床试验中胚胎-胎仔的潜在风险,因为相关的药物研发过程需要采取足够的避孕措施。虽然对于晚期肿瘤适应证的上市申请一般不需要生育力试验和围生期试验,本技术指南包含了在非晚期肿瘤适应证中讨论了以上两方面的一些内容。

ICH S9(抗肿瘤药物的非临床评价)推荐了抗肿瘤药物新药研究(investigational new drug,IND)申请和后续研发的非临床研究所需类型和时间安排。对于 S9 范围内的药物,在新药申请(NDA)上市或新生物制品申请上市时提交 EFD 试验结果。

有些情况可能不需要 EFD 毒性试验。例如,具有遗传毒性且一般毒性试验确定靶向于迅速分化细胞的药物(ICH S9),一般认为可引起致畸性或胚胎-胎仔死亡。在另外一些情况下,作为 EFD 试验的替代,可提供替代性的风险评估。

目前 ICH(药物生殖毒性和雄性生育力毒性检测)指导原则对抗肿瘤药物没有包括避孕的建议。由于抗肿瘤药物的毒性特点,有必要采用避孕措施来最小化发育中胚胎暴露风险。

一般情况下,当重点担忧胚胎-胎仔发育毒性时,生殖毒性试验应遵循 ICH S9 的建议。EFD 试验应该在两个动物种属中进行,一般为大鼠(或小鼠)和兔,除非在一个动物种属中具有致畸性或胚胎-胎仔死亡为阳性,这时可能不需要进行第二个种属试验。在一些情况下,非 GLP 初步试验明确地表明存在胚胎-胎仔死亡或致畸风险时,可能不需要确证性的 GLP 试验。

对于不同类型抗肿瘤药物的生殖毒性研究,其试验设计略有不同,以下将分类进行简述。

细胞毒性药物:具有遗传毒性且一般毒性试验确定靶向于迅速分化细胞的药物,一般认为具有致畸性或胚胎-胎仔致死性。这种情况下,EFD试验被认为是不必要的。在确定EFD试验必要性时,必须至少两种遗传毒性试验的结果为阳性才能作为该药物具有遗传毒性的判断。

生物制品:参照ICH S9,应在一种药理学相关动物种属中进行EFD试验。当药理学相关种属是非人灵长类时,应考虑所描述的增强性围生期毒性试验(ePPND),试验设计参考ICH S6。当对于该临床候选物没有药理学相关动物种属时,可考虑使用良好表征和生物相关的替代产品(如果有)。然而,一般不必仅为了EFD试验而单独制备替代产品。当EFD试验不必要时,应该完成替代评估。评估应包括以下信息或数据:文献评估;体外研究如透过胎盘屏障的能力,与胚胎-胎仔组织的交叉反应。

偶联药物:对于包含有生物制品部分和小分子部分的偶联药物,EFD试验的设计取决于多种因素,如生物制品部分对靶点的结合、小分子释放的可能、小分子的性质(例如作用机制和细胞毒性)、对毒性来源的认知(来源于生物制品部分还是小分子部分)。例如抗体偶联(ADC)药物,当小分子部分是细胞毒性药物(遗传毒性和靶向于迅速分化细胞)时,不需要进行EFD试验。当ADC药物需要进行EFD试验时,如果ADC药物的毒性来自于小分子,而抗体部分不与动物种属中的靶点结合,那么该EFD试验可以用小分子进行。当偶联药物生物制品部分与动物种属中的靶点结合时,通常推荐用偶联药物进行生殖毒性试验。

联合用药:当两种药物需要联合应用时(该两种药物对于达到拟定应用、适应证或疗效均必需),EFD试验时也联合应用。如果一种药物已经有EFD数据,且显示具有致畸性或胚胎-胎仔致死性时,不必要再进行额外的联合应用的EFD试验。

脂质体产品:通常脂质体制剂改变了活性药物成分(API)的药动学参数(如增加暴露量)。如果未包封药物以前进行了EFD试验,且可见致畸性和/或胚胎-胎仔致死性,那么可能不必再进行单独的脂质体制剂EFD试验。但是,当API未见致畸性或胚胎-胎仔致死性时,需要进行脂质体制剂EFD试验,因为脂质体制剂增加的暴露量和脂质体制剂中新的成分可能会影响胚胎-胎仔发育。

对于所有类型的抗肿瘤药物的生殖毒性研究,均需要进行以下三个方面的内容评估。

1. 生育力评价 ICH S9中的治疗晚期癌症患者的药物一般不必进行单独的生育力和早期胚胎毒性研究。一般毒性试验中对雌性生殖器官的评价,以及其他相关终点(例如性激素的改变),在评估药物对生育力潜在作用时应予考虑。从这些观察中所确定的生育力风险应描述在说明书的"致癌性、致突变性、生育力损伤"部分,并总结在说明书的"女性生殖潜在影响"的部分。

当适应证不是晚期肿瘤时,一般需要进行单独的生育力试验。基于总体数据分析,如果单独的生育力试验不会提供有用的信息,那么不必要进行单独的生育力试验。此外,如果一般毒性试验发现了对生育力的不良影响(例如卵泡丢失),通常不需要再进行单独的生育力试验。

2. 围生期毒性评价 ICH S9 中的治疗晚期癌症患者的药物可能不需进行围生期毒性试验。然而,当围生期试验被认为是必要时(基于适应证),应考虑这种试验是否能为患者或医师提供信息。如以下案例:

致畸性药物可能不需进行围生期毒性试验。这种药物预期会对生存和一般健康产生不利影响,包括后代的生长和发育,且这种风险应该在说明书的"妊娠"部分进行描述。

对于引起胚胎-胎仔死亡的药物,应考虑是否有足够数量的子代来评价对发育的影响。对于引起胚胎-胎仔死亡的药物,可能需考虑改良的围生期试验以增加活胎数,比如短时间窗内给药。试验计划的修改不应改变围生期试验的目的(例如,在出生后开始给药将只能提供产后生长的信息,因此,这样不是必需的)。

3. 特定人群风险评价

(1)仅用于绝经后妇女的药物:仅用于绝经后妇女的抗肿瘤药物不必进行生殖毒性试验。通常,"绝经"定义为无替代医学原因长期停经超过 12 个月,或根据其他因素定义,如血清卵泡刺激素(FSH)水平和双侧卵巢切除术。然而,这个定义及其对于拟定临床试验项目的适用性应该与 FDA 相关的临床审评部门讨论。

(2)儿科用药:ICH S9 中的晚期癌症用药,当适应证包括达到青春期患者时,需要进行 EFD 试验或 EFD 评价(如果合适)。这通常包括生殖潜力的评估,且包括青少年(12~18 岁)。当用药旨在治愈或大幅度提高生存期时,应考虑进行完整的生殖毒性组合试验(即生育力、EFD、围生期毒性试验),除非该药属于前面已经讨论过的可能不需要进行生殖毒性试验的情况。

(3)遗传毒性药物:遗传毒性药物可能直接影响胚胎/胎儿,或可能造成卵母细胞的 DNA 损伤。卵泡生长周期是 6~12 个月。在起始阶段(原始卵泡)暴露于遗传毒性药物将主要导致卵泡丢失。保留在卵泡中的损伤可能通过自然的卵泡闭锁过程而被进一步清除(清除率为 90%以上)。卵泡生长的生长期和成熟期(4~6 个月)对持续的 DNA 损伤是最敏感的,很可能导致胚胎-胎仔畸形。因此,遗传毒性药物停止治疗后推荐 6 个月的避孕期。对于较长半衰期(1 周或 1 周以上)的药物,推荐增加 5 个半衰期的避孕期。

二、方案设计应遵循的原则

(一)进行药物临床试验必须符合的总体原则

1. 有充分理由,即已有充分的科学依据进行临床药物试验,经权衡利弊后确认有进行临床试验的必要性,并符合正当的道德原则。

2. 符合《赫尔辛基宣言》和《人体生物医学研究国际道德指南》规定的原则。

3. 有科学的、详细的并经伦理委员会批准的临床试验方案。

4. 临床试验均在有条件的医疗机构中进行,我国规定临床试验由国家卫生健康委员会审批、国家药品监督管理局认可的临床研究基地负责进行。

5. 药品临床试验均为有资格的现职临床医师、能履行申办方职责的机构或个人和符合要求的监查员参加。

6. 有受试者自愿签署的知情同意书,受试者的权益和个人隐私权均受到充分保护。

7. 临床试验中所有数据资料及其记录、处理和保存有可靠的质量控制和质量保证系统。

8. 试验用药的制造、处理、贮存均符合 GMP 规定,并与试验方案中的规定一致。

（二）试验设计原则

抗肿瘤药物的临床研究过程通常分为Ⅰ期、Ⅱ期和Ⅲ期临床试验。Ⅰ期临床试验主要目的是对药物的耐受性、药动学进行初步研究,为后期研究给药方案的设计提供数据支持;Ⅱ期临床试验主要是探索性的研究,如给药剂量探索、给药方案探索、抗肿瘤有效性探索等,同时也观察安全性;Ⅲ期临床试验则在Ⅱ期临床试验的基础上进一步确证肿瘤患者临床获益情况,为获得上市许可提供足够证据。由于Ⅲ期临床试验需要提供生存获益的疗效数据,试验周期较长,因此,可以采用探索的研发模式,按照预定的中期分析计划,依据不断积累的信息,对临床试验方案进行调整。应明确每项临床试验的主要目的,各期临床试验间应进行合理衔接和有效的推进,依据前期研究获得的信息来设计好下一期的临床试验。尽可能在早期淘汰无效或毒性太大的药物,选择有潜力的药物进行后期的更大规模的临床试验。

（三）对照组的选择

对临床上确实无法实施阳性对照或安慰剂对照的,可选择剂量对照或历史数据作为对照。选择历史数据作为对照应谨慎,需要严格按照系统评价(systematic review)的有关原则对文献资料进行合理分析和评价。但需注意,由于诊断技术水平、影像技术水平、支持护理技术水平以及对疾病的认识不断提高,历史资料中纳入的病例与当前试验组的病例可能存在较大的差异,导致结果存在明显偏倚,需要特别说明信息选择偏倚的控制。

第四节　受试者特征及选择

一、适应证

在临床上已经具备公认有效的标准治疗方法的情况下,肿瘤患者应当采用标准治疗方法作为一线治疗,标准治疗失败或复发的时候,患者才能参加试验药物的临床试验。因此,出于伦理的要求,通常新的抗肿瘤药物首先在对标准治疗无效或失败的患者中进行,在获得对三线或二线治疗的肯定疗效后,再逐步向一线治疗推进。对某些药物,根据其作用机制,预期与一线标准治疗联合可能获得协同效果,可能进行与一线标准治疗联合方案的临床试验,此时可选择初治患者进行。

因为抗肿瘤药物往往伴随着较大的毒性反应,为避免健康受试者遭受不必要的损害,同时为了真实反映药物在患者中的安全性和有效性,一般应当选择肿瘤患者进行首次人体研究。但对于一些非细胞毒性药物如激素类、酪氨酸激酶抑制剂等,如其毒性较轻,在充分考虑受试者安全的前提下,可考虑选择健康志愿者进行部分研究(但应避免在健康志愿者身上进行有生殖毒性的药物试验),如单次剂量爬坡试验、药动学研究,选择健康志愿者可以获得相对准确的药物体内代谢特征。出于伦理上的考虑,Ⅰ期临床试验不应该入选能够在常规药物治疗中获益和症状改善的肿瘤患者,而应选择标准治疗失败或没有标准治疗的晚期肿瘤患者。由于该类肿瘤患者身体状况通常较差,且在进入试验前往往接受了多种其他治疗,可能影响对药物相关反应的观察,因此,制订患者入选标准应非常谨慎。在Ⅰ期临床试验中通常选择不同瘤种进行试验,瘤种类型可参考临床前药效研究结果。由于动物实验结果不能完全预测人体试验结果,也可选择未知敏感性的瘤种进行试验。对于分子靶向药物,根据靶标筛选受试者对疗效的评价以及个体化治疗也是有帮助的。

二、入选标准

1. Ⅰ期临床试验的受试人群原则上应至少符合以下基本标准。

(1)经组织病理学和/或细胞学确诊的恶性肿瘤患者。

(2)经常规治疗无效的或缺乏有效治疗的恶性肿瘤患者,且纳入新药试验后可能的受益者。若需要对特定目标人群进行观察,则可有选择性地入组具有相应目标肿瘤的人群进行研究。

(3)无严重的造血功能异常(不适用于血液病患者),心、肺、肝、肾功能基本正常。

(4)体力状况评分(performance status,PS):ECOG 0~1 级或卡氏评分>70 分。

(5)应排除以往抗肿瘤治疗的持续效应。入组治疗时间应与以往治疗有足够的时间间隔,通常至少在 4 周以上,避免以往治疗的干扰。

(6)至少有 3 个月的预期寿命,可以对安全性、有效性资料进行随访。

(7)年龄一般 18~65 岁,不宜在儿童患者中进行首次人体研究(儿童高发的肿瘤疾病除外)。

(8)生育年龄的受试者应采取有效避孕措施。

(9)签署知情同意书。

对于实体肿瘤,根据 RECIST 1.1 标准,至少有一个可测量病灶,最大径长度需满足:CT 扫描≥10mm(CT 扫描层厚不大于 5mm);临床常规检查仪器 10mm(肿瘤病灶不能用测径仪器准确测量的应记录为不可测量),胸部 X 线≥20mm;恶性淋巴结:病理性增大且可测量,单个淋巴结 CT 扫描短径≥15mm(CT 扫描层厚不大于 5mm)。

2. Ⅱ期临床试验入选标准　Ⅱ期临床试验受试者的符合条件一般与Ⅰ期基本相同,但每个受试者应至少有一个可测量的肿瘤病灶或者其他可靠的客观疗效评价指标,以定量分析药物的抗肿瘤疗效。

3. Ⅲ期临床试验入选标准 Ⅲ期临床试验应选择在Ⅱ期临床试验观察到有一定疗效的肿瘤类型,同样应符合入选Ⅱ期临床试验的基本条件。

三、排除标准

1. 单纯纵隔和/或锁骨上淋巴结转移的患者。

2. 骨转移患者。

3. 新辅助化疗或者术后辅助化疗末次给药结束<6个月出现复发转移的患者。

4. 入组前6个月内接受过EGFR单克隆抗体或小分子酪氨酸激酶抑制剂(TKI)治疗的患者。

5. 4周内接受过大手术或计划接受手术或放射治疗者。

6. 在知情同意前1个月内参加过其他干预性临床试验的患者。

7. 影响认知能力的神经或精神异常,包括脑转移。

8. 既往有明确的外周神经病变且有相关症状者。

9. 存在活动性的临床感染(>2级,NCI-CTCAE第4.03版)、活动性结核,以及已知的或自诉的HIV感染或活动性的乙型肝炎或丙型肝炎。

10. 合并严重的呼吸系统疾病、血液系统疾病、顽固性痢疾或肠痉挛、肠梗阻,或控制不良的糖尿病。

11. 合并未得到控制的中度以上高血压[SBP>21.3kPa(160mmHg)或DBP>13.3kPa(100mmHg)]、NYHA Ⅲ级以上充血性心力衰竭、不稳定型心绞痛或控制不佳的心律失常,入组前6个月内曾发生心肌梗死等循环系统疾病的患者。

12. 有药物过敏史,特别是既往对研究药物及同类药物有过敏反应者。

13. 妊娠、哺乳期女性,以及拒绝在治疗期避孕的育龄女性。

14. 合并研究疾病以外的其他原发性恶性肿瘤史。

四、退出标准

临床试验中患者若遇到以下情况时,应考虑退出试验:①有证据表明疾病进展;②出现不可接受的不良反应;③患者要求退出;④研究者判断。

五、脱落病例

脱落病例指的是填写了知情同意书并筛选合格进入临床试验但没有完成临床试验全程观察的病例。脱落的原因很多,可能因为不良事件、患者失访、缺乏疗效、患者主动撤回知情同意书等。

当患者脱落后,研究者应尽可能与患者取得联系,完成所能完成的评估项目,并填写试验结论表,尽可能记录最后一次用药时间。对因不良反应而脱落者,经随访最后判断与试验药物有关者,应记录在 CRF 中,并通知申办方。

第五节　试验设计

如前文所述,药物临床试验分为Ⅰ、Ⅱ、Ⅲ、Ⅳ期。抗肿瘤药物因其特殊性,因此,在实施过程中,对于受试者的选择,相关指标如剂量限制性毒性(dose limited toxicity,DLT)和最大耐受剂量(maximal tolerated dose,MTD)等的探索,以及受试者不良反应出现的处理,均与其他类型药物存在一定差异。

重视肿瘤患者的生活质量是近年来一个重要的发展趋向。随着医学科学的进步,许多女性生殖系统肿瘤患者得到了治愈,但她们的卵巢功能由于必需的化疗而可能遭到严重损害,从而丧失生育能力和女性内分泌功能,严重影响其生活质量。其主要的临床表现有月经不规律、不育、早绝经或合并出现潮热、盗汗、骨质疏松及泌尿、心血管等症状。卵巢早衰是恶性肿瘤患者一个主要的远期并发症。因此,在这些人群的研究中,除治疗疾病外,如何保护卵巢功能,降低化疗所致的卵巢功能损害亦尤为重要。就上述问题,试验设计中可考虑结合 FDA 于 2017 年发布的关于抗肿瘤药物生殖毒性试验和说明书技术指南(本章第三节已详细阐述,此处不再赘述)。

抗肿瘤药物的Ⅰ期临床试验主要目的是对药物的耐受性、药动学进行初步研究,为后期研究给药方案的设计提供数据支持。

Ⅱ期临床试验主要是探索性的研究,如给药剂量探索、给药方案探索、抗肿瘤有效性探索等,同时也观察对女性生殖系统的损害。

Ⅲ期临床试验则在Ⅱ期临床试验的基础上进一步确证肿瘤患者临床获益情况,为获得上市许可提供足够证据。

一、探索性研究试验设计

(一) Ⅰ期临床试验

1. 研究目的　Ⅰ期临床试验是在大量的实验室研究、试管实验与动物实验基础上,将新疗法开始用于人类的试验。目的在于了解剂量反应与毒性,进行初步的安全性评价,观测人体对新药的耐受程度和药动学,为制订给药方案提供依据。

主要目的是探索不同给药方案下的 MTD、DLT,确定Ⅱ期临床试验推荐的给药方案。同时了解新药人体药动学特征,获取初步药动学参数,并观察初步疗效,进行可能的药动学/药效学(PK/PD)分析。

2. 受试者的选择　抗肿瘤药物除需要满足一般 GCP 规定的受试者入选标准外,同时由于细胞毒性抗肿瘤药物具有较大毒性,为避免健康受试者遭受不必要的损害,初次进入人体的Ⅰ期研究一般应选择肿瘤患者进行(满足前述入选标准)。

受试者入选标准一般为:①年龄在18~45岁(因为她们不太可能突然发生与给药无关的疾病,而试验中发生不良反应的原因也易于判断),临床药动学研究中受试者应排除怀孕、月经期;②体重指数在19~25kg/m²;③健康体检项目正常(经过体格检查,无严重的心、肝、肾、造血功能障碍者);④3个月内未使用对肝、肾功有影响的药物;⑤自愿参加本试验,并签署知情同意书。

受试者的排除标准:①健康检查不符合受试者标准;②经常用药、嗜烟酒,3个月内参加过其他临床试验;③3个月内用过已知对某脏器有损害的药物或目前正在使用药物者;④有药物过敏史;⑤试验前患过其他恶性肿瘤;⑥有胃肠或肝、肾病史或现有上述疾病;⑦有其他影响吸收、分布、代谢和排泄等因素。

3. 耐受性试验 包括首次人体试验、耐受性与安全性、初步治疗窗探索。耐受性试验设计包括:剂量设计、起始剂量、最大剂量、剂量分组、受试者筛选、观察指标及结果判定。试验剂量设计:试验剂量包括单剂量(单次给药组)和多剂量(多次给药组或连续给药组)两种,主要是为了评估药物的初始安全性和耐受性。Ⅰ期临床试验应当先进行单剂量试验,再进行多剂量试验。Ⅰ期临床试验的剂量确定应当慎重,以保护受试者安全为原则。剂量设计时不仅要考虑初始剂量和最大剂量,还要考虑剂量梯度和终止指标(除一般终止指标外,还应酌情设定卵巢功能损伤的相应指标)等问题。

通常抗肿瘤药物的疗效和安全性与给药方案密切相关,不同的给药方案(如给药间隔和给药剂量等)可能产生不同的剂量限制性毒性(DLT)和最大耐受剂量(MTD)。对于细胞毒性药物而言,在毒性可以耐受的前提下应尽量提高给药的剂量达到最佳疗效,因此,临床研究早期宜尽可能对不同的给药方案进行探索,找出能够获得最大疗效且耐受性可以接受的给药方案。对新型的分子靶向治疗药物而言,其给药方案的探索可能不同于传统的细胞毒性药物的方法。由于肿瘤单药治疗容易产生耐药性,因此,抗肿瘤药物多采用联合治疗,通过毒性不完全重叠的化合物联合应用或者产生耐药性的机制不完全重叠的化合物联合应用,可以达到在可接受的毒性水平增加抗肿瘤活性的目的。新的作用机制和作用靶点药物的研发也提供了联合用药的理论基础,比如细胞毒性药物和非细胞毒性药物的联合治疗。有些靶向治疗药物单药疗效很低,但联合治疗可明显增强疗效,因此,在早期临床研究,甚至临床前研究中考虑联合用药方案的探索也是必要的,尤其是在药物早期研究中未能显示出充足的单药活性时,应考虑是否可以进行此方面的研究。

给药方案是决定药物疗效和安全性的关键性因素之一,Ⅰ期临床试验中应探索适宜的给药方案,探索不同给药方案下的人体耐受性。

(1)起始剂量:多数抗肿瘤药物的治疗指数很小,较高的起始剂量可能导致患者出现严重毒性,甚至患者死亡,从而使得原本具有潜力的有效药物不能得以继续研发。另一方面,如选择过低的起始剂量,有可能使得试验周期延长,不利于研发进程,而且从伦理学角度考虑,不应使过多患者暴露在无效剂量下。因此,起始剂量的选择应当综合非临床药效、毒理和药动学/毒代动力学的研究结果综合考虑。

1)对于细胞毒性药物,Ⅰ期临床试验的单次给药起始剂量计算原则上相当于非临床试验中啮齿类动物 MTD 剂量的 1/10,或非啮齿类动物 MTD 剂量的 1/6,单位用 mg/m² 表示,同时还需考察 MTD 剂量在不同种属动物的毒性反应及可逆性,一般应选择最具相关性的动物的 MTD 估算所得剂量,在未知动物相关性的情况下,宜选择最敏感动物 MTD 进行计算。具体可参考《细胞毒类抗肿瘤药物非临床评价的技术指导原则》。

对于一些非细胞毒性抗肿瘤药,由于其毒性相对较小,Ⅰ期临床试验的单次给药起始剂量计算可采用非临床试验中非啮齿类动物 NOAEL(no-observed-adverse-effect level,最大无毒性反应剂量)的 1/5,或者更高。选择健康受试者时应参考《健康成年志愿者首次临床试验药物最大推荐起始剂量的估算指导原则》计算起始剂量。

2)多次给药起始剂量主要依据单次给药试验结果确定,同时应综合考虑临床前重复给药毒理研究结果。

若为国外已进行临床试验的新化合物,已有可靠的可借鉴临床试验资料,参照国外临床研究数据设计国内临床试验的起始剂量也是可以接受的。此时应当考虑不同人种间的差异可能带来的影响。

3)在进行联合用药探索性研究时,联合方案中的药物起始剂量确定需要考虑两者之间的相互作用可能导致毒性加倍甚至增加更多。如果一种新的联合疗法的抗肿瘤活性的程度依赖于理论推测,根据单个成分的毒性,通常有可能预测出联合疗法的毒性。如果能够排除相关的药动学相互作用,并且剂量-反应/毒性特性未知时,可以按照每种化合物单药治疗推荐剂量的 1/2 开始剂量探索研究。也可以按照其中的一种化合物的推荐剂量的全量而将其他化合物的剂量减量(50%或者更低)来开始研究。另外,给药的顺序也可能非常重要,联用的药物间给药顺序、给药间隔等都可能会影响药物的疗效和安全性,这些也必须在设计时给予充分考虑。

目前尚无可行的方法来筛选联合用药中每种成分之间的剂量比例以优化效益-风险比。因此,在剂量设计方面优先考虑在单药治疗时活性最高的化合物,也是可以接受的。

(2)剂量递增:剂量递增方案的确定要考虑药物临床前研究的暴露量-效应/毒性曲线关系和个体差异确定。通常采用改良的 Fibonacci 方法设计剂量爬坡方案,即在初始剂量后,依次按 100%、67%、50%、40%、30%～35%……递增。为尽量减少患者暴露于过低的无效剂量或高的毒性剂量,建议根据药物特点调整剂量递增的幅度。可以采用其他剂量递增方案设计方法,但研究方案中应阐明选择剂量递增方案的方法学和合理性,还应详细说明最大耐受剂量和剂量限制性毒性的具体定义。为避免更多受试者使用无效药物,在每一剂量水平应选用尽量少的可达到评价要求的患者,一般至少有 3 名或 3 名以上可评价的受试者。若出现明显毒性,应考虑增加受试者例数。如某一剂量组有 1 例出现 DLT,则该剂量水平应继续增加 3 例受试者,如不再出现,可进入下一剂量组,如仍出现,则停止剂量爬坡。只有当特定剂量水平获得足够评价资料后方可进入下一个剂量水平。

每个剂量组不应同时入组 2 名或 2 名以上受试者,每例受试者应在确定前一例受试者未出现严重不良反应,并且进行了足够长的观察时间之后方可入组。原则上,不能在同一患者进行剂量递增试验。若观察到很小的毒性反应,或偶尔的不明显毒性,可在同一患者递增一个剂量,以减少患者接受无活性药物剂量的机会,但应有临床前毒理学试验结果提示试验药物无蓄积性。试验药物的毒性反应可能延迟发生,所以需要观察足够长的时间,通常剂量递增试验的观察时间应当到用药后 3～5 周。如果受试者毒性是可以接受的,受试者可以在毒性恢复之后再次用药,并且在同一剂量水平最好至少接受 2 个周期,以利于疗效的观察和评价。对于细胞毒性药物,剂量逐渐递增到 MTD 就可停止爬坡。有些非细胞毒性药物的毒性很小,可能在较高剂量下也不能观察到明显的 MTD。但即使药物作用的活性靶点已经饱和,或在没有显著毒性的时候就观察到了明显疗效,也仍然建议研究更高的剂量,以便更好地明确化合物的安全性特点。如果剂量递增到可观察到疗效的剂量后,继续增加剂量并没有看到疗效的增加,而毒性明显增加,则应选择较低的剂量进行下一步的研究。

(3)给药间隔:多次给药耐受性试验的给药间隔可参考临床前试验的推荐剂量间隔或肿瘤与正常组织的药物毒性比率,并结合人体单次给药的耐受性、药动学研究结果进行设计或调整。参考同类别药物获得的经验有助于选择给药间隔。在没有可参考临床资料时,细胞毒性药物可按照该类药物临床常规用法探索多种不同的给药方案,一般包括单剂量、每周 1 次、每日给药等给药方法,通过观察单次给药的毒性恢复时间来确定重复给药的间隔时间,每 2～4 周为一重复周期是较为常用的给药间隔。一些非细胞毒性药物(如酪氨酸激酶抑制剂)还应考虑其达到靶部位抑制的稳态浓度,多采用连续给药的方式。

(4)毒性反应观察和评价:不良反应性质和严重程度的评价标准遵照当时国际上通用的药物毒性反应标准[美国国立癌症研究所(National Cancer Institute,NCI)的常见毒性反应标准(Common Toxicity Criteria,CTC)]进行。尤其注意根据临床前研究结果以及在同类药物中观察到的不良反应来增加特别项目检查。也要特别注意临床前研究中未出现的毒性。给药部位的局部毒性要作特别记录,根据 CTC 标准对不良事件/反应进行分级,判断不良事件与试验药物的相关性,毒性的可逆程度,与剂量、疗程的关系。不良事件的评价不仅包括试验用药,还应包括毒性影响因素的评价,如器官功能失调、联合用药等。这些影响因素还要在Ⅱ/Ⅲ期临床试验中进一步说明。如果试验过程中发生死亡病例,应提供详细的个案报告。要特别明确死亡原因及其与研究用药的关系,如有可能需进行尸检并提供报告。

4. 药动学　目的是了解新药在人体内的吸收、分布、代谢与排泄的规律,为制订合理的给药方案提供依据。选择推荐临床治疗用的剂量,确定用药后 12～72 小时内的血药浓度。流程为受试者筛选(一般选择 8～12 例 18～40 岁的健康志愿者,同一批试验受试者的年龄不宜相差 10 岁,体重为标准体重±10%,根据药物的药理学特点制订入排标准),入住Ⅰ期病房,服用试验用药及观察,血液样品采集,血液样品测定,数据统计分析。

影像学技术有助于研究药物在肿瘤组织靶部位的分布,必要时也可考虑采用现代影像学技术进行人体药物分布研究。因为药物可能用于不同疾病状态或不同年龄的人群,因此,可能需进行其他的特殊药动学研究,如肝肾功能不全患者、老年或儿童患者的药动学研究。同时要考虑进行影响药物吸收、代谢、分布和排泄的因素研究,如食物、合并用药、不同人种、不同性别的药动学研究。以上研究可根据临床研究的需要选择在临床研究不同阶段进行。药动学研究可单独进行,也可与耐受性试验合并进行。但进行人体药动学研究需征得受试者知情同意。

5. 药效学　受试者例数确定及筛选,根据国家药品监督管理局指导原则和药物的性质确定受试者例数及入选、排除标准,通常为18~24例,根据其差异统计增加受试例数,采取自身交叉对照试验的方法,以对Ⅱ期临床试验起到指导作用,包括安全性、有效性及给药方案的制订。

由于抗肿瘤药物一般选择患者进行Ⅰ期临床试验,因此,可初步观察受试者用药的肿瘤反应情况,为后期有效性研究提供参考。疗效的评价应遵照当时国际上通用的实体瘤疗效评价标准(RECIST标准)。在征得受试者同意的情况下,提倡获取其体液、血液/血清、组织进行相关的肿瘤标志物检测和合理预测其可能的疗效,如分子靶向抗肿瘤药物可通过测定特定肿瘤标志物来初步预测其药理活性。若研究者判断受试者能够耐受且有可能继续获益的情况下也可以考虑持续用药多个疗程,有助于评价初步疗效。由于Ⅰ期临床试验纳入受试者数量少,尚不足以确定其可能的疗效如缓解率,因此,Ⅰ期临床试验的疗效评价要特别谨慎。

6. 样本量确定　Ⅰ期临床试验最低病例数(试验组)为20~30例。

(二)Ⅱ期临床试验

1. 研究目的　通过Ⅰ期临床试验,在受试者身上得到了为达到合理的血药浓度所需要的药物剂量信息,即药动学数据。在Ⅱ期临床试验,参照Ⅰ期临床试验的实际情况制订药物的剂量研究方案,要根据试验目的选择恰当的观测指标,包括诊断指标、疗效指标、安全指标。选择指标时,应注意其客观性、可靠性、灵敏度、特异性、相关性和可操作性。进一步考察药物是否具有抗肿瘤作用,了解药物的抗肿瘤谱,同时应更为详细地进行药物不良反应的观察,除了常见不良反应之外,还应注意观察药物少见的毒性、药物的蓄积性和重复给药毒性,并提出预防和处理毒性的方法。同时需要进一步阐明给药方案与安全有效性的关系。

2. 试验方法　由于Ⅱ期临床试验是探索性研究,而非确证性研究。因此,可以采用多阶段设计、自适应设计等较为灵活的设计方法。因此,在探索单药治疗效果时,可采用单臂设计(single-arm design)或剂量对照。但在有常规标准有效治疗方法时,应尽量采用随机对照设计,以平行对照为主。通常应该与常规标准有效治疗方法作为对照进行比较,目的是尽量在临床试验的早期阶段就能检验出药物相对于已有治疗在疗效上是否具有优势,提高判断是否进入下一阶段研究的把握度。

根据《药品注册管理办法》关于Ⅱ期临床试验病例数的规定,试验组应完成合格病例数不少于100例,试验组与对照组为1:1比例。因此,应选择不少于200例符合上述入选标准和排除标准的患者,尽可能采取随机、双盲、平行对照的研究方法,分为试验组或对照组,以观察试验药物的疗效;或分别给予不同剂量的试验药物(至少应有3个不同的剂量组),从而确定在确证性临床试验的治疗剂量。

药物的治疗周期根据研究所选择的终点疗效指标及药物的半衰期而确定。在进入随机之前都有一个导入期,若原已用过抗肿瘤药则尚需有一个洗脱期,该期长短视原用药物的半衰期长短而定,应历时5个半衰期。

3. 研究对象　Ⅱ期临床试验的受试者的入选条件与Ⅰ期基本相同,或根据Ⅰ期研究结果进行适当调整,但对于实体肿瘤患者,每个受试者应至少有一个按RECIST标准可测量的肿瘤病灶,以定量分析药物的抗肿瘤疗效。对于妊娠滋养细胞肿瘤,可根据临床、放射学和/或实验室检查等作出相对肯定的诊断。

4. 给药方案　Ⅱ期临床试验应在Ⅰ期临床试验的基础上进一步探索和优化给药方案,可考虑同时采用两个或多个剂量组,对给药方案进行细化和调整,包括给药剂量、给药间隔、速度、疗程、合理的剂量调整,以及联合放化疗方案等。应根据临床药理学资料充分考虑可能影响疗效和安全性的所有因素,不能同时给予可能影响药物疗效的其他治疗,也尽量避免给予可能与试验药物存在相互作用的其他药物。Ⅱ期临床试验中给药方案研究充分与否将影响到Ⅲ期临床试验给药方案的选择,否则Ⅲ期临床试验的方案可能不是最佳的给药方案,增加Ⅲ期临床试验失败的风险。

5. 样本量确定　我国现行法规规定,Ⅱ期临床试验试验组和对照组的例数都不得低于100例。

6. 试验总结　Ⅱ期临床试验结果评价应包括以下内容:所考察的每个瘤种的客观缓解率。根据客观缓解率判断药物是否具有抗肿瘤活性,决定药物是否值得进一步研究或应淘汰。根据每个肿瘤的客观缓解率,选出对药物最敏感和/或中等敏感的瘤种,作为推荐Ⅲ期临床试验的适应证。如同时观察了生存期、生活质量和临床症状等方面的疗效评价指标,也应尽可能一并进行总结。但Ⅱ期临床试验的主要目的是初步考察药物的生物活性,因此,并非必须获得生存方面的数据才可进入Ⅲ期临床试验,建议根据药物特点综合考虑。生存方面的观察可与Ⅲ期临床试验同时进行。优选出最合理的给药方案,包括给药剂量、给药间隔和疗程,以及联合放化疗的方法等,作为推荐Ⅲ期临床试验的给药方案。总结药物的毒性反应类型、发生率、严重程度、发生时间及持续时间、是否可逆、与剂量和疗程的关系、临床后果,以及处理方法等,提出根据毒性反应进行剂量调整的原则,作为Ⅲ期临床试验中需关注的重点。

二、确证性研究试验设计

(一) Ⅲ期临床试验

1. 研究目的　Ⅲ期临床试验是在Ⅰ、Ⅱ期临床试验的基础上,将试验药物用于更大范围的患者志愿者身上,进行扩大的多中心随机对照临床试验,目的是进一步验证和评价试验药物的有效性和安全性,是治疗作用的确证阶段,也是为药品注册申请获得批准提供依据的关键阶段。

2. 试验方法 采取随机、双盲、多中心、阳性药平行对照、优效性临床试验。对试验药物和对照药物(在抗肿瘤药物临床试验中对照组受试者不给予抗肿瘤药物治疗通常认为是不合伦理的。在已有常规标准有效治疗方法时,应选择临床上标准治疗方案为对照。此时可采用优效性设计或者非劣效性设计。在缺乏有效治疗方案的情况下,采用最佳支持治疗或安慰剂作为对照是可接受的;联合用药研究可采用已知有效药物联合与不联合新药进行对比;也可以在某一有效联合化疗方案中,以新药取代一已知的药物并与原联合化疗方案进行对比,旨在证实新药在联合化疗方案中的作用)的有关参数进行比较。试验结果应当具有可重复性。可以说,该阶段是临床研究项目的最繁忙和任务最集中的部分。除了对成年患者研究外,还要特别研究药物对老年、儿童患者的安全性影响。药物的治疗研究周期仍根据所选择的终点疗效指标及药物的半衰期而确定。阳性对照药应选择同一类疗效确定及不良反应少且已经上市的药物。

3. 研究对象 Ⅲ期临床试验应选择在Ⅱ期临床试验观察到的有一定疗效的肿瘤类型,同样应符合入选Ⅱ期临床试验的基本条件。筛选出的每个瘤种都需要进行大样本、随机、对照试验来确证其疗效和安全性。每个瘤种样本量应依据两组主要疗效指标的预期差异,依据统计学原理估算得到。样本含量的估计应根据主要疗效指标来确定。如果主要疗效指标是时间-事件变量,则需要根据相应的生存分析(survival analysis)方法估计样本含量。同时应适当扩大特殊受试人群,进一步考察不同对象所需剂量及其依从性。

4. 样本量确定 我国现行法规规定,Ⅲ期临床试验试验组例数不低于 300 例,对照组与治疗组的比例不低于 1∶3,具体例数应符合统计学要求。

5. 试验总结 早期临床试验(Ⅰ/Ⅱ期)主要是评价安全性及确定药物的生物活性,如肿瘤的客观缓解,Ⅲ期临床试验则主要评价药物是否提供临床受益。因此,支持药物批准上市的疗效终点指标通常应当是显示临床受益的证据,如总生存的延长,或者已经建立的可以预测临床受益的替代终点。

(二)Ⅳ期临床试验

1. 研究目的 Ⅳ期临床试验是在抗肿瘤药物上市后的实际应用过程中加强监测,在更广泛、更长期的实际应用中继续考察疗效及不良反应,评价在普通或者特殊人群中使用的利益与风险关系,以及改进给药剂量等。应注意对不良反应、禁忌、长期疗效和使用时的注意事项进行考察,以便及时发现可能有的远期不良反应,并对其远期疗效加以评估。此外,还应进一步考察对患者的经济与生活质量的影响。

2. 研究对象 Ⅳ期临床试验病例的选择可参考Ⅱ、Ⅲ期临床试验的设计要求,同时应注重对特殊人群(如老年人、儿童、肝肾功能不全者)的应用研究,因为不同人群及不同的瘤种对同一药物可能存在不同的反应性。

3. 样本量确定 根据我国《药品注册管理办法》,Ⅳ期临床试验应在多家医院进行,观察例数不少于 2 000 例。

第六节 疗效评价

一、治疗应答

治疗应答是显示药物在同时缓解女性生殖系统肿瘤主要症状,提高五年生存率和/或临床缓解率,减少生殖系统毒性等方面的药效和安全性。应对适应证中包括的各类肿瘤进行研究。女性生殖系统肿瘤均为实体肿瘤,如宫颈癌、卵巢癌、子宫内膜癌等,其应答标准可采取实体肿瘤治疗应答标准,但是对于滋养细胞肿瘤,其在疗效指标的选择上需充分参考非实体肿瘤,因此,需采取对应的疗效评价方案,此阶段目的是在各类女性生殖系统肿瘤病例研究中确定抗肿瘤药物的药效和安全性。应特别注意一些高危人群。应对每一群体单独分析,在分析时应考虑到药物在药动学(例如肝肾功能不全患者的药物吸收、分布、代谢、排泄)、药效反应方面可能存在的差别。

抗肿瘤药物的疗效评价标准:目前公认肿瘤大小的变化和患者生存期为肿瘤客观疗效的指标,但由于新抗肿瘤药物的Ⅱ期临床试验周期较短,其受试对象为晚期肿瘤患者,生存期受到限制,所以一般略去生存期,而仅以用药后肿瘤的大小变化来判断抗肿瘤药的疗效。

(一) 宫颈癌、卵巢癌、子宫内膜癌

肿瘤客观疗效判定标准(WHO,1979)①完全缓解(CR):所见肿瘤病变完全消失并至少维持4周以上;②部分缓解(PR):肿瘤病灶的最大径及最大垂直径的乘积减少50%以上,并维持4周以上,无新的病变出现;③无变化(NC):肿瘤病灶的两径乘积缩小50%以下或增大25%以上,无新的病变出现;④恶化(PD):肿瘤病灶的两径乘积增大25%以上或出现新病灶。

(二) 妊娠滋养细胞肿瘤

女性生殖系统肿瘤的药物试验中,需注意妊娠滋养细胞肿瘤的疗效评价与一般实体肿瘤不尽相同。

对于妊娠滋养细胞肿瘤的疗效评价,分为CR、非CR和PD三种。CR为所有病变均消失,且肿瘤标志物滴度转为正常;非CR为持续存在一个或一个以上病变,或各种肿瘤标志物滴度持续上升;PD为有一个或一个以上的新病变出现。

同时HCG这一特异性肿瘤标志物可作为复合终点的一个指标。因此,HCG可用于确定预后因素、患者选择,以及在试验设计中需要考虑的分层因素。提倡保留肿瘤部分组织、体液或血清样本等以进行相关标志物的研究检查。其具体指标分层可参考妊娠滋养细胞肿瘤的治疗指南。

(三) 生殖细胞肿瘤

卵巢生殖细胞肿瘤(malignant ovarian germ cell tumors, MOGCTs)包括无性细胞瘤、卵黄囊瘤、畸胎瘤、胚胎癌、绒毛膜癌及混合型恶性生殖细胞肿瘤等。MOGCTs虽仅占所有

卵巢恶性肿瘤的 5%,但因其多发生于年轻且有生育要求的年轻女性,所以其治疗目标、术式的选择、化疗方案及预后等方面均不同于上皮性卵巢癌,因此,生殖细胞肿瘤在疗效评价上亦有不同,需酌情加入生育评价及生殖毒性评估。

二、疗效终点

疗效终点是用于支持药物批准的临床试验终点,通常应当是反映临床获益的指标。在肿瘤领域,生存期改善被认为是评估某种药物临床获益的合理标准。在 20 世纪 70 年代,通常以影像检查或体检等肿瘤评估方法测得的客观缓解率(objective response rate, ORR)为依据批准抗肿瘤药物上市。在随后的数十年里,药品监督管理局逐渐认识到抗肿瘤药物的审批应该基于更直接的临床获益证据,如生存期改善,患者生活质量提高,体力状况或肿瘤相关症状减轻等。

目前应用较为广泛的抗肿瘤药物临床试验主要疗效指标包括总生存期(overall survival,OS),基于肿瘤测量的终点,如无病生存期(disease-free survival,DFS)、ORR、完全缓解(complete response,CR)、疾病进展时间(time to progression,TTP)、无进展生存期(progression-free survival,PFS)等。而次要疗效指标主要包括基于症状评估的临床试验终点及肿瘤标志物等。

(一)主要疗效指标

1. 总生存期　从随机化开始到因各种原因导致患者死亡之间的时间,且是按意向治疗人群(ITT)计算。这个终点精确可测,并有死亡日期提供依据。在终点评估时不会出现偏倚。总生存期是迄今为止评价抗肿瘤药物最可靠的主要疗效指标,当研究能充分评价总生存期时,它通常是首选终点。总生存期应在随机对照研究中评价。但对于这类时间依赖性终点(例如 OS、PFS)的历史研究中的数据极少可信。历史研究中对照组和目前治疗组间除使用药物治疗不同外,其他因素的差异还包括病例的选择、影像技术或支持治疗的改善,都将导致结果出现显著差别。随机化研究通过进行直接结果的比较,可将这些差别最小化。如果药物的毒性可以接受,总生存期显著的改善可视为有临床意义,通常能支持新药的上市批准。总生存期研究实施和分析中存在的困难包括大型试验随访期较长,以及随后的抗肿瘤治疗可能会混淆生存期的分析。

2. 无病生存期(DFS)　通常定义为患者从随机分组开始到出现肿瘤复发或由任何原因引起死亡之间的时间。该终点最常用于根治性手术或放疗后的辅助治疗的研究。尽管在大多数辅助治疗的情况下,总生存期仍然是一个传统的终点指标,但是当总生存期延长而使得选择生存期为临床试验终点不现实的时候,DFS 可以作为一个重要的终点指标。无疾病生存期可以是临床获益的替代终点或者可以为临床获益提供直接证据。这一决定取决于疗效大小、风险-效益关系以及疾病情况。

3. 疾病进展时间(TTP)　TTP 定义为从随机分组开始至出现肿瘤客观进展之间的时间;TTP 不包括死亡。

4. 无进展生存期(PFS) PFS 定义为从随机分组开始至出现肿瘤客观进展或死亡之间的时间。与 TTP 相比,PFS 是更常选用的替代终点。因为 PFS 包括死亡,更好地反映了受试药物的毒副作用,因此,与总生存期有更好的相关性。同时 PFS 反映了肿瘤的生长,又可以在证实生存期获益之前进行评价,不会受到后续治疗的混淆。对于预定的样本量,PFS 受到的影响可大于总生存期受到的影响。然而对于许多不同种类的恶性肿瘤来说,正式确认 PFS 作为总生存期的替代终点是比较困难的。通常没有足够的数据对总生存期和 PFS 的相关性进行评价。抗肿瘤药物临床试验规模通常较小,已有药物的生存获益通常比较小。在不同的抗肿瘤治疗试验中,用于支持审批的 PFS 终点所起的作用是不同的。无进展生存期的延长是否直接代表临床获益或仅是临床获益的替代终点,取决于这种新治疗方法的疗效大小,以及与现有治疗相比的风险-效益比。

5. 客观缓解率(ORR) 指肿瘤体积缩小达到预先规定值并能维持最低时限要求的患者比例。缓解期通常是指从开始出现疗效直至证实出现肿瘤进展的这段时间。一般定义客观缓解率为完全缓解率加上部分缓解率之和。客观缓解率是一种直接衡量药物抗肿瘤活性的指标,可以在单臂试验中进行评价。疾病稳定不应该是客观缓解率的组成部分。疾病稳定可以反映疾病的自然进程,而肿瘤缩小则是直接疗效。同样,疾病稳定可通过 TTP 或 PFS 分析进行更精确的评价。客观缓解率的评估包括缓解程度、缓解持续时间以及完全缓解率。

6. 治疗失败时间(TTF) 即从随机化开始到无论何种原因(包括疾病进展、治疗毒性和死亡)导致治疗终止之间的时间。但 TTF 不能将有效性与其他变量进行充分区分。因此,不建议将 TTF 作为支持药物批准的终点。

(二) 次要疗效指标

1. 基于症状评估 症状和体征的改善通常被认为是临床受益,如体重的增加、疼痛的减轻或止痛药用量减少等。主要可用于盲法、多数患者有症状、无有效治疗药物和较少作影像评估的试验的疗效评价指标。在非盲法试验中则容易受到主观因素的影响,导致结果偏倚。当以症状和体征的改善作为支持抗肿瘤药物审批的主要终点时,应当能够区分是肿瘤相关症状的改善还是药物毒性的减小或缺失。患者自评结果(patient reported outcome,PRO)是直接来自患者的关于其健康状况的报告,而非来自临床医师或其他任何人,可作为反映症状获益的恰当评价方法。但有一定局限性,研究者和受试患者的报告可能存在很大差别,问卷信息收集的时间点也会有影响,语言因素也会导致不能准确评估。生活质量评分(quality of life,QOL)也可以用来评估与健康相关的生活质量。但应当注意,以QOL 来衡量药物的结果可能只能说明某种药物相对其他药物来说毒性较小,但并非其有效性更好。设计适宜的详细的评估量表是准确评估药物作用的基础,不应仅仅提供“出现或未出现”这样的数据。用于抗肿瘤药物临床试验效果评价的量表必须经信度(reliability)和效度(validity)分析,且是学术界认可的。量表中各项目的评价应尽可能采用定量或等级来反映观察项目变化的程度,应尽可能避免采用“是或否”“出现或未出现”这样的二分类数据。

2. 肿瘤标志物 目前许多肿瘤标志物已经作为临床观察肿瘤反应和进展的监测指标,比如糖类抗原 125(CA_{125})用于卵巢癌的观察,前列腺特异抗原(PSA)用于前列腺癌的观察,血液和尿液中异常蛋白水平用于骨髓瘤缓解评价。但尚需要作进一步的研究证实现有测试方法的可靠性,并确定肿瘤标志物的改善是否能预测临床获益。因此,目前肿瘤标志物不能单独作为上市批准的依据,NMPA 可以接受肿瘤标志物作为复合终点的一个指标。例如在卵巢癌患者中,伴随 CA_{125} 上升的某些特定临床事件(如体力状况明显下降或肠梗阻)可反映患者病情进展。此外,肿瘤标志物还用于确定预后因素、患者选择,以及在试验设计中需要考虑的分层因素。提倡保留肿瘤部分组织、体液或血清样本等以进行相关标志物的研究检查。

三、治疗应答的评估

1. 评估时间点　治疗期间肿瘤重新评价的频率决定于治疗方案,并应与治疗的类型和日程安排相符。但是在治疗的受益效果不清楚的 Ⅱ 期临床试验中,每 6~8 周(时间设计在一个周期的结束点)进行随访是合理的,在特殊方案或情况下可调整时间间隔长度。方案应该具体指明哪些组织部位需要进行基线水平的评估(通常是那些最可能与所研究肿瘤类型的转移病变密切相关的组织部位)和评价重复的频率。正常情况下,靶病灶和非靶病灶在每次评估时都应进行评价,在一些可选择的情形下,某些非目标病灶评价频率可以小一些。例如,目标疾病的疗效评价确认为 CR 或怀疑有骨性病变进展时才需重复骨扫描。治疗结束后,重新评价肿瘤取决于是否把缓解率或者是到出现某一事件(进展/死亡)的时间作为临床试验终点。如为出现某一事件时间(如 TTP/DFS/PFS)则需要进行方案中规定的常规重复评价。特别是在随机比较试验中,预定的评价应该列在时间表内(如治疗中的 6~8 周,或治疗后的 3~4 个月),不应受到其他因素的影响,如治疗延迟、给药间隔和任何其他在疾病评价时间选择上可能导致治疗臂不均衡的事件等。

2. 评估内容

(1)在基线水平上,肿瘤病灶/淋巴结将按以下定义分为可测量和不可测量两种。

1)可测量病灶:肿瘤病灶至少有 1 条可以精确测量的径线(记录为最长径),其最小长度如下。

A. CT 扫描 10mm(CT 扫描层厚不大于 5mm)。

B. 临床常规检查仪器 10mm(肿瘤病灶不能用测径仪器准确测量的应记录为不可测量)。

C. 胸部 X 线 20mm。

D. 恶性淋巴结:病理学增大且可测量,单个淋巴结 CT 扫描短径须 ≥15mm(CT 扫描层厚推荐不超过 5mm)。基线和随访中,仅测量和随访短径。

2)不可测量病灶:所有其他病灶,包括小病灶(最长径<10mm 或者病理淋巴结短径 ≥10mm 且 <15mm)和无法测量的病灶。无法测量的病灶包括:腹水、胸膜或者心包积液、皮肤/肺的癌性淋巴管炎、影像学不能确诊和随诊的腹部包块,以及囊性病变。

3)关于病灶测量的特殊考虑:囊性病灶和先前接受过局部治疗的病灶需要特别注明。

(2)病灶测量:临床评价时,所有肿瘤测量都要以公制米制记录。所有关于肿瘤病灶大小的基线评定都应尽量在接近治疗开始前完成,且必须在治疗开始前的 28 天内(4 周)完成。

评价方法:对病灶基线评估和后续测量应采用同样的技术和方法。除了不能用影像学检查,而仅能用临床检查来评价的病灶之外,所有病灶必须使用影像学检查进行评价。

临床病灶:临床病灶只有位于浅表且测量时直径≥10mm 时才能认为是可测量病灶,如皮肤结节等。对于有皮肤病灶的患者,建议用含有标尺测量病灶大小的彩色照片作为存档。当病灶同时使用影像学和临床检查评价时,由于影像学更客观且研究结束时可重复审阅,应尽可能选用影像学评价。

常见的方法主要有如下几种。

1)胸部 X 线片:当肿瘤进展作为重要研究终点时,应优先使用胸部 CT,因为 CT 比 X 线更敏感,尤其对于新发病灶。胸部 X 线片检测仅当被测量病灶边界清晰且肺部通气良好时适用。

2)CT、MRI:CT 是目前用于疗效评价最好的可用且可重复的方法。实体肿瘤的疗效评价标准对可测量性的定义是建立在 CT 扫描层厚≤5mm 的基础上。如果 CT 层厚大于5mm,可测量病灶最小应为层厚的 2 倍。MRI 在部分情况下也可接受(如全身扫描)。

3)超声:超声不应作为一种测量方法用于测量病灶大小。超声检查因其操作依赖性,在测量结束后不具备可重复性,不能保证不同测量间技术和测量的同一性。如果在试验期间使用超声发现新病灶,应使用 CT 或者 MRI 进行确认。如果考虑到 CT 的放射线暴露,可以使用 MRI 代替。

4)内镜、腹腔镜检查:不建议使用这些技术用于肿瘤客观评价,但这种方法在取得活检标本时可以用于确认 CR,也可在研究终点为 CR 后复发或手术切除的试验中用于确认复发。

5)肿瘤标志物:肿瘤标志物不能单独用来评价肿瘤客观缓解。但如果标志物水平在基线时超过正常值上限,用于评价完全缓解时必须回到正常水平。因为肿瘤标志物因病而异,在将测量标准写入方案中时需考虑到这个因素。有关 CA_{125}(复发性卵巢癌)缓解的特定标准已经发表,且国际妇科癌症组织已制定了 CA_{125} 进展标准,即将被加入到卵巢癌一线治疗方案的肿瘤客观评价标准中。

6)细胞学/组织学技术:在方案规定的特定情况下,这些技术可用于鉴定 PR 和 CR(如生殖细胞肿瘤的病灶中常存在残留的良性肿瘤组织)。当渗出可能是某种疗法潜在的不良反应(如使用紫杉烷化合物或血管生成抑制剂的治疗),且可测量肿瘤符合缓解或疾病稳定标准时,在治疗过程中肿瘤相关的渗出出现或加重,可通过细胞学技术来确诊,以区分缓解(或疾病稳定)和疾病进展。

(3)肿瘤缓解评估

1)全部肿瘤和可测量病灶的评估:为评价客观缓解或未来可能的进展,有必要对所有肿瘤病灶肿瘤的总负荷进行基线评估,为后面的测量结果作参照。在以客观缓解作为主要治疗终点的临床方案中,只有在基线时具有可测量病灶的患者才能入选。可测量病灶定义为存在至少 1 处可测量的病灶。而对于那些以疾病进展(疾病进展时间或固定日期进展程度)为主要治疗终点的试验,方案入选标准中必须明确是仅限于有可测量病灶的患者,还是没有可测量病灶也可以入选。

2)靶病灶和非靶病灶的基线记录:基线评估时有超过1个以上可测量病灶时,应记录并测量所有病灶,总数不超过5个(每个器官不超过2个),作为靶病灶,代表所有累及器官(也就是说只有1个或2个累及器官的患者最多选择2个或4个靶病灶作为基线测量病灶)。靶病灶必须基于尺寸进行选择(最长直径),能代表所有累及器官,且测量必须具有良好的重复性。有时候当最大的病灶不能重复测量时可重新选择一个可重复测量的最大病灶。

淋巴结因其为正常组织且即使没有肿瘤转移仍可为影像察觉而需要特别关注。定义为可测量结节甚至是靶病灶的病理性淋巴结必须符合以下标准:CT测量短径≥15mm。基线只需要检测短径。放射学家通常借助结节的短径来判断该结节是否已有肿瘤转移。结节尺寸一般用影像检测的两维数据来表示(CT用轴平面,MRI则从轴面、矢状面或冠状面中选择一个平面)。取最小值即为短径。例如,一个20mm×30mm的腹部结节短径为20mm,可视为恶性的、可测量的结节。在这个例子中,20mm即是结节的测量值。直径≥10mm但<15mm的结节不应该视为靶病灶。而<10mm的结节则不属于病理结节范畴,不必予以记录和进一步观察。所有靶病灶的直径经过计算所求之和(包括非结节病灶的最长径和结节病灶的短径)将作为基线直径总和上报。如含有淋巴结直径,如上面提到的,只将短径计算在内。基线直径总和将作为疾病基线水平的参考数值。

其余所有的病灶包括病理性淋巴结可视为非靶病灶,无须进行测量,但应在基线评估时进行记录。如记录为"存在""缺失"或极少数情况下"明确进展"。广泛存在的靶病灶可与靶器官记录在一起(如大量扩增骨盆淋巴结或大规模肝转移)。

3. 访视计划表 临床试验启动后,监查员应制订监查访视计划,计划内容至少应包括:监查目的、监查方式、时间与内容安排等。

(1)根据临床研究单位的分布、试验的难度和进度计划,合理安排对每个临床研究单位的现场监查频率和每次监查的时间;对于试验周期短的尽量做到每周1次,试验周期长、观察疗程长的试验,每个月至少进行1次现场监查,同时安排电话监查。

(2)明确每次现场监查的目的,并据此对每次临床监查的内容进行计划。

(3)对于电话监查,主要是了解试验的进度、有无急需解决的问题等。

4. 随访评价 主要为病灶评估。

(1)完全缓解(CR):所有靶病灶消失,全部病理性淋巴结(包括靶结节和非靶结节)短径必须减少至<10mm。

(2)部分缓解(PR):靶病灶直径之和比基线水平减少至少30%。

(3)疾病进展(PD):以整个试验研究过程中所有测量的靶病灶直径之和的最小值为参照,直径和相对增加至少20%(如果基线测量值最小就以基线值为参照);除此之外,必须满足直径和的绝对值增加至少5mm(出现一个或多个新病灶也视为疾病进展)。

四、临床应答

1. 患者原始有明显临床症状,如肿瘤压迫、侵犯者,经过一段时间的治疗后,患者的临床症状是否有变化,如减轻、无改变或加重。

2. 患者原始无明显临床症状者,主要依靠相关影像学检查及血液标志物进行判断。

第七节　临床安全性评估

一、不良事件观察及分析评价

(一) 不良事件

不良事件(adverse event,AE)是指临床试验受试者接受一种药物后出现的不良医学事件。本试验从受试者接受试验药物治疗开始,至治疗结束后 1 个月内发生的任何不良医疗事件,无论与试验药物是否有因果关系,均判定为不良事件。

1. 不良事件的例子包括

(1) 慢性疾病恶化或不间断地出现原来的症状,包括症状出现的频率增加和/或强度增加。

(2) 在给予试验药物后检测或诊断出的新症状(包括卵巢功能损失的症状),即使这种症状可能在研究开始前就已经存在。

(3) 怀疑相互作用造成的征象、症状或临床后遗症。

(4) 过量使用试验药物或合并用药(过量本质上不应按照 AE/SAE 来报告)造成的征象、症状或临床后遗症。

(5) 患者发生死亡时,死因即为 AE,死亡则为不良事件的结局。

2. 不良事件的例子不包括

(1) 内科或外科操作(如内镜检查、阑尾切除术);导致进行这些操作的情况是 AE,手术操作本身不是 AE。

(2) 不良的医疗事件没有发生的情况(对医院来讲社会性的和/或可以承认的)。

(3) 先前存在的疾病提前出现的波动或研究开始时存在或检测到的症状没有恶化。

(4) 因肿瘤本身发展、恶化所导致的疾病进展,除非比预期的受试者状况更加严重。

(5) "疗效缺乏"或"未达到预期的药理作用"原则上不作为 AE 或 SAE 报告。但是,由于缺乏疗效造成的体征、症状和/或临床后遗症,如果符合 AE 或 SAE 的定义,也将以 AE 或 SAE 报告。

(二) 严重不良事件

严重不良事件(severe adverse event,SAE)是指在任何剂量时发生的任何以下不良医疗事件。

1. 导致死亡。

2. 危及生命(注:严重不良事件定义中"危及生命"是指患者在发生某 AE 时有死亡的危险。但不包括假定事件更严重时理论上可能会导致死亡的 AE)。

3. 需要住院治疗或延长目前住院治疗的时间［注：一般而言，住院是指受试者在医院或急诊病房留住(通常至少住过夜)，以接受观察或治疗，而这些观察或治疗在诊所或门诊进行是不适宜的。住院期间出现的并发症为 AE。如果并发症延长住院时间或符合严重不良事件的其他任何标准，则事件是严重的。如果对于是否"住院"或是否需要住院存在疑问，AE 应当考虑为严重的。原有疾病的择期治疗而与基线相比并无加重，不应认为是 AE］。

4. 导致永久性或显著的残疾/功能缺陷［注：残疾这一术语是指个人日常生活的能力明显丧失。这一定义不包括医学意义相对较小的症状，如头痛、恶心、呕吐、腹泻、流感和意外创伤(脚踝扭伤)，这些情况会干扰日常生活但不造成功能明显丧失］。

5. 先天性异常/出生缺陷。

6. 导致其他重要医学事件，如不进行治疗可能出现上述所列情况的［注：重要的医学事件，虽然不会立即威胁患者生命或导致死亡或需要住院，但可能会对受试者造成危害，或需要药物或手术干预以预防上述定义所列出的后果，也应当认为是 SAE。这些事件的例子包括第二原发癌、需要在急诊室或家中紧急治疗的过敏性支气管痉挛，或不需要住院治疗的恶病质或惊厥，或药物依赖及药物滥用情况。如果健康专家报告提示其认为该不良事件是严重的(比如，认为导致功能障碍即使不符合上述严重不良事件的定义)也该作为严重不良事件报告。为便于报告，经研究给药途径造成的病原体传播亦被认为是严重不良事件，且所有此类反应均应进行快速报告］。

（三）不作为 SAE 的事件或结果

如果一个事件是正在研究疾病自然进程的一部分(即疾病进展)，则该事件不必作为 SAE 报告。肿瘤病灶的进展应记录在 eCRF 的临床评价中。由疾病进展导致的死亡要记录在 eCRF 的"死亡记录"页中，不作为 SAE 报告。然而，如果受试者原有疾病的进展超出了正常的预期，或如果研究者认为使用研究药物治疗或研究方案设计/程序与疾病进展之间有因果关系，那么必须作为 SAE 报告。

（四）作为 AE 和 SAE 报告的实验室和其他辅助检查

任何异常的实验室检验结果特别是性激素等结果(血液学、临床生化检查或尿检)或其他安全性评估(如心电图、影像学检查、生命体征检测)，包括那些与基线期相比有异常变化的结果，以及研究者基于医学和科学判断认为有临床意义的检查结果，均应作为 AE 或 SAE 报告。然而，任何与原有疾病相关的重要的临床安全性评估，除非研究者认为比预期的情况更加严重，将不作为 AE 或 SAE 报告。

（五）收集 AE 和 SAE 信息的时间周期和频率

研究将收集从首次服用研究药物开始直到最后一次给药后 30 天内的所有 AE 信息，无论是否与研究药物相关，并要记录在 eCRF 中。

从受试者同意参加本研究开始直到最后一次给予研究药物后 30 天内，要收集和记录与参加研究相关的 SAE(包括研究流程或筛选中的损害性检查)，无论其是否与研究药物有关。即使是在末次给药 30 天之后发生的严重不良事件，如果认为可能与研究药物相关，也必须报告。

所有发生的 AE/SAE 都将在研究规定的每次访视,研究者每次与受试者的联络和研究结束后的访视中被严格随访。研究者在研究期间和 30 天随访期间,将在每次随访时通过询问下列标准问题,收集 AE/SAE 的信息:①您现在感觉如何? ②自从上次随访以来,您有什么(其他的)身体不适吗? ③自从上次随访/评估以来,您服用过什么新的药物吗?

(六) AE 和 SAE 的记录

当发生 AE/SAE 时,研究者有责任审核所有与该事件有关的文档资料(如病程记录、实验室检查和诊断报告),然后在 eCRF 上记录所有与 AE/SAE 相关的信息。不允许研究者将受试者的医疗记录副本代替 AE/SAE 报告表递交。然而,当要求提交某些病例的医疗记录副本时,可能会出现这种情况。如此情况发生,在提交之前,医疗记录复印件上所有受试者的标识都要被隐藏。研究者要尽力根据体征、症状和/或其他临床信息明确诊断。此诊断应作为 AE/SAE 记录,而不要记录单一的体征或症状。

在研究期间发生的任何 AE 或 SAE 必须记录在受试者的病历档案中和相应的 eCRF 页。每个 AE 或 SAE 要单独记录。疾病进展导致的死亡要记录在 eCRF "死亡记录" 页,不作为 SAE 记录。

如果有临床意义的异常的实验室结果或其他异常的评估符合 AE 或 SAE 的定义,则要按规定完成 eCRF 的 AE 页或 eCRF 的 SAE 页。要记录确切的诊断(如果知道的话)而不是异常的发现。

(七) 不良事件严重程度判断标准

在填写 CRF 的不良事件表时,研究者将使用轻度、中度、重度来描述不良事件的强度。为统一标准,事件强度的分级如下。

1. 轻度　指不影响受试者的正常功能的不良事件的强度。

2. 中度　一定程度上影响到受试者的正常功能的不良事件的强度。

3. 重度　明显影响受试者的正常功能的不良事件的强度。

注意区别不良事件的严重程度和强度。重度用来描述强度,不一定是严重不良事件(SAE)。例如头痛可能在强度上表现为重度,但不能列入严重不良事件(SAE),除非它符合 SAE 标准。

(八) 不良事件与试验药物相关性评价

研究者应对不良事件和试验药物以及合并药之间可能存在的关联作出评估,参照以下 5 级分类标准评定。

1. 肯定有关　需包含以下几点:有服用试验药物证据;不良事件的出现与服用试验药物的时间顺序是可信的;不良事件的产生由试验药物解释较其他原因更合理;撤药反应阳性;重复用药试验阳性;不良事件模式与既往对这种或这类药物的了解一致。

2. 很可能有关　有服用试验药物证据;不良事件的出现与服用试验药物的时间顺序是可信的;不良事件的产生由试验药物解释较其他原因更合理;撤药反应阳性。

3. 可能有关　有服用试验药物证据;不良事件的出现与服用试验药物的时间顺序是可信的;不良事件的产生可能由试验药物导致,也可能由其他原因所致;撤药反应阳性。

4. 可能无关　有服用试验药物证据;不良事件更可能由其他原因导致;撤药反应为阴性或模棱两可;重复用药试验阴性或模棱两可。

5. 肯定无关　患者未服用试验药物;或不良事件的出现与服用试验药物的时间顺序不可信;或有其他显著的原因可导致不良事件。

(九) 严重不良事件报告

研究者必须在得知临床试验过程中的任何严重不良事件 24 小时内报告申办方、主要研究单位、合同研究组织、伦理委员会、国家药品监督管理局、卫生行政部门。同时,研究者必须填写严重不良事件表,记录严重不良事件的发生时间、严重程度、持续时间、采取的措施和转归。

二、耐受终点的确定

通常的耐受终点根据不良反应(不是不良事件)发生率和严重程度来酌情确定。主要基于:①该药治疗该适应证所发生的常见不良反应发生比率和严重程度及反应项目是否与前期相符。②长期用药的安全性。统计长期用药患者蓄积、耐药、与其他药物相互作用等情况;长期用药毒性出现的时间和程度。③前 3 期未发生过和发生率较少的不良事件(因较少不能判断与药物关系)在本期的发生率和严重程度。

第八节　临床研究实例介绍

一、Ⅰ期临床试验

(一) 研究目的

评价 ZKAB001 在复发或转移性宫颈癌受试者中,每 2 周给药 1 次时的安全性和耐受性,决定最大耐受剂量(MTD)和剂量限制性毒性(DLT);探索 ZKAB001 单药给药的 Ⅱ 期临床试验剂量。

(二) 临床设计类型及方案

采取单臂、非随机化、开放研究。重组全人抗 PD-L1 单克隆抗体注射液,注射剂,规格 4ml:100mg,静脉滴注,每 2 周给药 1 次,给药 24 周期或者 1 年。①每次用药量 5mg/kg;②每次用药量 10mg/kg;③每次用药量 15mg/kg。

(三) 研究对象

复发或转移性宫颈癌患者。

(四) 入选标准

1. 自愿签署知情同意书。

2. 年龄为 18~75 岁(含)的女性受试者。

3. 经组织病理学或细胞学诊断为复发或转移性宫颈癌,转移病灶确定为宫颈癌来源,且无可用标准治疗方案或标准治疗失败或不能耐受。

4. 基于 RECIST1.1,影像学评估确定至少有 1 个可评估病灶。

5. ECOG 体力状况评分为 0 或 1,且预计生存期至少 3 个月。

6. 根据方案定义,血液、肝和肾功能良好,满足实验室检查结果:中性粒细胞绝对计数(ANC)≥1.5×10^9/L,血小板计数≥80×10^9/L,血红蛋白≥90g/L,血清白蛋白≥28g/L,胆红素≤1.5 倍正常值上限(ULN),GPT 和 GOT≤1.5 倍 ULN,如存在肝脏转移,则 GPT 和 GOT≤5 倍 ULN,血清 Cr≤1.25 倍 ULN 或内生肌酐清除率≥50ml/min(应用标准的 Crockcroft-Gault 公式)。

7. 育龄期女性受试者需在研究期间以及研究治疗期结束后 3 个月内采取有效避孕方法;非手术绝育的育龄期女性患者在研究入组前的 7 天内血清或尿 HCG 检查必须为阴性。

(五)排除标准

1. 存在任何活动性自身免疫疾病或有自身免疫疾病病史者(如以下,但不限于:间质性肺炎、葡萄膜炎、肠炎、肝炎、关节炎、肾炎、垂体炎、甲状腺功能亢进、甲状腺功能减退等);受试者患有白癜风,或在儿童期哮喘,成人后仍需进行医学干预;受试者需要支气管扩张剂进行医学干预的哮喘。

2. 受试者正在使用免疫抑制剂、全身或可吸收的局部皮质激素类药物治疗,以达到免疫抑制目的(剂量>10mg/d 的泼尼松或等效物),并在入组前 2 周内仍在继续使用的。

3. 接受过任何形式的器官移植,包括同种异体干细胞移植者。

4. 已知既往对大分子蛋白抑制剂,或已知对任何 ZKAB001 组成成分过敏者。

5. 5 年内曾患过除本试验的研究目标疾病外的其他恶性肿瘤,除了皮肤基底和鳞状细胞癌者。

6. 有临床症状的中枢神经系统转移者(如脑水肿、脑转移需要皮质激素类药物干预)。既往接受过脑或脑膜转移治疗者,如临床稳定(MRI)未达 2 个月,或者全身性皮质激素类药物治疗(剂量>10mg/d 泼尼松或等效物)不到 2 周。

7. 有未能良好控制的心脏临床症状或疾病的患者,如 NYHA Ⅱ 级以上心力衰竭、不稳定型心绞痛、1 年内发生过心肌梗死、有临床意义的室上性或室性心律失常需要治疗或干预的患者,超声心动图示静息时左室射血分数<50%。

8. 先前接受放疗、化疗、手术或分子靶向治疗,在治疗完成后、研究用药前不足 4 周或时间小于 5 个半衰期(取更长时间)的受试者(如果先前接受亚硝基脲或丝裂霉素化疗,化疗结束与研究入组的时间间隔不足 6 周);先前治疗引起的不良事件未恢复至≤CTCAE 1 级的患者,脱发除外。

9. 受试者有活动性感染,或在筛选期间、首次给药前 1 周内发生原因不明发热>38.5℃(经研究者判断,受试者因肿瘤产生的发热可以入组)。

10. 人类免疫缺陷病毒(HIV)检查阳性,梅毒螺旋体检查阳性,未经治疗的活动性肝炎者(乙型肝炎表面抗原阳性且外周血 HBV-DNA 滴度检测≥500IU/ml 或达到研究中心检测的拷贝数阳性值;丙型肝炎病毒抗体阳性)。

11. 入组前 1 年内有活动性肺结核病史的受试者。

12. 受试者正在参加其他临床研究,或距离前一项临床研究结束时间不足 1 个月。

13. 受试者在研究期间可能会接受其他全身抗肿瘤治疗。

14. 筛选前 14 天内接受过输血、造血刺激因子,如集落刺激因子、促红细胞生成素、血小板生成素等治疗的受试者。

15. 受试者既往曾接受过其他 PD-1 和/或 PD-L1,或 CTLA-4 抗体治疗,或其他针对免疫调节受体制剂的药物治疗。

16. 在筛选前 4 周内接种过活疫苗治疗的受试者。

17. 受试者已知有精神类药物滥用、酗酒或吸毒史。

18. 怀孕或哺乳期妇女。

19. 任何阻碍理解或提供知情同意书的精神状况。

20. 经研究者判断,患者有其他可能导致本研究被迫终止的因素,如其他的严重疾病,或严重的实验室检查异常,或伴有其他会影响到受试者的安全、试验资料及样品收集的家庭或社会等因素。

(六)样本量

66 人。

(七)终点指标

1. 主要终点指标　首次给药后监测,直至末次给药后 90 天,评价 ZKAB001 在复发或转移性宫颈癌受试者中,每 2 周给药 1 次时的安全性和耐受性。

2. 次要终点指标　基于客观反应率评价和初步描述疗效,给药治疗每 8 周评价 1 次;随访期每 3 个月评价 1 次。评价单药给药时 ZKAB001 的药动学特征,单次给药和第 1 周期密集采血,第 1 到 5 周期给药前采集,第 7 到 24 周期每 3 周期采集 1 次;随访 1 和随访 2 各采集 1 次。ZKAB001 的受体占有率,第 1 到 6 周期给药前采集,第 7 到 24 周期每 3 周期采集 1 次;随访 1 采集 1 次。ZKAB001 对 T 细胞功能及细胞因子表达水平的影响,每次给药前采集。

二、Ⅱ期临床试验

(一)研究目的

评估西奥罗尼联合化疗药物治疗铂难治/铂耐药复发性卵巢癌的初步疗效。评估西奥罗尼联合化疗药物的安全性。分析西奥罗尼联合化疗用药后的伴随药动学(PK)特征。

(二)临床设计类型及方案

随机化、单臂、开放试验。

1. 试验药

(1)西奥罗尼胶囊(25mg):规格 25mg,每日 1 次,每日早晨空腹口服。预试验阶段:每日 25mg,完成方案规定时间点的药动学研究采样后,研究者综合耐受性和初步疗效观察决定是否增加到每日 50mg。正式试验阶段:每日 50mg。用药时程:西奥罗尼联合依托泊苷组,每 28 日为 1 个治疗周期;西奥罗尼联合紫杉醇组,每 21 日为 1 个治疗周期。每个周期之间无停药间隔期。

(2)西奥罗尼胶囊(5mg):规格 5mg,每日 1 次,每日早晨空腹口服。预试验阶段:每日 25mg,完成方案规定时间点的药动学研究采样后,研究者综合耐受性和初步疗效观察决定是否增加到每日 50mg。正式试验阶段:每日 50mg。用药时程:西奥罗尼联合依托泊苷组,每 28 日为 1 个治疗周期;西奥罗尼联合紫杉醇组,每 21 日为 1 个治疗周期。每个周期之间无停药间隔期。

2. 用药期间联合

(1)依托泊苷软胶囊:规格 25mg,口服,每日 1 次,每次 50mg,每日早晨空腹服用。用药时程:连续服药 21 日休息 7 日,每 28 日为 1 个治疗周期,最多 6 个治疗周期。当化疗周期延后时,新的用药周期从本周期首次用药开始计算。

(2)紫杉醇注射液:规格 30mg:5ml,剂量 $60mg/m^2$,静脉滴注,每周给药 1 次(d1、d8、d15)。用药时程:每 3 周为 1 个治疗周期,最多 6 个治疗周期。当化疗周期延后时,新的用药周期从本周期首次用药开始计算,新周期的用药量需要按照体表面积重新进行计算,研究者可根据实际情况对剂量进行微调(不超过 5%)。

(三)研究对象

复发性卵巢癌患者。

(四)预计样本量

本次试验样本量为 40 例。

(五)入选标准

1. 18~70 岁(含),女性。

2. 经组织学或细胞学确诊恶性上皮性卵巢癌、输卵管癌或原发性腹膜癌。

3. 铂难治或铂耐药复发性卵巢癌[铂难治定义为:含铂方案治疗过程中肿瘤进展;铂耐药定义为:含铂方案在治疗结束后 6 个月内进展或复发(从末次用药日期算起);如果患者对首次含铂方案治疗敏感,但在复发后最后一次含铂方案治疗结束后 6 个月内进展或复发的也允许入组]。

4. 既往接受过≥一线含铂化疗(含铂治疗至少 4 个治疗周期),针对铂难治或铂耐药治疗≤二线。

5. ECOG 评分 0 或 1 分。

6. 根据 RECIST1.1 标准,至少有 1 个可测量病灶。

7. 首次服用试验药物距离前次的化疗、放疗、靶向治疗、免疫治疗或其他抗肿瘤治疗结束需间隔 4 周以上,如化疗方案包含丝裂霉素,间隔应在 6 周以上。

8. 实验室检查符合下列标准(评估前 2 周内未进行下述参数的纠正和支持治疗)①血常规检查:血红蛋白(Hb)≥90g/L,中性粒细胞绝对计数(ANC)≥$1.5×10^9$/L,血小板计数(PLT)≥$90×10^9$/L;②生化检查:血清肌酐(Cr)<1.5 倍 ULN,总胆红素(TBIL)<1.5

倍 ULN,谷丙转氨酶(GPT)、谷草转氨酶(GOT)≤2.5 倍 ULN(肝脏转移病例:≤5 倍 ULN);③凝血功能:国际标准化比率(INR)<1.5。

9. 预期生存时间≥3 个月。

10. 自愿签署知情同意书。

(六)排除标准

1. 既往 5 年内患有其他恶性肿瘤者(经充分治疗的皮肤基底细胞癌或鳞状细胞癌、宫颈原位癌者除外)。

2. 已知对西奥罗尼胶囊、依托泊苷软胶囊、紫杉醇注射液药物成分或赋形剂过敏者。

3. 既往接受过 VEGF/VEGFR 抑制剂(如阿帕替尼、安罗替尼、呋喹替尼、贝伐珠单抗等)或 Aurora 激酶抑制剂治疗者。

4. 既往接受过依托泊苷治疗的患者。

5. 既往接受过紫杉醇治疗的患者。

6. 伴有中枢神经系统转移或软脑膜转移的患者。

7. 有无法控制的或重要的心血管疾病者,包括:在首次给予研究药物前的 6 个月内出现纽约心脏病协会(NYHA)Ⅱ级以上充血性心力衰竭、不稳定型心绞痛、心肌梗死,或者在筛选时存在需要治疗的心律失常,左室射血分数(LVEF)<50%;原发性心肌病(如扩张型心肌病、肥厚型心肌病、致心律失常性右室心肌病、限制型心肌病、未定型心肌病);有临床意义的 Q-Tc 间期延长病史,或筛选期 Q-Tc 间期>470ms;筛选期有症状需药物治疗的冠状动脉粥样硬化性心脏病;患有高血压,且经单药降压药物治疗无法降至正常范围内者[收缩压≥18.7kPa(140mmHg),舒张压≥12kPa(90mmHg)]。

8. 筛选前 2 个月内有活动性出血,或正在服用抗凝药物,或研究者认为有明确的出血倾向者(如有出血危险的食管静脉曲张,有局部活动性溃疡病灶,大便潜血>2+)。

9. 尿液检测尿蛋白≥2+,需进行 24 小时尿蛋白定量检查者(≥1g/24 小时)。

10. 有深静脉血栓或肺栓塞病史者。

11. 入组前原治疗方案毒性尚未恢复,仍有 1 级以上的毒性反应。

12. 临床上存在明显的胃肠道异常,可能影响药物的摄入、转运或吸收(如无法吞咽、慢性腹泻、肠梗阻等),或全胃切除的受试者。

13. 有器官移植病史者。

14. 筛选前 6 周内进行过大外科手术或筛选前 2 周内进行过小外科手术者。

15. 活动性感染或活动期或未控制的 HBV、HCV 感染,HIV/AIDS 或其他严重感染性疾病者(其中,活动性感染指需要全身性治疗的感染;HBV/HCV/HIV 优先定性检测,有需要时定量检测)。

16. 有间质性肺疾病(interstitial lung disease,ILD)病史者,如间质性肺炎、肺纤维化,或基线胸部 CT 或 MRI 显示有 ILD 证据者。

17. 任何精神或认知障碍,可能会限制其对知情同意书的理解、执行以及研究的依从性。

18. 吸毒、酗酒(即每周饮酒超过 14 单位酒精,1 单位 = 360ml 啤酒或 45ml 酒精量为 40% 的烈酒或 150ml 葡萄酒)的受试者。

19. 入组前 4 周内接受过其他临床试验药物,或接受其他临床试验药物后停药尚未超过 5 个半衰期(以最长时间为准)的受试者。

20. 不愿或不能在本试验的整个治疗期间及研究药物末次给药后 12 周内采用有效的方法进行避孕的育龄妇女[育龄妇女包括:任何有过月经初潮,以及未接受过成功的人工绝育手术(子宫切除术、双侧输卵管结扎,或双侧卵巢切除术),或未绝经],妊娠或哺乳期女性。

21. 研究者认为其他不适合参加本试验的情况。

（七）疗效指标

1. 主要疗效指标　无进展生存期(PFS),从首次用药之日起到第一次出现疾病进展或死亡。

2. 次要疗效指标　客观缓解率(ORR)、总生存期(OS)、疾病进展时间(TTP)、缓解持续时间(DOR)、生活质量评分(QOL)、药动学参数。

（八）安全性指标

不良事件,自签署知情同意书开始收集。第 1 治疗周期:第 1 天、第 8 天、第 15 天、第 22 天;第 2 治疗周期及以后:第 1 天。

三、Ⅲ期临床试验

（一）研究目的

1. 主要目的　比较在经以铂剂为基础的化疗后完全或部分缓解的 *BRCA* 突变的复发性卵巢癌患者中 olaparib 单一药物维持治疗与安慰剂治疗的无进展生存期。

2. 次要目的和安全性目的　自随机分组到 OS 和 PFS2 的时间和研究药物的暴露量。

（二）临床设计类型及方案

随机化、单臂、双盲试验。

1. 试验药

(1)olaparib(AZD2281):规格 100mg,口服。患者经口给予随机分配的研究治疗药片,每次 300mg,每日给药 2 次。用药时程:每日连续用药直至出现客观疾病进展。

(2)olaparib (AZD2281):规格 150mg,口服。患者经口给予随机分配的研究治疗药片,每次 300mg,每日给药 2 次。用药时程:每日连续用药直至出现客观疾病进展。

2. 对照药

(1)安慰剂:规格 100mg,口服。患者经口给予随机分配的研究治疗药片,每次 300mg,每日给药 2 次。用药时程:每日连续用药直至出现客观疾病进展。

(2)安慰剂:规格 150mg,口服。患者经口给予随机分配的研究治疗药片,每次 300mg,每日给药 2 次。用药时程:每日连续用药直至出现客观疾病进展。

（三）研究对象

复发性卵巢癌患者。

（四）预计样本量

本次试验样本量为 264 例。

（五）入选标准

1. 在进行研究规定的任一具体的步骤前,必须提供知情同意。

2. 患者年龄必须≥18 岁。

3. 既往经组织学诊断为复发性高级别浆液性卵巢癌(包括原发性腹膜和/或输卵管癌)或高级别子宫内膜样卵巢癌的女性患者。

4. 证实存在预示有害或可疑有害的 *BRCA1* 或 *BRCA2* 突变(已知或预示有害/导致功能丧失)。

5. 随机分组前患者至少接受 2 个含铂剂治疗的方案。对于研究入组前倒数第二次化疗方案:治疗必须包含一种铂剂(例如:按照标准临床操作可选择卡铂或顺铂;无其他特殊需求);在这一治疗后确定为对铂剂敏感的患者;铂剂敏感定义为疾病进展在最后一剂铂剂化疗完成后 6 个月以上出现;倒数第二次铂剂方案结束时允许接受维持治疗,包括贝伐珠单抗治疗。对于紧跟在研究随机分组前最后一次化疗方案,在这一化疗方案完成后,按照研究者的判断,患者必须处于缓解状态(部分或完全放射学缓解),或可能无疾病征象(如果在化疗之前实施优化细胞减灭手术),和无 CA_{125} 升高征象,如下所述:患者必须曾接受以铂剂为基础的化疗方案(卡铂或顺铂),并至少接受 4 个疗程治疗,患者在这一治疗期间不得接受贝伐珠单抗治疗,患者在这一治疗期间不得接受任何研究药品治疗,患者必须在末次化疗用药(末次用药是最后一次输液的日期)后 8 周内进行随机分组。

6. 治疗前 CA_{125} 检验结果必须满足下述标准;如果第一个检测的值在 ULN 以内,则该患者满足进行随机分组的条件,且无须再次采样;如果第一个检测的值高于 ULN,则必须在第一次检验至少 7 天后进行第二次检验,如果第二次检验较第一次≥15%,该患者不符合研究要求。

7. 患者在随机分组前 28 天内检验时必须有正常的器官和骨髓功能,如下所述:在过去的 28 天内未曾输血且血红蛋白≥100g/L;中性粒细胞绝对计数(ANC)≥$1.5×10^9$/L;血小板计数≥$100×10^9$/L;总胆红素≤1.5 倍 ULN;GPT、GOT≤2.5 倍 ULN,除非有肝转移时,必须≤5×ULN;血清肌酐≤1.5 倍 ULN。

8. ECOG 评分 0~1。

9. 患者的预期寿命必须≥16 周。

10. 已绝经妇女或有生育能力的妇女无妊娠状态征象。Myriad *BRCA* 检验前筛选第 1 部分,研究治疗前的 28 天内尿液或血浆妊娠试验阴性,且在第 1 天治疗前再次确认。绝经后的定义为:停止外源性激素治疗后无月经 1 年或 1 年以上,对于年龄不满 50 岁的妇女,黄体生成素(LH)和卵泡刺激素(FSH)水平在绝经后范围,放射线诱导卵巢切除术,末次月经在>1 年前,化疗诱导的绝经,末次月经在>1 年前,或行绝育手术(双侧卵巢切除术或子宫切除术)。

11. 在研究期间患者愿意且能够遵循研究方案,包括接受治疗和按计划访视和检验。

12. 甲醛溶液固定的、石蜡包埋的复发癌肿的肿瘤标本必须能够用于中心检验。如果在研究入组前无书面证实可使用存档肿瘤标本,则患者不适于参与研究,包括在可选探索基因研究和可选肿瘤标志物研究的患者必须满足下列标准:提供基因研究的知情同意书;提供肿瘤标志物研究的知情同意书。如果患者拒绝参加选择性基因研究或可选的肿瘤标志物研究,患者将不会遭受任何惩罚或利益损失。

(六) 排除标准

1. 参与研究的计划和/或实施研究者(适用于申办方工作人员和/或研究中心工作人员)。

2. 被认为无害的 *BRCA1* 和/或 *BRCA2* 突变(如"不确定临床显著性的变种"或"未发现显著性的变种"或"倾向于多态现象的变种"或"良性多态现象"等)。

3. 在研究入组前最后一次化疗方案的终末 2 个疗程期间曾行腹水引流的患者。

4. 本研究中既往随机分组。

5. 紧跟在随机分组前化疗期间参与另一项包括一种研究药品的临床研究者。

6. 任何之前接受 PARP 抑制剂治疗的患者,包括 olaparib。

7. 已知对 olaparib 或该药品任何成分过敏的患者。

8. 在最近 5 年内有其他恶性肿瘤者但不包括:充分治疗的非黑色素瘤皮肤癌,已治愈的宫颈原位癌,导管原位癌(DCIS),Ⅰ 期、Ⅰ 级子宫内膜癌,或其他实体肿瘤包括淋巴瘤(无骨髓浸润)已治愈且无疾病征象 ≥5 年者。如果具有原发性乳腺癌病史的患者完成最后的抗癌治疗达 3 年以上,且在开始研究治疗前无复发,则可能符合本研究的标准。

9. 24 小时以内 2 次或 2 次以上静息 ECG 的 Q-Tc>470ms 或有长 Q-T 综合征家族史者。

10. 研究治疗前 3 周内(或根据所使用药品特征所确定的更长时间)接受任何全身化疗或放疗(除外为姑息性减轻症状而应用的)的患者。

11. 合并使用已知有效的 CYP3A4 抑制剂,如伊曲康唑、利托那韦、茚地那韦、沙奎那韦、泰利霉素、克拉霉素和奈非那韦。

12. 由既往癌症治疗引起的持续性毒性反应 [≥CTCAE2 级,不良事件常用术语标准(CTCAE)] 者,除外秃头症者。

13. 患有骨髓增生异常综合征/急性髓系白血病的患者。

14. 有症状无法控制的脑转移患者。无须放射扫描以确定不存在脑转移。患者在研究之前和研究期间可接受固定剂量的皮质激素,但要求这些治疗至少在治疗前 4 周开始。有脊髓受压的患者,除非被认为已为此接受了确定性治疗且有临床上疾病稳定征象持续 28 天。

15. 开始研究治疗前 2 周内接受大手术,且患者必须已从任何大手术的影响中恢复。

16. 因严重、未控制的疾病,包括非恶性全身性疾病或活动性、未控制的感染而被认为不能耐受较高药品风险的患者。包括但不限于:未控制的室性心律失常,近期(3 个月内)心肌梗死,未控制的癫痫大发作,上腔静脉综合征,高分辨计算机断层扫描(HRCT)显示双侧广泛性间质性肺疾病或所有无法获取知情同意的精神疾病者。

17. 无法吞服药物的患者和有可能影响研究药品吸收的胃肠道疾病的患者。

18. 哺乳期妇女。

19. 免疫功能低下的患者,如人类免疫缺陷病毒(HIV)血清阳性的患者。

20. 已知有活动性肝炎的患者(也就是乙型或丙型肝炎),因有通过血液或其他体液传播疾病的风险。

21. 既往接受过异体骨髓移植。

22. 进入研究前 120 天内输全血(参照入选标准第 7 条,允许适时输浓缩红细胞和血小板)。

(七)疗效指标

1. 主要疗效指标　无进展生存期(PFS),肿瘤随访评估将在自随机分组之日起每 12 周(±1 周)进行 1 次,直至 72 周,之后每 24 周(±1 周)1 次,直至疾病进展或非疾病进展原因引起死亡。

2. 次要疗效指标　①总生存期(OS):疾病进展后或研究治疗终止后,每 12 周访视 1 次,直至研究结束或患者死亡,两者出现较早的日期;②至疾病最早进展(用 RECIST 1.1 或 CA_{125} 判定)或死亡的时间:肿瘤随访评估将在自随机分组之日起每 12 周(±1 周)进行 1 次,直至 72 周,之后每 24 周(±1 周)1 次,直至疾病进展或非疾病进展原因引起死亡;③从随机分组至第二次疾病进展时间(PFS2):首次疾病进展后每 12 周访视 1 次,直至第二次疾病进展或非疾病进展原因引起死亡;④随机分组到第一次后续治疗或死亡的时间(TFST):首次疾病进展后每 12 周访视 1 次,直至首次后续治疗或死亡;⑤随机分组到第二次后续治疗或死亡的时间(TSST):首次疾病进展后每 12 周访视 1 次,直至第二次后续治疗或死亡;⑥从随机分组到研究停药或死亡的时间(TDT):肿瘤随访评估将在自随机分组之日起每 12 周(±1 周)进行 1 次,直至 72 周,之后每 24 周(±1 周)1 次,直至疾病进展或非疾病进展原因引起死亡;⑦RECIST最佳总体疗效(BOR):评估将在自随机分组之日起每 12 周(±1 周)进行 1 次,直至 72 周,之后每 24 周(±1 周)1 次,直至疾病进展或非疾病进展原因引起死亡。

(八)安全性指标

评估 olaparib 单药维持治疗的安全性和耐受性,评估将在自随机分组之日起每 12 周(±1 周)进行 1 次,直至 72 周,之后每 24 周(±1 周)1 次,直至疾病进展或非疾病进展原因引起死亡。

四、Ⅳ期临床试验

(一)研究目的

观察和比较伊立替康(CPT-11)联合奥沙利铂,多西他赛联合奥沙利铂治疗卵巢癌的有效性和安全性。

(二)临床设计类型

非随机化、单臂、开放试验。

(三)研究对象

卵巢癌患者。

(四)预计样本量

本次试验样本量为 200 例,其中试验组:伊立替康+奥沙利铂,100 例;对照组:多西他赛+奥沙利铂,100例。

(五) 入选标准

1. 经病理学或细胞学确诊的卵巢癌患者。

2. 有化疗指征的卵巢癌患者。

3. 上皮性卵巢癌,完成肿瘤减灭术患者。

4. 卡氏评分≥70分者。

5. 年龄范围18~65岁者。

6. 器官功能基本正常。血清总胆红素≤1.5倍ULN;GOT、GPT、ALP在无肝转移情况下应≤2.5倍ULN;如有肝转移和/或骨转移则≤5.0倍ULN;血尿素氮≤1.25倍ULN;血清肌酐≤1.25倍ULN;内生肌酐清除率≥60ml/min。心电图大致正常。

(六) 排除标准

1. 妊娠期或哺乳期妇女,处于生育期而未采取有效避孕措施者。

2. 有症状的脑转移。

3. 严重、未控制的内科疾患,如糖尿病、高血压、心脏病、慢性活动性/迁延性病毒性肝炎。

4. 主要器官功能衰竭,如失代偿的心肺功能衰竭。

5. 有外周神经病变症状。

6. 精神异常者。

(七) 疗效指标

主要疗效指标:生存期、生活质量、相关症状。

(八) 安全性指标

不良事件。

(马洁稚　张友忠　贺斯黎)

参 考 文 献

[1] 满洪杰. 人体试验法律问题研究——以受试者权利保护为核心. 上海:复旦大学,2009.

[2] 楚长彪,刘嫒嫒,程哲,等. 新药Ⅱ期临床试验的管理规范. 中国医药导报,2011,8(24):114-116.

[3] 张冬林,刘东,方淑贤,等. 新药Ⅰ期临床试验过程中受试者的安全问题与管理. 医药导报,2009,28(3):389-390.

[4] 江泽宇,魏璧,许倩,等. 孕妇药物临床试验中的伦理问题及其解决方案综述. 中国医学伦理学,2019(6):719-723.

[5] 秦璐,刘水,赵娣,等. 美国FDA批准的抗肿瘤靶向药物早期临床试验设计与研发策略. 中国新药杂志,2019,28(2):129-134.

[6] 国家食品药品监督管理局. 抗肿瘤药物临床试验技术指导原则(征求意见稿). 中国新药与临床杂志,2008,27(6):466-478.

[7] 国家药品监督管理局. 国家药监局:用于罕见病的药品注册申请可有条件接受境外临床试验数据. 中国食品,2018(15):70-71.

[8] 徐兵河. 我国抗肿瘤药物临床试验回顾与展望. 临床药物治疗杂志,2010,8(6):1-3.

第三章

女性生殖系统激素类药物及其相关药物临床试验

第一节　概　　述

　　激素(hormone)是由机体产生,经体液循环作用于靶器官或靶细胞、具有调节机体生理功能的一系列微量活性物质。激素在人体的各种生理调节中均起到十分重要的作用,其中主要调节女性生殖系统生理功能如月经周期、排卵、生育等的激素为生殖激素。女性的生殖内分泌主要靠下丘脑-垂体-卵巢轴(hypothalamic-pituitary-ovarianaxis,HPOA)的调节,下丘脑弓状核神经细胞分泌促性腺激素释放激素(gonadotropin-releasing hormone,GnRH)通过调节垂体促性腺激素(gonadotropins,Gn),包括黄体生成素(luteinizing hormone,LH)和卵泡刺激素(follicle-stimulating hormone,FSH)的释放,从而控制卵巢功能。卵巢在 Gn 的作用下,发生周期性排卵并周期性分泌卵巢性激素包括雌激素(estrogen,E)、孕激素(progesterone,P)及少量雄激素(androgen,A)。而卵巢分泌的性激素对下丘脑-垂体生成的中枢生殖调节激素的合成和分泌又具正、负反馈调节作用,从而使循环中 LH 和 FSH 及 GnRH 呈现密切相关的周期性变化。在下丘脑、垂体、卵巢之间相互调节、相互影响,形成一个完整而协调的神经内分泌系统。

　　上述生殖系统激素及其衍生物、类似物或拮抗剂构成了女性生殖系统激素类药物及其相关药物,是治疗女性内分泌疾病及激素依赖疾病的主要药物,具有很高的临床应用价值,因此,其临床研究也十分重要。

第二节　女性生殖系统激素类药物的适用范围

　　女性生殖系统激素类药物及其相关药物,根据其来源和功能可分为:①性激素及抗性激素类药物;②促性腺激素类药物(临床常用的抗促性腺激素类药物为 GnRH-a);③促性腺激素释放激素、促性腺激素释放激素类似物(GnRH-a)及促性腺激素释放激素拮抗剂。

一、性激素及抗性激素类药物

(一) 雌激素及抗雌激素类药物

1. 雌激素类药物　雌激素为女性性激素的一种,女性儿童进入青春期后,卵巢为分泌雌激素的主要器官。雌激素在体内的生理作用包括①子宫:一方面,引起肌细胞增生肥大,使肌层变厚,血运增加,并使子宫收缩力增强,增加子宫平滑肌对缩宫素的敏感性;另一方面,使子宫内膜功能层在卵泡期增生、发育进入增生期;此外,还使子宫颈口松弛,宫颈黏液分泌量增加,质变稀薄,易拉成丝状。②输卵管:促进输卵管肌层的发育及上皮的分泌活动,并可增加输卵管肌节律性收缩的振幅。③阴道上皮:使阴道上皮细胞增生角化,使黏膜变厚并增加细胞内糖原含量,增强阴道的抵抗力。④外生殖器:使阴唇发育、丰满、色素加深。⑤第二性征:促使乳腺管增生,乳头、乳晕着色,促使其他第二性征发育。⑥卵巢:协同 FSH 促排卵。⑦下丘脑、垂体:通过对下丘脑、垂体的正负反馈,控制促性腺激素的分泌。⑧代谢作用:促进水钠潴留;促进肝脏高密度脂蛋白合成,抑制低密度脂蛋白合成,降低循环中胆固醇水平;维持和促进骨基础代谢。

目前的雌激素类药物分为天然雌激素、半合成雌激素及合成雌激素。其中天然雌激素即与机体分泌的雌激素结构相同,如雌二醇、雌酮、雌三醇等,常从孕妇尿液中提取出。半合成雌激素为以雌二醇为母体,人工合成许多高效的衍生物,如炔雌醇、戊酸雌二醇、尼尔雌醇等。而合成雌激素为人工合成的一些结构较简单的具有雌激素样作用的化合物,常见为己烯雌酚,现已少用。

常见雌激素类药物及其适应证分述如下。

(1)雌二醇:为天然雌激素,主要制剂包括 17β-雌二醇、戊酸雌二醇、结合雌激素等,可口服给药,也可经皮、经阴道及注射给药。雌二醇具有很强的性激素作用,其适应证包括:

1)与孕激素联合使用建立人工月经周期:用于补充主要与自然或人工绝经相关的雌激素缺乏,包括血管舒缩性疾病(潮热)、生殖泌尿道营养性疾病(外阴阴道萎缩、性交困难、尿失禁)以及精神性疾病(睡眠障碍、衰弱)。

2)与孕激素类药物合用,抑制排卵。

3)治疗闭经、月经异常、功能失调性子宫出血、子宫发育不良等。

4)晚期前列腺癌的姑息治疗。

(2)雌酮:为天然雌激素的另外一种存在形式,能与雌二醇互相转化。临床使用有注射剂及口服制剂,其适应证与雌二醇大致相同,但因其来源困难,现已少用。

(3)雌三醇及尼尔雌醇:雌三醇为雌二醇及雌酮的代谢物,其雌激素活性较弱,特点是对阴道和子宫颈管具有选择性作用,而对子宫实体及子宫内膜影响小。其衍生物戊炔雌醚就是临床常用的半合成雌激素尼尔雌醇。雌三醇可口服及经皮两种途径给药,尼尔雌醇则为片剂,口服给药。雌三醇及其衍生物尼尔雌醇临床主要用于雌激素缺乏引起的绝经期或更年期综合征,如潮热、出汗、头痛、目眩、疲劳、烦躁易怒、神经过敏、外阴干燥、老年性阴道炎等。

(4)炔雌醇:为半合成强效雌激素,由雌酮乙炔化而得。其活性为雌二醇的 7~8 倍,剂型为片剂,小剂量用药能促进下丘脑-垂体-卵巢轴腺体细胞内激素受体的合成而提高其功能。常用于制成复方口服避孕药,避孕剂量用药,对该轴有较强的抑制作用,从而抑制卵巢的排卵,达到抗生育作用。与孕激素类药合用,能增强避孕效果,减少突破性出血。其适应证大致与雌二醇相同。

(5)己烯雌酚:为人工合成非甾体类雌激素类药物,可经皮、口服、肌内注射及经阴道给药。其适应证为:

1)预防和治疗原发性或绝经后骨质疏松。

2)作为腺垂体功能减退或卵巢功能不全的替代治疗。

3)用于卵巢功能不全或垂体功能异常引起的各种疾病,如闭经、子宫发育不全、功能性子宫出血、围绝经期综合征、老年性阴道炎及退奶。

4)也用于前列腺癌。

此外,己烯雌酚还可用于顽固性痤疮、老年女性皮肤瘙痒症、老年女性干枯症、皮脂溢出症、更年期角化等。

2. 抗雌激素类药物　抗雌激素类药物是一类可以阻断雌激素作用的化合物。可分为选择性雌激素受体调节剂(selective estrogen receptor modulator,SERM)和选择性雌激素受体下调剂(selective estrogen receptor downregulator,SERD)两种主要类型。其中,SERM具有组织特异性,指那些具有拟雌激素作用和抗雌激素活性的化合物。在某些部位(如肿瘤)起到阻断雌激素受体的作用,而在其他部位(如骨骼)则起刺激雌激素受体的作用。如他莫昔芬、托瑞米芬等。而 SERD 即纯粹的抗雌激素物质,没有雌激素的活性,如氟维司群等。常见的抗雌激素类药物及其适应证分述如下。

(1)氯米芬:为雌激素受体部分激动剂,具有较强的抗雌激素作用和较弱的雌激素活性,以口服途径给药。低剂量能促进腺垂体分泌促性腺激素,从而诱发排卵;高剂量则明显抑制垂体促性腺激素的释放。

适应证为:用于避孕药引起的闭经及月经紊乱。对无排卵型不孕症、黄体功能不全、多囊卵巢综合征等亦有一定疗效。对经前期综合征、溢乳症可改善症状。也可用于精子缺乏的男性不育症。

(2)他莫昔芬:为合成的非甾体抗雌激素类药物,结构类似雌激素,临床常应用于雌激素依赖性肿瘤,与雌二醇竞争结合肿瘤雌激素受体,从而抑制肿瘤生长。临床常以口服途径给药。

适应证为:

1)乳腺癌术后辅助治疗,用于雌激素受体阳性者。

2)晚期乳腺癌,或治疗后复发者。对皮肤、淋巴结及软组织转移疗效较好。

3)晚期或复发性子宫内膜癌。

（3）氟维司群：是一种新型雌激素受体拮抗剂，以雌激素依赖恶性肿瘤细胞的雌激素受体为靶点，下调其作用，常以注射给药。临床常用于在抗雌激素辅助治疗后或治疗过程中复发的，或是在抗雌激素治疗中进展的绝经后（包括自然绝经和人工绝经）雌激素受体阳性的局部晚期或转移性乳腺癌。

（二）孕激素及抗孕激素类药物

1. 孕激素类药物　孕激素属女性性激素，女性体内的孕激素由卵巢的黄体细胞分泌。孕激素常在雌激素作用的基础上发挥生物学效应，且对雌激素既有协同作用，也有拮抗作用，包括①子宫：降低子宫平滑肌兴奋性及其对缩宫素的敏感性，抑制子宫收缩；使子宫内膜向分泌期转化；使宫颈口闭合，黏液分泌减少，性状变黏稠。②输卵管：抑制输卵管肌节律性收缩的振幅。③阴道上皮：加快阴道上皮细胞脱落。④乳房：促进乳腺腺泡发育。⑤下丘脑、垂体：黄体期对下丘脑、垂体具有负反馈作用，抑制促性腺激素分泌。⑥体温：兴奋下丘脑体温调节中枢，可使基础体温升高 $0.3 \sim 0.5℃$。⑦代谢作用：促进水钠排泄。

目前孕激素制剂从其来源，可分为天然孕激素和人工合成孕激素两大类。天然孕激素制剂主要有黄体酮注射剂、微粉化黄体酮、黄体酮胶囊（丸），地屈孕酮是来源于天然孕激素的逆转孕激素衍生物。合成孕激素主要分为以下 4 大类①17α-羟孕酮类：为孕酮衍生物，包括甲羟孕酮、甲地孕酮、环丙孕酮；②19-去甲睾酮类：为睾酮衍生物，包括左炔诺孕酮、炔诺酮、去氧孕烯、孕二烯酮、诺孕酯、地诺孕素；③19-去甲孕酮类：包括地美孕酮、普美孕酮、曲美孕酮、诺美孕酮、醋酸烯诺孕酮、己酸孕诺酮；④螺旋内酯衍生物：屈螺酮。同时，不同类型孕激素治疗剂量下的药理学特性不同，常见孕激素类药物的适应证分述如下。

（1）黄体酮：为天然孕激素，其药理作用与孕激素作用相同。在临床上常用注射剂、油注射剂、栓剂及口服胶囊制剂。

其适应证主要为：

1）闭经时行黄体酮试验，及闭经时的治疗。

2）黄体功能不足引起的先兆流产和习惯性流产。

3）无排卵型或黄体功能不足引起的功能失调性子宫出血。

4）经前期综合征的治疗。

5）痛经及月经过多等。

（2）地屈孕酮：是一种口服孕激素，可使子宫内膜进入完全的分泌相，从而可防止由雌激素引起的子宫内膜增生和癌变风险。地屈孕酮可用于内源性孕激素不足的各种疾病。无雌激素、雄激素及肾上腺皮质激素作用，不产热，且对脂代谢无影响。其适应证与黄体酮相同。

（3）人工合成孕激素：其他类型人工合成的孕激素如炔诺酮、环丙孕酮、屈螺酮和雌激素一同常用于制成复方口服避孕药，同时也有治疗月经不调、功能失调性子宫出血、子宫内膜异位症的作用。但各种人工合成孕激素有其不同的特点，如环丙孕酮为 17α-羟孕酮类衍生物,具有很强的抗雄激素作用,也有孕激素活性,能抑制垂体促性腺激素的分泌,使体内睾酮水平降低。屈螺酮是第四代避孕药屈螺酮炔雌醇片中的孕激素制剂,具有抗盐皮质激素和抗雄激素的作用,但有研究表明可能增加血栓及脑卒中的风险。此外,人工合成的强效孕激素如甲羟孕酮及甲地孕酮还可用于子宫内膜癌、肾癌、前列腺癌及乳腺癌的辅助治疗。

2. 抗孕激素类药物　抗孕激素类药物是指能与孕激素受体结合的化合物,它一般具有或不具有微弱的雌激素活性,当有孕激素存在时表现出较强的抗孕激素作用。常用药物包括:孕酮受体拮抗剂,如米非司酮、孕三烯酮等;3β-羟甾脱氢酶(3β-SDH)抑制剂,如环氧司坦等。

(1)米非司酮:为受体水平抗孕激素药,具有终止早孕、抗着床、诱导月经及促进宫颈成熟等作用,与孕酮竞争受体而达到拮抗孕酮的作用,与糖皮质激素受体亦有一定结合力。米非司酮能明显增高妊娠子宫对前列腺素的敏感性。小剂量米非司酮序贯合并前列腺素类药物,可得到满意的终止早孕效果。主要适应证为抗早孕、催经止孕、胎死宫内引产等。

(2)孕三烯酮:为中等强度孕激素,是一种人工合成的三烯-19-去甲甾类化合物,具有激素和抗激素的复杂特性,既具有较强的抗孕激素和抗雌激素活性,又有很弱的雌激素和雄激素作用。

主要适应证:用于子宫内膜异位症及子宫肌瘤的治疗。也用作探亲避孕或事后避孕药。对于早期妊娠如与前列腺素合用,可提高引产成功率。育龄女性避孕,抗早孕。

(3)环氧司坦:为3β-羟甾脱氢酶抑制剂,能抑制卵巢和胎盘孕酮的合成,降低体内孕酮水平,导致流产。因此,其临床适应证为用于抗早孕,如与前列腺素合用,效果更好。

(三)雄激素、同化激素及抗雄激素类药物

1. 雄激素类药物　女性体内的雄激素主要来源于肾上腺,少部分由卵巢分泌。其生理作用包括①对女性生殖系统的影响:自青春期开始,雄激素分泌增加,促使外生殖器的发育,促使阴毛、腋毛的生长。但雄激素过多会对雌激素产生拮抗作用,如减缓子宫及其内膜的生长发育,抑制阴道上皮的增生和角化等。②对机体代谢功能的影响:雄激素促进蛋白合成,促进肌肉生长,并刺激骨髓中红细胞的增生。在性成熟期前,促使长骨骨基质生长和钙的保留;性成熟后可导致骨骺的关闭,使生长停止。可促进肾远曲小管对水和钠的重吸收并保留钙。

常用的雄激素制剂包括天然雄激素如睾酮,及人工合成的睾酮衍生物,临床常用制剂包括甲睾酮、丙酸睾酮、苯乙酸睾酮等。

雄激素类药物的临床适应证:最常用于男性性激素缺乏或性功能低下等情况,此外常用于一些雌激素依赖性肿瘤如乳腺癌、卵巢癌等治疗。在妇科应用的主要适应证为月经过多、子宫肌瘤及子宫内膜异位症,因其具有较强的雄激素作用,现已少用。

2. 同化激素类药物　同化激素是一类蛋白同化作用较强、雄激素作用较弱的睾酮衍生物,称蛋白同化激素,是一类能够促进细胞的生长与分化,使肌肉扩增,甚至增加骨骼的强度与大小的甾体激素。同化激素是由天然来源的雄性激素经结构改造,降低雄激素活性,提高蛋白同化活性而得到的半合成激素类药物,从而减少临床应用时,尤其是女性患者使用时的限制。妇科常用同化激素包括达那唑、替勃龙等。

(1)达那唑:具有弱雄激素活性,兼有蛋白同化作用和抗雌激素作用,但无孕激素和雌激素活性。达那唑是促性腺激素抑制药,可使卵泡刺激素和黄体生成素的释放减少。可经口服给药,也可为栓剂,经阴道给药。其能作用于子宫内膜细胞的雌激素受体部位,抑制雌激素的效能,使子宫内膜萎缩,导致不排卵及闭经,最长可持续 6~8 个月之久。因此,其妇产科临床适应证为治疗子宫内膜异位症。

(2)替勃龙:口服后迅速代谢成 3 种代谢产物,即 3α-OH 代谢产物、3β-OH 代谢产物及 Δ-4 异构体,前两个代谢产物具有雌激素样活性,而第 3 种代谢产物具有孕激素及雄激素样活性。

其临床适应证为:

(1)用于自然和手术引起绝经后雌激素降低所致的各种症状,如潮热、情绪改变、盗汗、睡眠障碍、头晕、麻刺感,以及肌肉、关节和骨骼疼痛等。并可改善泌尿生殖道局部症状,如萎缩性阴道炎、排尿疼痛、性交疼痛、反复尿路感染、尿失禁等。

(2)预防绝经后的骨质疏松。

3. 抗雄激素类药物　是指在靶器官受体水平拮抗雄激素的药物,主要为雄激素受体拮抗剂。包括甾体类雄激素受体拮抗剂,妇科临床应用较多者为醋酸环丙孕酮,另有非甾体类雄激素受体拮抗剂,如氟他胺、比卡鲁胺及非那雄胺等,妇科应用较少,常应用于良恶性前列腺疾病的治疗等。

临床常用药物适应证:

(1)醋酸环丙孕酮:药理作用前已介绍,其临床常用于治疗男性性欲异常、妇女多毛症、痤疮、青春期早熟、性欲亢进及前列腺癌。妇科常与雌激素联用制成短效复方口服避孕药。

(2)其他非类固醇类雄激素拮抗剂主要用于前列腺癌的治疗,无妇科应用指征。

二、促性腺激素类药物

女性促性腺激素包括垂体分泌的黄体生成素和卵泡刺激素,刺激卵巢中卵泡的发育及性激素的生成和分泌;人胎盘分泌的绒毛膜促性腺激素(human chorionic gonadotropin,HCG)可促进妊娠黄体分泌孕酮。

临床上所用的促性腺激素类药物多为从孕妇或绝经期妇女的尿液中提取的活性物质,常用药物包括:绒毛膜促性腺激素(HCG)、尿促性素(human menopausal gonadotropin,HMG)。

(一)绒毛膜促性腺激素

绒毛膜促性腺激素可从胎盘中提取,也可以从孕妇尿中获得。与 LH 作用相似,而

FSH 样作用甚微。能够促使卵泡成熟及排卵,并使卵泡排卵后转变为黄体,促使其分泌孕激素。

在男性具有促间质细胞激素作用,能促进生精小管功能,促使性器官和第二性征发育、成熟,促使睾丸下降,并促使精子生成。因其可在消化道内破坏,予以注射给药。

妇科临床适应证常用于:①无排卵性不孕症诱发排卵;②黄体功能不足;③因黄体功能不足所致先兆流产或习惯性流产;④功能失调性子宫出血;⑤无排卵性不孕等。

(二)尿促性素

本品为绝经妇女尿中提取的促性腺激素,含有 FSH 与 LH,具有两者的作用,其中 LH 与 FSH 效价的比值约为 1。对女性能促进卵泡的发育和成熟,促使卵泡分泌雌激素,使子宫内膜增生。其后加用绒促性素,能增强促排卵作用。对男性则能促使睾丸生精小管发育,促进生精细胞分裂和精子成熟。口服吸收很少,仅在肌内注射能吸收。

其妇科临床适应证为:用于促性腺激素分泌不足所致的原发性或继发性闭经,无排卵性不孕症,多囊卵巢综合征,辅助生殖中对正常排卵妇女刺激促超排卵等。

三、促性腺激素释放激素及促性腺激素释放激素类似物、促性腺激素释放激素拮抗剂

(一)促性腺激素释放激素及促性腺激素释放激素类似物

促性腺激素释放激素是下丘脑分泌产生的神经激素,能够刺激垂体产生 LH 及 FSH,从而促进卵泡的发育成熟及性激素的分泌,具有重要的作用。临床上使用的 GnRH 主要为戈那瑞林。促性腺激素释放激素类似物为人工合成的促性腺激素释放激素九肽类似物,临床常用药物有曲普瑞林、戈舍瑞林及亮丙瑞林等,因其具有更长效及更强的生物学作用,应用更为广泛。

首次给药初期,GnRH 或 GnRH-a 具有短暂刺激 FSH 和 LH 升高及反跳作用,使卵巢性激素短暂升高,称为点火效应。持续应用后,则垂体受体被全部占满和耗尽,对 GnRH 或 GnRH-a 不再敏感,即垂体 GnRH-a 或 GnRH-a 受体脱敏,使 FSH 和 LH 大幅下降,导致卵巢性激素明显下降至近似于绝经期或手术去势水平。

相关临床药物及其适应证分述如下。

1. 戈那瑞林 戈那瑞林为人工合成的 GnRH,又称促黄体素释放素(LHRH),在体内系由下丘脑分泌,它能刺激腺垂体分泌促性腺激素,即 FSH 和 LH。戈那瑞林口服从胃肠道很少吸收,常以静脉滴注等途径给药。

适应证包括:

(1)用于垂体兴奋试验,以鉴别诊断生殖障碍病因。

(2)治疗下丘脑异常所致无排卵性女性不孕,或男性生精异常所致不育。

(3)用于垂体肿瘤术后或放疗后残余垂体促性腺激素功能的测定。

(4)用于因下丘脑病变所致的青春期发育迟缓。

（5）治疗激素依赖性前列腺癌和乳腺癌，子宫内膜异位症的治疗。

2. 促性腺激素释放激素类似物　戈舍瑞林、曲普瑞林、亮丙瑞林等药物均为促性腺激素释放激素类似物（GnRH-a），在首次给药后能立即产生一过性的垂体-性腺系统兴奋作用（急性作用），然后抑制垂体生成和释放促性腺激素。它还进一步抑制卵巢和睾丸对促性腺激素的反应，从而降低雌二醇和睾酮的生成（慢性作用）。

临床适应证为：子宫内膜异位症；伴有月经过多、下腹痛、腰痛及贫血等的子宫肌瘤；绝经前乳腺癌，且雌激素受体阳性患者；前列腺癌；中枢性性早熟症等。

（二）促性腺激素释放激素拮抗剂

促性腺激素释放激素拮抗剂（GnRH-ant）是一组通过竞争性结合 GnRH 受体，抑制内源性 GnRH 活性，快速阻断 GnRH-LH 作用，诱发低雌激素血症的药物。GnRH 拮抗剂不影响下丘脑正常的 GnRH 合成，仅在靶组织 GnRH 受体水平拮抗 GnRH 作用，也无 GnRH-a 的急性期效应，降调和垂体脱敏作用快捷，治疗周期短，停药后功能恢复快，患者的耐受性和依从性良好，临床应用可显著地减少促性腺激素用量，降低多卵发育，现已发展成为治疗妇科内分泌疾病和肿瘤的安全和有效的药物。目前上市的 GnRH 拮抗剂为西曲瑞克和加尼瑞克。

药物适应证：本品在接受辅助生殖技术控制性卵巢刺激方案的妇女中使用，用于预防过早出现黄体生成素峰。

第三节　相关法律及技术规范要点

一、相关法律及指导原则

女性生殖系统激素类药物的临床试验能够帮助我们认识新型女性生殖系统激素类药物的安全性及有效性。新型女性生殖系统激素类药物，在申报时就需符合我国《药品注册管理办法》中的药物临床使用相关规定，还应遵循国际人用药品注册技术要求协调会（ICH-GCP）技术要求、我国《中华人民共和国药品管理法》及其实施条例、《药品注册管理办法》、《药物临床试验质量管理规范》等药品临床研究的一般法律及规定，同时也要遵循已发布的其他相关临床研究技术指导原则，如《化学药物临床药代动力学研究技术指导原则》《化学药物和生物制品临床试验的生物统计学技术指导原则》《化学药物临床试验报告的结构与内容技术指导原则》等。

此外，对于女性生殖系统激素类药物，部分适应证也有一些相关国内外技术指导原则。如改善更年期综合征的临床试验，可参考 2011 年由我国国家食品药品监督管理局颁布的《中药、天然药物治疗女性更年期综合征临床研究技术指导原则》。FDA 1994 年颁布的《预防和治疗绝经后骨质疏松症药物研究指导原则（非临床和临床）》，2003 年颁布的《治疗血管舒缩症及外阴、阴道萎缩症状的雌激素和雌孕激素药物临床研究指导原则》，欧盟 EMA 2005 年颁布的《绝经后妇女雌激素缺乏症的激素替代疗法药物临床研究指导原则》也可作为参考。且部分女性生殖系统激素类药物有治疗不孕及流产等作用,在试验中也可参考 FDA 2004 年颁布的《妊娠妇女药代动力学研究指导原则》及 2005 年颁布的《妊娠妇女药物暴露风险评估指导原则》。但随着循证医学证据的不断涌现以及治疗理念的改变,当时的指导原则可能已不再适用。虽然欧美国家及我国不断更新指导原则,但仍需注意,一般情况下指导原则是建议性质的,不是新药上市注册的强制要求。

二、方案设计应遵循的原则

药物临床试验是否成功,很大程度上依赖于临床试验设计。女性生殖系统药物与其他药物临床试验设计比较,具有大致一样的试验流程,也都应遵守药物临床试验的基本原则。

根据药物临床试验质量管理规范,药物临床试验的试验方案内容应包括:试验题目;试验目的、背景;申办方及研究者情况;试验设计的类型、随机化分组方法及设盲的水平;受试者选择;试验病例数;试验用药品相关内容;拟进行临床和实验室检查的项目、测定的次数和药动学分析等;试验用药品的登记与使用记录、递送、分发方式及储藏条件;临床观察、随访和保证受试者依从性的措施;终止临床试验的标准、结束临床试验的规定;疗效评定标准;不良事件管理;试验用药品编码的建立和保存,揭盲方法和紧急情况下破盲的规定;以及实验相关伦理学等。药物试验方案设计要具有代表性、合理性、重复性、随机性及科学性,同时还应符合伦理道德,且应在充分了解所试验药物的临床前药理、毒理实验,临床预试验情况,处方组成与方解、工艺、质量资料及药政管理部门对申请临床试验的审查意见的基础上,制订针对性强、完善的试验方案。

第四节 受试者特征及选择

如前所述,女性生殖系统激素类药物种类繁多,包括性激素及抗性激素类药物,促性腺激素类药物,GnRH、GnRH-a 及 GnRH 抑制剂等。每种药物均有其自身的适应证,此外某些适应证,多种药物均可起作用。前已将各种不同类型药物的适应证进行详细说明,在此将其主要的涉及妇产科用药的适应证进行总结,包括:

1. 雌激素/雌孕激素联合、部分同化激素等可用于绝经后妇女雌激素缺乏症状及绝经后骨质疏松的预防及治疗。

2. 雌激素/孕激素/雌孕激素联合、抗雌激素、部分雄激素、GnRH 等可用于排卵障碍导致的闭经及异常子宫出血的治疗。

3. 孕激素/雌孕激素联合(包括复方口服避孕药)及抗孕激素类药物可用于避孕、抗生育、引产等。

4. 抗雌激素、孕激素、部分同化激素等具有治疗经前期综合征的作用。

5. 雄激素、部分同化激素、GnRH、GnRH-a 及 GnRH 拮抗剂等药物可用于子宫肌瘤、子宫内膜异位症的治疗。

6. 部分孕激素、HCG 可用于先兆流产及复发性流产的治疗。

7. Gn 类药物及 GnRH、GnRH-a 和 GnRH 拮抗剂等药物可用于排卵障碍及辅助生殖技术前促排卵治疗。

8. 此外,部分女性生殖系统激素类药物具有治疗激素依赖性恶性肿瘤的作用,如前列腺癌、乳腺癌及子宫内膜癌等。

对于上述适应证,其中避孕、抗生育、引产等相关适应证将在"第五章 女性避孕药临床试验"中详细叙述,而女性相关的激素依赖性恶性肿瘤,如乳腺癌、子宫内膜癌等适应证在"第二章 抗女性生殖系统肿瘤药物临床试验"中详细说明。其余适应证包括绝经后妇女雌激素缺乏症状治疗、绝经后骨质疏松的预防及治疗、排卵障碍、异常子宫出血、子宫肌瘤、子宫内膜异位症的药物临床试验设计相关内容,则是本部分内容的重点内容。

一、适应证

(一) 绝经期综合征

绝经(menopause)指月经永久性的停止,可分为自然绝经和人工绝经。自然绝经是指卵巢内卵泡生理性耗竭所致的绝经,而人工绝经指双侧卵巢经手术切除或放射线照射等所致的绝经。绝经期综合征(menopausal syndrome)则指妇女绝经前后出现性激素波动或减少所致的一系列躯体及精神心理症状。

由于卵巢功能的衰退,绝经前后的内分泌变化呈现为下丘脑-垂体功能退化。卵巢功能衰退的最早征象是卵泡对 FSH 敏感性降低,FSH 水平及 GnRH 水平升高。因此,绝经过渡早期雌激素水平波动很大,由于 FSH 升高对卵泡过度刺激引起雌二醇分泌过多,甚至可高于正常卵泡期水平。整个绝经过渡期雌激素水平并非逐渐下降,而是在卵泡完全停止生长发育后,雌激素水平迅速下降。绝经后卵巢极少分泌雌激素,仅有低水平的来自于肾上腺皮质及卵巢雄烯二酮经周围组织中芳香化酶转化的雌酮。绝经过渡期有排卵时可有孕激素分泌,但因卵泡期延长、黄体功能不良等导致孕酮分泌减少;而绝经后因无排卵,则无孕激素分泌。此外,绝经后来源于卵巢间质细胞及肾上腺的雄激素总体水平也下降。

1. 主要临床表现　基于绝经前后女性内分泌的上述变化,绝经期综合征的临床表现包括:

(1)近期症状

1)月经紊乱:是绝经过渡期的常见症状,由于稀发排卵或无排卵所致,表现为月经周期不规则,经期持续时间长及经量增多或减少等。

2)血管舒缩症状:主要表现为潮热,为血管舒缩功能不稳定所致,是雌激素降低的特征性症状。其特点是反复出现短暂的面部和颈部皮肤阵阵发红,伴有热感,继而出汗。一般持续1~3分钟,症状轻者每日发作数次,重者十余次甚至更多,夜间易促发。可影响妇女的工作、生活和睡眠,是绝经后期妇女需要性激素治疗的主要原因。

3)自主神经失调症状:常出现心悸、眩晕、头痛、失眠等自主神经失调症状。

4)精神神经症状:常表现为注意力不集中,情绪波动大,记忆力减退等。

(2)远期症状

1)泌尿生殖道症状:主要表现为泌尿生殖道萎缩症状,出现阴道干燥、性交困难、盆腔脏器脱垂、排尿困难及反复发生的尿路感染。

2)骨质疏松:绝经后雌激素缺乏,使骨质吸收速度快于骨质生成,50岁以上妇女半数以上会发生绝经后骨质疏松,一般在绝经后5~10年内,严重者易骨折,多发生于椎体等部位。

3)阿尔茨海默病及心血管病变。

绝经期综合征的治疗及临床研究中,判定症状的严重程度十分重要。在临床上,可将发热潮红的严重程度定义如下。①轻度:感觉热但无汗;②中度:感觉热而有汗,能够继续活动;③重度:感觉热而有汗,导致活动中止。而与绝经相关的中度至重度外阴及阴道萎缩症状包括阴道干燥、阴道和/或外阴刺激、排尿困难、性生活相关阴道疼痛、性生活相关阴道出血等,经患者自身判定可分为没有、轻度、中度及重度。此外,对于绝经期综合征的严重程度,也可根据改良Kupperman评分法进行判断,详见表3-1。

表3-1 改良Kupperman评分标准

症状	基本分	程度评分			
		0	1	2	3
潮热出汗	4	无	<3次/d	3~9次/d	≥10次/d
感觉异常	2	无	与天气有关	平常有冷热痛麻木感	冷热痛感丧失
失眠	2	无	偶尔	经常,安眠药有效	影响工作生活
情绪波动	2	无	偶尔	经常,无自知觉	自知,不能自控
抑郁、疑心	1	无	偶尔	经常,能自控	失去生活信心
眩晕	1	无	偶尔	经常,不影响生活	影响生活
疲乏	1	无	偶尔	上4楼困难	日常生活受限
骨关节痛	1	无	偶尔	经常,不影响功能	功能障碍
头痛	1	无	偶尔	经常,能忍受	需服药
心悸	1	无	偶尔	经常,不影响	需治疗
皮肤蚁走感	1	无	偶尔	经常,能忍受	需治疗
性生活	2	正常	性欲下降	性生活困难	性欲丧失
泌尿感染	2	无	偶尔	>3次/年,能自愈	>3次/年,需服药

注:①症状评分=基本分×程度评分;②各项症状分相加之和为总分。

评分将各症状分为"无症状"(总分 0~6),"轻度"(总分 7~15),"中度"(总分 16~30),"重度"(总分>30)。

2. 辅助检查　选择性激素测定有助于判断卵巢功能。①FSH>40U/L 提示卵巢衰竭；②抑制素 B(inhibin B,INHB):当血清 INHB≤45ng/L,是卵巢功能减退的最早标志,比 FSH 更敏感；③抗米勒管激素(anti-Müllerian hormone,AMH):AMH≤0.5~1.0ng/ml 预示卵巢储备功能下降。

3. 诊断标准

(1)绝经的诊断:2015 年 11 月英国国家卫生与保健优化研究所(NICE)发布了《绝经诊断和管理指南》,其中绝经的诊断如下。

在下述情况下对年龄超过 45 岁的健康女性诊断绝经:至少 12 个月没有月经来潮,且没有应用激素类避孕药,或者没有子宫的女性有绝经症状。

仅在下述情况下考虑检查卵泡刺激素(FSH):40~45 岁有绝经症状(包括月经周期改变)或小于 40 岁、怀疑绝经的女性；而且都没有应用联合避孕药或大剂量雌激素。

此外,行或未行子宫切除的双侧附件切除术后 6 周诊断为人工绝经。

(2)绝经期综合征的诊断:结合病史及临床表现,必要时辅助上述绝经诊断的辅助检查即可诊断为绝经期综合征。

4. 治疗　治疗目标:缓解近期症状,并能早期发现、有效预防骨质疏松、动脉硬化等老年性疾病。

除了一般的心理疏导、对症等治疗外,绝经期的激素补充治疗(HRT)是其治疗的重要方法。但应注意激素补充治疗的禁忌证:①已知或可疑妊娠、原因不明的阴道出血；②已有或可疑乳腺癌、与性激素相关的恶性肿瘤,脑膜瘤(禁用孕激素)等；③最近 6 个月内有活动性静脉或动脉血栓栓塞性病等、严重肝肾功能障碍、卟啉症、耳硬化症、系统性红斑狼疮等。

(二)绝经后骨质疏松症

骨质疏松通常被定义为一种正常矿化的骨骼单位体积骨量(密度)降低的状态。但是,骨矿物密度降低不是骨强度降低的唯一异常。骨可能不再提供足够的机械支持,并使无撞伤或轻微撞伤条件下的骨折危险性增大。尽管骨质疏松可能伴发于和继发于各种全身性疾病,如库欣综合征、甲状腺功能亢进,但大多数患者并不能找到明确的病因。即使不是所有人,但大多数人都会从 50 岁后开始出现与年龄相关的骨净丢失。

有人试图将退化性骨质疏松分为两种不同类型(Ⅰ型和Ⅱ型)。尽管这两种类型的分类方法,没有被普遍接受,但可作为选择治疗方案的有用工具。Ⅰ型骨质疏松为妇女绝经后导致加速的骨丢失(主要是骨小梁),这种骨丢失是由绝经因素(主要是雌激素缺乏)引起的,椎骨压缩和桡骨远端骨折在Ⅰ型骨质疏松中常见。Ⅱ型(与年龄有关)骨质疏松累及 70 岁以上的男性和妇女,具有小梁骨和皮质骨逐渐(几十年间)丢失的特点,这是由衰老因素引起的。在患有Ⅱ型骨质疏松的妇女中,雌激素缺乏也是总体骨丢失的原因之一。椎骨(楔形)和髋部骨折在Ⅱ型骨质疏松中常见。骨质疏松患者的骨质丢失一般涉及整个骨骼系统,包括中轴及肢体骨的皮质骨和小梁骨部分。骨丢失速度可能不同,在骨骼某些部位可能骨丢失较早和快,在绝经后开始5~10年,骨丢失呈现加速,此后,骨丢失速度减慢并持续至20年左右。

1. 主要临床表现　许多骨质疏松症患者是没有症状的,背部阵痛有可能伴发椎骨骨折,但这种骨折往往不伴发疼痛。慢性疼痛一般由肌肉痉挛、神经末梢刺激和/或继发于原有骨折及骨畸形的退化性关节炎引起,严重的椎体变形一般会导致明显的背痛和活动受限。

2. 辅助检查及诊断

(1)脆性骨折:是骨强度下降的最终体现,有过脆性骨折临床上即可诊断骨质疏松症。

(2)骨密度测定:骨骼矿物质密度(BMD)简称骨密度,是目前诊断骨质疏松,预测骨质疏松性骨折风险,监测自然病程,以及评价药物干预疗效的最佳定量指标。骨密度仅能反映大约70%的骨强度。骨折发生的危险与低BMD有关,若同时伴有其他危险因素会增加骨折的危险性。

1)骨密度测定方法:双能X射线吸收法(DXA)是目前国际学术界公认的骨密度检查方法,其测定值作为骨质疏松症的诊断"金标准"。其他骨密度检查方法如单光子γ射线吸收法(SPA)、单能X射线吸收法(SXA)、定量计算机断层成像(QCT)等根据具体条件也可用于骨质疏松症的诊断参考。

2)诊断标准:建议参照世界卫生组织(WHO)推荐的诊断标准。基于DXA测定:骨密度值低于同性别、同种族健康成人的骨峰值不足1个标准差属正常;降低1~2.5个标准差之间为骨量低下(骨量减少);降低程度等于和大于2.5个标准差为骨质疏松;骨密度降低程度符合骨质疏松诊断标准同时伴有一处或多处骨折时为严重骨质疏松。现在也通常用T-score(T值)表示,即T值≥ -1.0为正常。

3)骨密度测定临床指征:女性65岁以上,无其他骨质疏松危险因素;女性65岁以下和有一个或多个骨质疏松危险因素;有脆性骨折史和/或脆性骨折家族史的女性成年人;各种原因引起的性激素水平低下的女性成年人;X线摄片已有骨质疏松改变者;接受骨质疏松治疗进行疗效监测者;有影响骨矿代谢的疾病和药物史。

(3)其他评估(筛查)方法

1)定量超声测定法(QUS):对骨质疏松症的诊断也有参考价值,目前尚无统一的诊断标准。在预测骨折的风险性时有类似于DXA的效果,且经济、方便,更适合用于筛查,尤其适用于孕妇和儿童。但监测药物治疗反应尚不能替代对腰椎和髋部骨量(骨矿含量)的直接测定。

2)X线摄片法:可观察骨组织的形态结构,是对骨质疏松症所致各种骨折进行定性和定位诊断的一种较好的方法,也是一种将骨质疏松症与其他疾病进行鉴别的方法。常用摄片部位包括椎体、髋部、腕部、掌骨、跟骨和管状骨等。受多种技术因素影响,用X线摄片法诊断骨质疏松症的敏感性和准确性较低,只有当骨量下降30%才可以在X线摄片中显现出来,故对早期诊断的意义不大。由于骨质疏松症患者常缺乏明显症状,所以很多人是在体检或因其他目的摄片时才被发现的,如椎体骨折。如果腰痛加重、身高明显降低时,应该进行椎体 X 线摄片。

3. 治疗

(1)非药物治疗:包括饮食治疗和体育治疗。

(2)药物治疗:是比较传统的方法,是针对骨质疏松症患者的体内代谢异常,采用药物进行调整。

1)性激素补充疗法:是防治绝经后骨质疏松症的首选药物。雌二醇 1~2mg/d;己烯雌酚 0.25mg,每晚;复方雌激素 0.625mg/d;尼尔雌醇 2mg/半个月;替勃龙 2.5mg/d。

2)此外还可应用降钙素、维生素 D、钙制剂、氟化物及骨肽片等药物。

(三)排卵障碍

排卵障碍(ovulation obstacle),又称为不排卵,是女性不孕症的主要原因之一,占 25%~30%。排卵障碍除引起不孕外,还可导致月经失调、闭经、多毛、肥胖等症状。另外,如果长期不排卵,性激素代谢紊乱,子宫内膜过度增生而无周期性孕激素的对抗作用,易发生子宫内膜癌及乳腺癌。卵泡发育及排卵是由下丘脑-垂体-卵巢轴(HPOA)调控的,所以性腺轴的任何一个部位异常都可引起排卵障碍。

根据 HPOA 发生病变的部位其病因可分为:

(1)下丘脑性不排卵:①器质性病变,如颅咽管瘤、外伤、感染及先天发育异常。②功能性病变,如精神病及过度紧张;体重过轻或过重超过标准体重 85%~120%;剧烈运动;药物:长期服用氯丙嗪、避孕药等。

(2)垂体性无排卵:①垂体肿瘤,如垂体腺瘤;②损伤,缺血(希恩综合征)、炎症、放射、手术;③空蝶鞍综合征。

(3)卵巢性无排卵:①先天性卵巢发育异常,如染色体核型为 45,XO;47,XXX 等;②Gn 不敏感综合征,表现为卵巢内有大量始基卵泡存在少见窦状卵泡,无成熟卵泡,患者体内 Gn 水平升高,但卵巢对高水平的 Gn 无反应,在 Gn 不敏感综合征中,升高的 Gn 可能与自身免疫障碍有关;③卵巢早衰:<40 岁闭经,FSH 及 LH>40U/L,E_2<50pg/ml;④多囊卵巢综合征(PCOS);⑤未破卵泡黄素化综合征(LUF)。

(4)其他内分泌腺的影响:如甲状腺、肾上腺等。

1. 排卵障碍的分类　WHO 分类系统采用 3 个参数对患者分类:内源性催乳素水平(PRL)、内源性促性腺激素(LH 和 FSH)水平及内源性雌激素水平。

Ⅰ型:内源性促性腺激素降低,内源性雌激素水平极低,即低促性腺激素性的性腺功能减退,为下丘脑-垂体衰竭所致,表现为 FSH 低,E_2 低。

Ⅱ型:促性腺激素水平相对正常或升高但有一定的内源性雌激素,为下丘脑-垂体功能障碍所致,表现为 FSH 正常,E_2 正常,PRL 正常。

Ⅲ型:高促性腺激素性的性腺功能低下,为卵巢衰竭所致,表现为 FSH 高,E_2 低,PRL 不高。

Ⅳ型:反复雌激素给药治疗没有撤退性出血,为先天性或获得性生殖道疾病所致。

Ⅴ型:下丘脑-垂体区域有占位性病变,并伴有高催乳素血症。

Ⅵ型:未见下丘脑-垂体区域有占位性病变,但有高催乳素血症。

Ⅶ型:下丘脑-垂体区域有占位性病变,但不伴有催乳素水平升高,表现为内源性 E_2 低,而 FSH 和 PRL 水平正常或降低。

约97%的无排卵患者为 WHO 分类的第Ⅱ类,也是引起排卵障碍性不孕及促排卵治疗的主要类型。

2. 主要临床表现

(1)月经不调:排卵障碍的最直接的表现症状就是月经失调、闭经等。

(2)不孕:排卵障碍是不孕症的重要原因,排卵障碍影响成熟卵子的产生及排出,从而降低受孕概率甚至引起不孕。

(3)其他异常:如合并雄激素过多者可有高雄激素体征,如多毛、痤疮、肥胖等,如合并有高催乳素血症,可有泌乳症状等。

3. 辅助检查及诊断

(1)基础体温测定:每天早晨醒来后口表测量基础体温(BBT),并按周期标记出变化曲线。基础体温曲线应呈双相形式,高温相应维持10天以上。意义在于:①可以回顾性分析本周期是否发生排卵;②分析是否可能有黄体期过短的征象。

(2)宫颈黏液测定:排卵前宫颈黏液稀薄、透明、拉丝度长,排卵后呈黏稠、浑浊和白色。识别宫颈黏液的性状,意义在于:可以鉴别是否即将排卵或已经排卵。

(3)子宫内膜组织学检查:在月经前或刚刚来时诊刮取子宫内膜进行组织学检查,如果没有服用孕激素类药物,分泌期子宫内膜就是有排卵作用的内膜。

(4)B超监测:经阴道的B超检查监测卵泡发育和子宫内膜形态,已经成为最普及的手段。动态地测量卵泡的直径,观察卵泡的破裂,观测子宫内膜的厚度和形态,非常精确、方便、无创伤且廉价。一般直径18~25mm的卵泡中的卵子具有受精和发育的能力,子宫内膜在排卵前的厚度应在9~13mm为最好。

(5)激素测定:在月经周期的第3~5天(从月经第1天算起),检测血 FSH、LH、E_2、T、PRL 等激素的水平,可以评估卵巢的功能。其他对胰岛素、糖耐量试验、性激素结合球蛋白、硫酸脱氢表雄酮等的测定,还可以帮助医师判断排卵障碍的原因。

结合患者病史、体征及其相应的辅助检查结果,排卵障碍不难确诊。

4. 治疗　排卵障碍性疾病,当患者无生育要求时常以调整内分泌紊乱,调整月经治疗为主;而当有生育要求时,常用的治疗方法为诱发排卵治疗。常在调整生活方式、必要的抗雄激素治疗等基础治疗后可进行促排卵治疗,常用药物包括氯米芬、促性腺激素及促性腺激素释放激素及其类似物等。此外如合并器质性病变,则需进行相应治疗。

(四)子宫肌瘤

子宫肌瘤是女性生殖器官中最常见的一种良性肿瘤,也是人体中最常见的肿瘤之一,子宫肌瘤主要是由子宫平滑肌细胞增生而成,其中有少量纤维结缔组织作为一种支持组织而存在。

子宫肌瘤按其与子宫肌壁的关系可分为 3 大类:①浆膜下肌瘤,约占 20%,肌瘤向子宫浆膜面生长,并突出于子宫表面,肌瘤表面仅有子宫浆膜覆盖;②肌壁间肌瘤,占 60%~70%,肌瘤位于子宫肌壁间,周围均被肌层覆盖;③黏膜下肌瘤,占 10%~15%,肌瘤向宫腔方向生长,突出于宫腔,仅为黏膜层覆盖。

此外 2011 年,国际妇产科联盟(FIGO)将黏膜下肌瘤分为:0 型,完全突出于宫腔内;Ⅰ型,不足 50%瘤体位于子宫肌层内;Ⅱ型,大于 50%瘤体位于子宫肌层内。子宫肌瘤可单发,但常为多个,大于等于两个肌瘤发生在同一子宫称为多发子宫肌瘤。

1. 主要临床表现　子宫肌瘤多无明显临床症状,仅在体检时偶然发生。部分有症状的子宫肌瘤其症状常与子宫肌瘤部位、有无变性相关,而与肌瘤大小、数目关系不大。

(1)经量增多及经期延长:是子宫肌瘤最常见症状,多见于子宫肌壁间肌瘤和黏膜下肌瘤,其中黏膜下肌瘤伴有坏死感染时可有不规则阴道流血,或血样脓性排液,而浆膜下肌瘤较少出现月经改变。

(2)腹部包块:多在子宫肌瘤长出盆腔后发现,在清晨空腹膀胱充盈时明显,肿块一般位于下腹正中,呈实性,可活动,无压痛,生长缓慢,以浆膜下肌瘤多见。

(3)阴道分泌物增多:肌壁间肌瘤使宫腔面积增大,内膜腺体分泌增多,并伴有盆腔充血导致白带增多。脱出于阴道内的黏膜下肌瘤,其表面易感染、坏死,产生大量脓血性排液及腐肉样组织排出,伴臭味。

(4)压迫症状:肌瘤增大,可压迫邻近器官,产生各种症状,尤多见于子宫体下段及宫颈部肌瘤。子宫前壁压迫膀胱则产生尿频、尿急、排尿困难或尿潴留等;子宫后壁肌瘤可压迫直肠产生下腹坠胀不适、排便困难;少数情况下阔韧带肌瘤压迫输尿管引起肾盂积水。

(5)其他:常见下腹坠胀、腰酸背痛,经期加重。黏膜下和引起宫腔变形的肌壁间肌瘤可引起不孕或流产。

子宫肌瘤较小、位置较深时可能无明显体征,如肌瘤较大、浆膜下等可在妇科检查时扪及子宫增大,表面可扪及不规则单个或多个结节状突起。如为黏膜下肌瘤脱出于宫颈口外可见宫颈口处肿物,粉红色,表面光滑,宫颈周边清楚,如伴有感染时可有坏死、出血及脓性分泌物等。

2. 辅助检查及诊断　根据子宫肌瘤病史、体征,诊断多无困难,但有时也需借助于辅助检查。最常用的辅助检查的手段为超声检查,能够区分肌瘤和其他盆腔肿块。MRI 可准确判断肌瘤大小、数目和位置,对于子宫肌瘤恶变及子宫肉瘤也有较高的诊断价值。如有需要还可选择宫腔镜、腹腔镜等。

3. 治疗　子宫肌瘤的治疗分为随访观察、药物治疗及手术治疗。

(1)随访观察:常适用于无症状的肌瘤患者,一般不需治疗,每 3~6 个月随访 1 次,若肌瘤明显增大或出现症状可考虑相应的处理。

(2)药物治疗:子宫肌瘤是性激素依赖性肿瘤,临床采用激素类药物治疗,其药物治疗主要用于减轻症状或术前缩小肌瘤体积。主要治疗药物包括①雄激素类药物：可增强子宫平滑肌收缩，减少月经。②促性腺激素释放激素类似物：大剂量或长期非脉冲式给药可产生抑制 FSH 和 LH 分泌，降低雌二醇到绝经水平，可缓解肌瘤症状，并抑制肌瘤生长，但停药后又逐渐增大到原来大小。故 GnRH-a 主要用于术前缩小肌瘤，降低手术难度或使腹腔镜手术成为可能；或控制症状，有利于纠正贫血；或近绝经妇女提前过渡到自然绝经，避免手术。③米非司酮：也可作为术前用药或提前绝经用药，但不宜长期应用。

（3）手术治疗：子宫肌瘤的手术指征包括月经过多致贫血，药物治疗无效；严重腹痛、性交痛或慢性腹痛、有蒂肌瘤扭转引起的急性腹痛；体积大或引起膀胱、直肠等压迫症状；能确定肌瘤是不孕或反复流产的唯一原因者；疑有肉瘤变。

手术方式应根据子宫肌瘤的位置及患者年龄综合考虑。包括：子宫肌瘤切除术和子宫切除术；手术途径可采用开腹、经阴道、经宫腔镜或腹腔镜辅助下手术。

（五）子宫内膜异位症

子宫内膜异位症（endometriosis，EMT）是育龄妇女常见的疾病之一，近年来发病率明显增高，为 10%～15%。子宫内膜异位症是指具有生长功能的子宫内膜组织（腺体和间质）出现在子宫腔被覆内膜及宫体肌层以外的其他部位。异位子宫内膜可以侵犯全身任何部位，但绝大多数位于盆腔内，其中宫骶韧带、直肠子宫陷凹及卵巢为最常见的受侵犯部位。

1. 临床病理类型

（1）腹膜型子宫内膜异位症或腹膜子宫内膜异位症：腹膜型子宫内膜异位症或腹膜子宫内膜异位症（peritoneal endometriosis）指盆腔腹膜的各种子宫内膜异位症种植病灶，主要包括红色病变（早期病变）、棕色病变（典型病变）以及白色病变（陈旧性病变）。

（2）卵巢型子宫内膜异位症或卵巢子宫内膜异位囊肿：卵巢型子宫内膜异位症或卵巢子宫内膜异位囊肿（ovarianendometriosis）又根据子宫内膜异位囊肿的大小和粘连情况分为Ⅰ型和Ⅱ型。Ⅰ型：囊肿直径多<2cm，囊壁多有粘连，层次不清，手术不易剥离。Ⅱ型：又分为 A、B、C 3 种。ⅡA：卵巢表面小的子宫内膜异位症种植病灶合并生理性囊肿如黄体囊肿或滤泡囊肿，手术易剥离；ⅡB：卵巢囊肿壁有轻度浸润，层次较清楚，手术较易剥离；ⅡC：囊肿有明显浸润或多房，体积较大，手术不易剥离。

（3）深部浸润型子宫内膜异位症：深部浸润型子宫内膜异位症（deep infiltrating endometriosis，DIE）指病灶浸润深度≥5mm，包括位于宫骶韧带、直肠子宫陷凹、阴道穹窿、直肠阴道隔、直肠或者结肠壁的子宫内膜异位症病灶，也可以侵犯至膀胱壁和输尿管。

（4）其他部位的子宫内膜异位症：包括瘢痕子宫内膜异位症（腹壁切口及会阴切口），以及其他少见的远处子宫内膜异位症，如肺、胸膜等部位的子宫内膜异位症。

2. 临床表现

（1）子宫内膜异位症的临床症状具有多样性。最典型的临床症状是盆腔疼痛，70%～80%的患者有不同程度的盆腔疼痛，包括痛经、慢性盆腔痛（CPP）、性交痛、肛门坠痛等。

痛经常是继发性,进行性加重。临床表现中也可有月经异常。妇科检查典型的体征是宫骶韧带痛性结节,以及附件粘连包块。

(2)侵犯特殊器官的子宫内膜异位症常伴有其他症状。肠道子宫内膜异位症常有消化道症状,如便频、便秘、便血、排便痛或肠痉挛,严重时可出现肠梗阻。膀胱子宫内膜异位症常出现尿频、尿急、尿痛,甚至血尿。输尿管子宫内膜异位症常发病隐匿,多以输尿管扩张或肾积水就诊,甚至出现肾萎缩、肾功能丧失。如果双侧输尿管及肾受累,可有高血压症状。

(3)不孕:40%~50%的患者合并不孕。

(4)盆腔结节及包块:17%~44%的患者合并盆腔包块(子宫内膜异位囊肿)。

(5)其他表现:肺及胸膜子宫内膜异位症可出现经期咯血及气胸。剖宫产术后腹壁切口、会阴切口子宫内膜异位症表现为瘢痕部位结节、与月经期密切相关的疼痛。

3. 诊断

(1)临床症状和体征(如前所述)。

(2)影像学检查:彩超检查,主要对卵巢子宫内膜异位囊肿的诊断有价值,典型的卵巢子宫内膜异位囊肿的超声影像为无回声区内有密集光点;经阴道或直肠超声、CT 及MRI 检查对浸润直肠或直肠阴道隔的深部病变的诊断和评估有一定意义。

(3)腹腔镜检查:目前,子宫内膜异位症诊断的通行手段是腹腔镜下对病灶形态的观察,术中要仔细观察盆腔,特别是宫骶韧带、卵巢窝这些部位。确诊需要病理检查,组织病理学结果是子宫内膜异位症确诊的基本证据(但临床上有一定病例的确诊未能找到组织病理学证据);病理诊断标准:病灶中可见子宫内膜腺体和间质,伴有炎症反应及纤维化。

(4)血清 CA_{125} 水平检测:CA_{125} 水平检测对早期子宫内膜异位症的诊断意义不大。CA_{125} 水平升高更多见于重度子宫内膜异位症、盆腔有明显炎症反应、合并子宫内膜异位囊肿破裂或子宫腺肌病者。

(5)可疑膀胱子宫内膜异位症或肠道子宫内膜异位症,术前应行膀胱镜或肠镜检查并行活检,以除外器官本身的病变特别是恶性肿瘤。活检诊断子宫内膜异位症的概率为10%~15%。

4. 临床分期及子宫内膜异位症生育指数

(1)ASRM 分期:目前,对于子宫内膜异位症严重程度判定以美国生殖医学学会(American Society for Reproductive Medicine, ASRM)的子宫内膜异位症分期方法进行判定,即 1997 年第 3 次修订的 ASRM 子宫内膜异位症分期法(r-AFS)。ASRM 分期主要根据腹膜、卵巢病变的大小及深浅,卵巢、输卵管粘连的范围及程度,以及直肠子宫陷凹封闭的程度进行评分;共分为 4 期:Ⅰ期(微小病变)1~5 分;Ⅱ期(轻度病变)6~15 分;Ⅲ期(中度病变)16~40 分;Ⅳ期(重度病变)>40 分。评分方法见表 3-2。ASRM 分期是目前国际上最普遍使用的子宫内膜异位症临床分期,其主要缺陷是对患者的妊娠结局、疼痛症状、复发无很好的预测性。

表 3-2 ASRM 修正子宫内膜异位症分期法(1997)

异位病灶		病灶大小				粘连范围		
		<1cm	1~3cm	>3cm		<1/3	1/3~2/3	>2/3 包裹
腹膜	浅	1	2	4				
	深	2	4	6				
卵巢	右浅	1	2	4	薄膜	1	2	4
	右深	4	16	20	致密	4	8	16
	左浅	1	2	4	薄膜	1	2	4
	左深	4	16	20	致密	4	8	16
输卵管	右				薄膜	1	2	4
					致密	4	8	16
	左				薄膜	1	2	4
					致密	4	8	16
直肠子宫陷凹部分封闭 4					全部封闭 40			

注:如果输卵管伞端完全粘连,评 16 分。

(2)子宫内膜异位症生育指数:子宫内膜异位症对生育能力的影响则常采用子宫内膜异位症生育指数来预测。子宫内膜异位症生育指数(endometriosis fertility index,EFI)主要用于预测子宫内膜异位症合并不孕患者腹腔镜手术分期后的自然妊娠情况,评分越高,妊娠概率越高。预测妊娠结局的前提是男方精液正常,女方卵巢储备功能良好且不合并子宫腺肌病,见表 3-3。

表 3-3 子宫内膜异位症生育指数(EFI)的评分标准(分)

类别	评分
病史因素	
年龄≤35 岁	2
年龄 36~39 岁	1
年龄≥40 岁	0
不孕年限≤3 年	2
不孕年限>3 年	0
原发性不孕	0
继发性不孕	1

续表

类别	评分
手术因素	
LF 评分 7~8 分	3
LF 评分 4~6 分	2
LF 评分 0~3 分	0
ASRM 评分(异位病灶评分之和)<16 分	1
ASRM 评分(异位病灶评分之和)≥16 分	0
ASRM 总分<71 分	1
ASRM 总分≥71 分	0

注:LF. 最低功能评分(least function),指单侧(左侧或右侧)输卵管、输卵管伞端、卵巢 3 个部位各自进行评分,两侧均取单侧评分最低者,两者相加即为 LF 评分,以此纳入最后的统计。根据 3 个部位的情况,将评分分成 0~4 分,4分:功能正常;3 分:轻度功能障碍;2 分:中度功能障碍;1 分:重度功能障碍;0 分:无功能或缺失。LF 评分标准①输卵管:轻度功能障碍为输卵管浆膜层轻微受损;中度功能障碍为输卵管浆膜层或肌层中度受损,活动度中度受限;重度功能障碍为输卵管纤维化或轻中度峡部结节性输卵管炎,活动度重度受限;无功能为输卵管完全阻塞,广泛纤维化或峡部结节性输卵管炎。②输卵管伞端:轻度功能障碍为伞端轻微损伤伴有轻微的瘢痕;中度功能障碍为伞端中度损伤伴有中度的瘢痕,伞端正常结构中度缺失伴轻度伞内纤维化;重度功能障碍为伞端重度损伤伴有重度的瘢痕,伞端正常结构大量缺失伴中度伞内纤维化;无功能为伞端重度损伤伴有广泛的瘢痕,伞端正常结构完全缺失伴输卵管完全性梗阻或积水。③卵巢:轻度功能障碍为卵巢体积正常或大致正常,卵巢浆膜层极小或轻度受损;中度功能障碍为卵巢体积减小在 1/3~2/3,卵巢表面中度受损;重度功能障碍为卵巢体积减小 2/3 或更多,卵巢表面重度受损;无功能为卵巢缺失或完全被粘连所包裹。ASRM:美国生殖医学学会。

5. 治疗

(1)治疗目的:减灭和消除病灶,减轻和消除疼痛,改善和促进生育,减少和避免复发。

(2)治疗的基本考虑:治疗方案要基于以下因素,年龄、生育要求、症状的严重性、既往治疗史、病变范围、患者的意愿。治疗措施应个体化。对盆腔疼痛、不孕及盆腔包块的治疗要区别对待。

(3)治疗方法:可分为手术治疗、药物治疗、介入治疗、中药治疗及辅助治疗(如辅助生殖技术治疗)等。

1)手术治疗:目的为切除病灶,恢复解剖。手术种类为保守手术、子宫及双侧附件切除术、子宫切除术、神经阻断手术。由于手术的治疗效果不够理想,以及手术的风险,目前已经不再是治疗子宫内膜异位症相关疼痛的主要方法。

2)药物治疗:目的为抑制卵巢功能,阻止子宫内膜异位症的发展,减少子宫内膜异位症病灶的活性,减少粘连的形成。可供选择的药物主要分为非甾体抗炎药(NSAID)、口服避孕药、高效孕激素、雄激素衍生物以及促性腺激素释放激素类似物(GnRH-a)五大类。有前景的药物,包括芳香酶抑制剂、促性腺激素释放激素拮抗剂及选择性孕激素受体调节剂(selective progesterone receptor modulator,SPRM),都是值得进一步进行研究的子宫内膜异位症治疗新药。

二、入选标准及排除标准

女性生殖系统激素类药物及其相关药物种类繁多,根据其适应证及临床试验期别的不同,药物临床试验的入选标准及排除标准各不相同。

(一) I期临床试验

女性生殖系统激素类药物 I 期临床试验是初步的临床药理学及人体安全性评价试验,其目的为观测人体对于新药的耐受程度和药动学,了解剂量反应与毒性,进行初步的安全性评价,为制订 II 期临床试验给药方案提供依据。试验可以是开放、自身对照的,也可以为了提高观察有效性,采用随机和盲法。受试对象一般为健康志愿者,在特殊情况下也选择患者作为受试对象,通常要求志愿者住院以进行 24 小时的密切监护。

1. 入选标准 按照 GCP 规定的技术要求, I 期临床试验应选择健康成年人及少数适宜的患者。结合女性生殖系统激素类药物的特点,受试者入选标准一般为:

(1)一般年龄在 18~45 岁,女性生殖系统激素类药物中大多数药物如雌激素、抗雌激素类药物,雄激素、抗雄激素类药物,促性腺激素、促性腺激素释放激素及其类似物等男女性均有适应证,因此,受试者可为健康年轻的男性或女性,而其中一些药物,如孕激素、治疗更年期症状的同化激素等,则可仅选择相应年龄段的女性受试者。需注意,女性受试者应排除怀孕、月经不规则的育龄期妇女。此外,应注意女性生殖系统激素类药物的禁忌证。

(2)体重指数在 19~25kg/m² 者。

(3)健康体检项目正常者(经过体格检查,无严重的心、肝、肾、造血功能障碍者)。

(4)3 个月内未使用对肝、肾功有影响的药物者。

(5)半年内未使用激素类避孕药者。

(6)自愿参加本试验,并签署知情同意书者。

2. 排除标准

(1)健康检查不符合受试者标准者。

(2)经常用药、嗜烟酒,3 个月内参加过其他临床试验者。

(3)3 个月内用过已知对某脏器有损害的药物或目前正在使用药物者。

(4)有药物过敏史者。

(5)试验前患过重病者。

(6)有胃肠或肝、肾病史或现有上述疾病者。

(7)有其他影响吸收、分布、代谢和排泄等因素者。

(二) II/III期临床试验

II 期临床试验是对女性生殖系统药物治疗作用初步评价阶段,为探索试验药物是否安全有效,与对照组比较有多大治疗价值,确定试验药物的目标适应证,找出最佳的治疗方案,包括治疗剂量、给药途径与方法、每日给药次数等,为Ⅲ期临床试验的研究设计和给药剂量方案提供依据。Ⅲ期临床试验为治疗作用的确证阶段。目的是进一步验证女性生殖系统激素类药物对目标适应证患者的治疗作用和安全性,评价利益与风险关系,最终为药物注册申请获得批准提供充分的依据。

1. 研究对象 女性生殖系统激素类药物因种类众多,不同种类药物常具有不同的多个适应证,在Ⅱ、Ⅲ期临床试验中,常以有这些适应证的患者为研究对象。研究者应根据研究阶段、已有的非临床和临床知识选择受试人群。在Ⅱ、Ⅲ期临床试验中,可以在相对狭窄的范围内选择受试对象,以更好地控制变异,提高试验成功系数。

2. 研究对象的入选标准及排除标准 研究中应制定受试者的入选及排除标准。一般受试者的入选标准常包括女性生殖系统激素类药物临床适应证(如更年期症状、排卵障碍、子宫肌瘤、子宫内膜异位症等临床公认的疾病)的诊断标准。因研究女性生殖系统激素类药物对女性相关疾病的治疗效果,故研究对象均为女性患者,此外同时应在疾病分型、疾病病情、严重程度以及患者年龄等方面具备适应证的特征。

对于排除标准,如患者具有试验药物适应证以外的严重疾病应予以排除,尤其注意如严重肝肾疾病,及与女性生殖系统激素类药物相关的疾病如乳腺癌、子宫内膜癌等;对试验药物易产生毒性反应的人群如肝肾功能不全等患者需排除;同时具有使用药物禁忌证的患者需排除。此外,对于女性受试者,除了研究孕激素对孕激素缺乏所致先兆流产的试验外,其余均应排除孕妇,以及哺乳期妇女。

3. 女性生殖系统激素类药物不同适应证Ⅱ/Ⅲ期临床试验的具体入选标准及排除标准分述如下。

(1)绝经期综合征

【入选标准】

1)自愿参加并签署知情同意书者。

2)41~60岁的绝经后妇女。

3)中度至重度血管舒缩症状者:至少每日发生7~8次的中度至重度潮热,或在基线期阶段每周发生50~60次潮热。

4)中度至重度外阴及阴道萎缩症状者:入选的受试者应通过自测确认具有至少一个中度至重度的症状,该症状对患者产生的干扰最大,且患者的阴道涂片的检查结果显示表皮细胞的比例没有超过5%,阴道的pH大于5.0。

5)如采用Kupperman评分,则不小于7分者。

6)未服用含有雌激素或雌激素/孕激素的药品者。

7)未服用其他生殖系统激素类药物及相关药物者。

【洗脱期】受试者若入选前服用单独的雌激素或使用过雌/孕激素的联合治疗,建议洗脱期如下。

1)试验前曾经阴道使用过激素类制剂(环、乳膏或凝胶)者,洗脱期不少于1周。

2）试验前曾经皮使用过雌激素或雌/孕激素类制剂者,洗脱期不少于 4 周。

3）试验前曾经口使用过雌激素和/或孕激素治疗者,洗脱期不少于 8 周。

4）试验前子宫腔内曾使用过孕激素治疗者,洗脱期不少于 8 周。

5）试验前曾使用过孕激素埋植和单独的雌激素注射剂者,洗脱期不少于 3 个月。

6）试验前曾使用过雌激素埋植或孕激素注射剂者,洗脱期不得少于 6 个月。

【排除标准】

1）先前入选此研究者。

2）在过去 12 周期间参加了任何试验药的临床研究者。

3）已知对一种试验药/同类药物或其中一种成分不耐受者。

4）研究者认为患者不适合参加临床研究。

5）轻度血管舒缩症状和/或外阴阴道萎缩症状者。

6）入选前正在接受任何形式雌激素和/或孕激素治疗者或其他性激素类药物治疗者。

7）同时接受具有肝药酶诱导特性药物治疗者,此类药物如卡马西平、苯巴比妥、苯妥英钠、扑米酮和利福平等,可影响药物吸收。

8）如试验药物为口服药物,应排除胃肠道疾病造成潜在吸收不良者。

9）肝脏疾病或 GOT/GPT 水平超过正常值上限（ULN）3 倍者。

10）肾衰竭,肌酐水平>179μmol/L 者。

11）任何已知的恶性肿瘤患者。

12）既往或目前有老年痴呆或精神病者。

13）有不遵医嘱、酗酒或药物滥用史者。

14）子宫内膜增生症或子宫内膜癌患者。

15）可疑或已确定的乳腺癌患者。

16）合并甲状腺功能亢进症者。

17）合并冠状动脉粥样硬化性心脏病、高血压或嗜铬细胞瘤者。

18）神经衰弱、精神病以及其他与主症密切相关的疾病患者。

19）所有有子宫的受试者应在筛查时作子宫 B 超检查,发现下列情况者应排除:子宫恶性肿瘤者;子宫肌瘤>2cm 者;绝经后期妇女,子宫内膜厚度≥0.5cm 者;子宫内膜息肉者。

（2）治疗及预防绝经后骨质疏松

【入选标准】

1）用于治疗绝经后骨质疏松:①至少绝经后 5 年、可行走的非住院患者;②具有一处或多处与骨质疏松有关的椎体骨折和/或腰椎的 BMD 比一般绝经前妇女峰值 BMD 低 2 个标准差的妇女;③候选人一般至少在 60 岁以上;④有症状和体征,如骨痛和身高降低,但仅凭体征和症状并不足以作为入选标准;⑤有明确的引起骨质疏松的原因的患者(因制动或糖皮质激素诱发)应分开研究;⑥患者知情并同意加入本研究。

2）用于预防无症状患者骨丢失:①预防研究常在绝经后人群中施行(即停经 1~3

年);②能活动的非住院患者,年龄在 45 岁以上,没有患过骨质疏松;③卵巢切除术后卵泡刺激素(FSH)明确升高至 40U/L 或以上,同时血清雌二醇降低,低于 20ng/L 的女性;④合适的入选患者应有发展为绝经后骨质疏松的危险。

【排除标准】

1)有影响骨代谢的疾病者。这些疾病例如:高或低钙血症、甲状腺功能亢进、成骨不全、恶性肿瘤、慢性胃肠疾病、进展的畸形性骨炎(Paget 病)、酒精中毒、肝肾损害。

2)6 个月前进行了骨质疏松药物治疗(不包括钙补充)者。

3)长期持续使用可能影响骨钙代谢的药物者。这些药物例如结合磷酸盐的抗酸药、多种利尿药、肾上腺或合成类固醇、肝素、抗惊厥药、氟化物(用量超过 1mg/d)、维生素 D 或维生素 A(超过推荐量中的规定)、雌激素和孕激素(除非是作为治疗方案中的一部分)。

4)骨软化者。当研究对象(髋骨骨折的患者)可能有骨软化时,有必要作骨活组织检查来排除骨软化。

5)维生素 D 缺乏者。所有患者都应测定 25-羟维生素 D,在某些情况下,1,25-二羟维生素 D 的测定也有一定意义。

6)研究入选者近期应用了雌孕激素类药物或同化激素类药物。

7)同时接受具有肝药酶诱导特性药物治疗者。这些药物如卡马西平、苯巴比妥、苯妥英钠、扑米酮和利福平等,可影响药物吸收。

8)严重肝肾疾病及消化道疾病者。

9)任何已知的恶性肿瘤患者。

10)有不遵医嘱、酗酒或药物滥用史者。

11)子宫内膜增生症或子宫内膜癌患者。

12)可疑或已确定的乳腺癌患者。

13)合并冠状动脉粥样硬化性心脏病、高血压或嗜铬细胞瘤者。

14)所有有子宫的受试者应在筛查时作子宫 B 超检查,发现下列情况者应排除:子宫恶性肿瘤患者;子宫肌瘤>2cm 者;绝经后期妇女,子宫内膜厚度≥0.5cm 者;子宫内膜息肉患者。

(3)排卵障碍

【入选标准】

1)女方应为育龄期女性,21~38 岁。

2)体重指数 BMI<28kg/m² 者[BMI=体重(kg)/身高²(m²)]。

3)因常用促排卵治疗的疾病为 WHO Ⅱ 类无排卵,因此,需符合其诊断,且入组时内分泌激素调整在正常范围内,生殖激素 6 项(雌二醇、催乳素、孕酮、睾酮、LH、FSH)水平检测正常或经治疗后正常,且 FSH<10U/L 者。

4)3 个月内未使用促排卵治疗者。

5)子宫输卵管造影或腹腔镜检查证明双侧或至少一侧输卵管通畅者。

6)男方6个月内两次精液常规正常或符合人工授精(IUI)标准。

7)无药物滥用史者。

8)自愿签署知情同意书者。

【排除标准】

1)近3个月内使用过Gn治疗者。

2)具有影响妊娠的子宫因素者。

3)具有妊娠禁忌证者,如遗传疾病、精神疾病、吸毒、性传播疾病、严重心脏病及肝肾功能不全等。

4)不明原因的阴道出血者。

5)以往对试验药物过敏者。

6)甲状腺功能异常者。

7)任何已知的恶性肿瘤,尤其是乳腺癌、子宫内膜癌等患者。

8)子宫肌瘤影响内膜功能者。

9)合并冠状动脉粥样硬化性心脏病、高血压或嗜铬细胞瘤者。

10)严重的偏头痛患者。

11)有不遵医嘱、酗酒或药物滥用史者。

12)研究者认为不适合入选本临床试验的其他情况。

(4)子宫肌瘤

【入选标准】

1)年龄18~50岁未绝经妇女。

2)子宫肌瘤为单发且直径≥4cm,或多发最大者直径≥4cm,伴有与子宫肌瘤相关的月经过多,可伴有不明原因的不孕症、盆腔痛、痛经、膀胱直肠压迫症状者。

3)$18kg/m^2 \leqslant BMI \leqslant 40kg/m^2$ 者。

4)近半年内未使用生殖系统激素类药物者。

5)自愿签署知情同意书者。

【排除标准】

1)单发子宫肌瘤直径<4cm或多发子宫肌瘤最大者直径<4cm者。

2)子宫肌瘤无月经过多症状者。

3)近3个月使用激素类或其相关药物治疗者。

4)因子宫肌瘤曾行手术治疗患者。

5)肝肾功能异常患者。

6)目前存在或既往有子宫、乳腺或宫颈恶性肿瘤及其他恶性肿瘤病史者。

7)如试验药物为口服药物,应排除严重的消化道疾病导致药物吸收不良者。

8)有性质不明的、异常的阴道出血,或目前存在或既往有子宫内膜增生、非典型增生或腺瘤等者。

9)高血压、糖尿病、血栓性疾病患者。

10）如采用 GnRH-a 类药物应排除骨质疏松症病史者。

11）已妊娠或有在试验进行时间内妊娠打算者或哺乳期妇女。

12）3 个月内参与其他药物试验者。

13）有不遵医嘱、酗酒情况或药物滥用史者。

14）对所试验药物过敏者。

15）近半年采用激素类药物避孕者。

（5）子宫内膜异位症

【入选标准】

1）有腹腔镜或开腹子宫内膜异位症手术史,手术后病理诊断为子宫内膜异位症,且术后复发的患者。

2）有临床症状,例如:性交痛、下腹痛、腰痛、痛经、肛门坠胀、内诊时疼痛等,具备 1 项或 1 项以上者。查体有可测量的包块,例如:卵巢包块、直肠子宫陷凹结节、会阴或腹部手术切口异位病灶包块等,具备 1 项或 1 项以上者。

3）年龄为 18 岁以上,有正常排卵者。

4）可以为已切除子宫者。

5）征得患者同意,并签署知情同意书。

【排除标准】

1）已妊娠或有在试验进行时间内妊娠打算者。

2）哺乳期妇女。

3）伴有严重的心、肾、肝、内分泌系统疾病者。

4）3 个月内曾使用过 GnRH-a、达那唑、孕三烯酮、孕激素或其他激素类治疗子宫内膜异位症药物者。

5）对试验药物有过敏史者。

6）有异常生殖器官出血而未经确诊者。

7）目前存在或既往有恶性肿瘤病史或其他严重疾病病史者。

8）高血压、糖尿病、血栓性疾病患者。

9）如采用 GnRH-a 类药物应排除骨质疏松症病史者。

10）3 个月内参与其他药物试验者。

11）有不遵医嘱、酗酒或药物滥用史者。

12）近半年采用激素类药物避孕者。

13）依从性差者。

（三）Ⅳ期临床试验

Ⅳ期临床试验病例的选择可参考Ⅱ、Ⅲ期临床试验的纳入和排除标准,同时应注重对特殊人群(如老年人、儿童、孕妇、肝肾功能不全者)的应用研究。此外,如研究女性生殖系统激素类药物及其相关药物的其他适应证的疗效,应根据其适应证制定相应的纳入和排除标准。

三、退出标准

临床试验中患者若遇到以下情况时,应考虑退出试验。

(1)服药过程中出现其他疾病影响药效观察。

(2)患者未能按规定服药超过 3 天。

(3)试验过程中使用影响本试验观察的药物。

(4)患者病情无改善或加重。

(5)依从性差。

(6)失随访。

(7)研究对象要求退出。

(8)严重不良反应或意外妊娠。

(9)研究者认为研究对象有必要终止本项研究。

四、脱落病例

1. 脱落标准　经知情同意并筛选合格进入试验的受试者,因故未完成研究方案所规定的试验药物使用,作为脱落病例。

2. 脱落病例处理　当受试者脱落后,研究者应尽快与受试者联系,询问理由,记录最后一次用药时间,完成所能完成的评估项目。因过敏或其他不良反应、治疗无效等退出试验病例,研究者应根据受试者的实际情况,采取相应的治疗措施。脱落病例均应妥善保存有关试验资料,既作留档,也是进行全分析集统计所需。

第五节　试验设计

根据我国《药品注册管理办法》规定,新药注册后,应当进行 I ~ IV 期药物临床试验。对于女性生殖系统激素类药物,其药物临床试验设计要点分述如下。

一、I 期临床试验

女性生殖系统激素类药物 I 期临床试验是初步的临床药理学及人体安全性评价试验。

(一)试验目的

观察人体对女性生殖系统激素类药物的耐受程度及安全性,为进一步临床试验提供合理的安全有效的试验方案。

（二）研究内容

1. 耐受性研究　通过药物的耐受性研究能够了解药物的安全性。女性生殖系统激素类药物耐受性试验目的在于研究人体对新药的耐受程度并通过研究提出新药安全有效的给药方案。试验时从最小剂量到最大剂量之间设 3~5 组，每组 6~8 人。可在低剂量耐受性试验时，每组仅设 2~3 人，接近治疗量时，每组才试 6~8 人。药物的初试剂量必须十分慎重，以保证安全为原则。对于有试验文献参考的女性生殖系统激素类药物，可参考人体试验数据，如无人体试验数据的新药，可以参考动物实验的剂量。初试剂量也可以用改良的 Blackwell 方法或 Dollery 法计算。而对于目前推荐的根据最大无毒性反应剂量（NOAEL）计算人体起始剂量，因女性生殖系统激素类药物多数为内源性激素类药物或与其相关药物，指定起始剂量时，该方法不适用。当初试剂量应用后如无不良反应，就可逐步递增剂量，以尽快找出最大耐受剂量。女性生殖系统激素类药物毒性较小可成倍增量，且初期增加幅度可较大，后期则应较小。另外，也可按改良 Fibonacci 法递增。

在耐受性研究过程中，应密切检测相应观察指标，包括一般神经、呼吸、泌尿、消化等系统的症状和体征，以及血、尿常规，肝、肾功能，心电图等一般检查。此外，对于女性生殖系统激素类药物，更应密切观察受试者生殖系统及乳腺相关症状及体征，且由于大部分激素类药物可能对人体代谢情况及心脑血管功能有影响，因此，在实验室检查中应着重检测受试者血糖、血脂，心功能相关检查如心肌酶、肌钙蛋白、心脏彩超等。

按《药品注册管理办法》规定，目前只需进行急性耐受性试验，即单次给药后观察 24~48 小时，评价人体对药物的耐受性可采用主观症状，以及体征、生理、生化、血液学等检查的客观指标。多种"问卷"及目视模拟标尺法，用以评价受试者的自我感觉及不良反应。

2. 人体药动学研究　单次给药后药动学研究中，取样点的设计对试验结果的可靠性起着十分重要的作用。服药前应取空白血样。一般药物吸收相及平衡相应各有 2~3 个取样点，药物消除相内有 5~6 个以上取样点。整个采样时间至少应为 3~5 个半衰期，或采样持续到血药浓度为 C_{max} 的 1/20~1/10 以后。总取血量不超过 300ml。

在药动学研究中，因女性生殖系统激素类药物多为内源性激素，因此，不同受试者可能具有不同的内源性激素分泌，在研究时应该注意。此外，有些激素类药物与进食、运动有关，在试验中应注意不同受试者间的均衡。

在研究过程中，应对受试者进行密切的临床观察，观察受试者用药后发生的不良反应；出现异常情况或不良反应时应采取相应的措施，有关的观察应予以记录。应对所采血样进行检测，将所得的各受试者的血药浓度-时间数据求算药动学参数，如 $t_{1/2}$、C_{max}、t_{max}、AUC 等。

（三）受试者的选择

根据待试验的女性生殖系统激素类药物的适应证决定受试者来源、人数、选择标准、排除标准及脱落和终止标准。一般选择健康女性受试者，受试例数为 20~30 例。所有受试者必须进行严格的健康体格检查。此外，由于女性生殖系统激素类药物与受试者月经情况密切相关,因此,应注意受试者应月经正常,更有利于发现药物相关不良反应。

（四）不良事件的记录与处理方法

Ⅰ期临床试验方案的设计应充分认识和估计可能出现的不良反应,确定不良事件与药物之间是否存在因果关系。

二、Ⅱ期临床试验

（一）试验目的

初步评价待试验的女性生殖系统激素类药物的有效性和安全性,探索药物的推荐临床用药剂量。

（二）受试者选择

根据待验证的女性生殖系统激素类药物的适应证,明确该适应证的诊断标准、症状体征分级量化标准、入选标准、排除标准。试验组与对照组均不少于 100 例,主要病症不少于 60 例。多中心试验中各中心观察例数不少于 20 例。在女性生殖系统激素类药物临床研究中,应注意,部分药物用于妊娠期疾病,对于孕妇受试者,应充分认识到试验不仅具有药物研究共有的不确定性,同时孕妇的生理、心理特征也会对其产生影响,此时孕妇受试者在药物临床试验过程中比其他受试者承受着更多甚至更大的风险。因此,在孕妇受试者保护的实际操作中,应使孕妇受试者风险最小化,最大程度地保护孕妇受试者的安全。

（三）随机化

随机化过程是临床试验的重要一环,其目的是保证试验组和对照组的均衡性。随机化可以保证试验组与对照组具有相似的人口统计学数据、基线状况、伴随治疗以及研究进程等。分组方法包括:单纯随机、区组随机及分层分段均衡随机。在女性生殖系统激素类药物的临床试验中,为了使随机化过程具有科学性和可监督性,随机化过程一般由专用软件程序来完成。且如若试验包括不同的时段如筛选期、导入期及治疗期等,应注意随机分派时间点是否适当。此外,多中心临床试验,随机码的产生宜由中央执行单位统一产生。

（四）对照

对照也是临床研究的重要方法,由于女性生殖系统激素在不同环境、状态甚至时间存在变异,对照治疗前后的比较可能会存在一定的偏倚,设立对照组可以科学、定量地判断受试者在疗效与安全性方面的获利有多少是来自试验药物。但应注意,试验组及对照组在其他条件必须均衡。在药物临床试验中可选用多种形式对照。

1. 安慰剂对照　其研究的主要目的在于可以将受试药物给患者带来的结果（症状、体征或其他病状的改变）与其他因素（如疾病的自然进程、观察者或者患者的期望、其他治疗措施造成的结果）区分开来。

2. 剂量反应对照　是指将试验药物设计成几个剂量组观察药物结果。这种对照常被用于Ⅱ期临床试验,应明确无效剂量、产生疗效的最小剂量、量效关系曲线斜坡部分的剂量、最大作用剂量等一些量效关系曲线最关键的部分。

3. 阳性药物对照　已知的有效药物作为对照称为阳性对照。根据我国《药品注册管理办法》，临床研究阳性对照药品应当是已在国内上市销售的药品。对必须要从国外购买的药品，需经国家药品监督管理局批准，并经口岸药品检验所检验合格方可用于临床试验。目前，国内的许多桥接临床试验均采取阳性药物对照，此种对照研究需特别注意活性药物在试验条件下的有效性和检测灵敏度，这一点在 ICH 和 EMA 指导原则中均有强调。

4. 多个对照组　在实际临床试验中可同时设立多个对照组，常用的多个对照组试验如三臂试验，同时使用阳性药物对照组和安慰剂对照组的临床试验称为三臂试验。这种试验的优势在于当试验药和安慰剂对照无差异时，如果阳性药物与安慰剂无差异则可能为试验设计的检验效能太低，如果阳性药物与安慰剂有差异则可能试验药物无效。ICH 和 EMA 指导原则均建议在短期研究中，试验设计采用同时进行安慰剂对照、阳性药对照和试验药研究，它不仅能支持有效性研究还能与标准治疗进行比较。我国指导原则中对试验设计只建议采取随机、双盲、对照药的研究，具体采取哪种对照未明确回答。且可选择平行对照设计，试验组每位受试者只接受一种处理，试验周期短，但所需病例较多，可同时进行多种药物；或交叉对照设计，试验组每位受试者必须在两个或多个试验阶段接受两种或多种处理，试验周期长，但可减少病例数，必须注意洗脱期遗留的延滞效应。

（五）盲法

从试验设计的角度来看，干扰作出正确评价的最大敌人是偏倚，它可能来自于研究者、受试者对研究药物的信赖程度或其他因素。盲法可以最大限度地减少因受试者和研究者了解治疗内容，在管理、治疗或对结果进行评价解释时出现的偏倚，因此，在试验的各个阶段，研究者均应实施盲法。双盲试验最符合科学评估原则，目的是确保主观评价及决定不会因了解治疗分配而受到影响。双盲临床试验的盲法应自始至终地贯穿于整个试验之中，从患者入组，研究者对患者的观察治疗，登录病例报告表，研究人员对患者疗效和安全性的评价，监查员的检查，数据的录入计算机和管理，直至统计分析都需保持盲态。在统计分析结束后才能在监视下揭盲。在试验中应注意盲底产生、应急信件保护、盲底保存及揭盲规定等方面，保证盲法的规范实施。

（六）不良事件的观察

目的是判断不良事件与药物的因果关系及处理方法。在女性生殖系统激素类药物的临床试验中，受试者许多为育龄期女性，且试验药物许多与生育及妊娠相关，因此，在不良事件的观察中应着重注意患者的妊娠情况。如出现意外妊娠，应积极处理。

（七）综合疗效与安全性评定标准

目前公认的疗效评定标准，分为临床痊愈、显效、有效、无效四级。但应根据试验药物的适应证合理定义四级疗效的评定标准。对于女性生殖系统激素类药物，其疗效评定可根据患者不同症状的改善程度，及相应疾病生活质量改善情况综合评估其疗效。

（八）其余试验设计内容

与其他药物临床试验大致相同。

三、Ⅲ期临床试验

（一）试验目的

是进一步验证女性生殖系统激素类药物对目标适应证患者的治疗作用和安全性,评价利益与风险关系,最终为药物注册申请的审查提供充分的依据。

（二）受试者选择

根据待试验的女性生殖系统激素类药物的适应证决定受试者来源、人数、选择标准、排除标准及脱落和终止标准。受试者为拟研究的女性生殖系统激素类药物的目标适应证患者,所需样本量一般较大,可达数百甚至数千人。

（三）Ⅲ期临床试验设计

一般采用随机、平行对照试验设计,确证新型女性生殖系统激素类药物在特定目标人群中的有效性和安全性。在具体临床试验设计方案中,试验设计类型的选择至关重要,因为这决定了样本量的估计、研究过程及其质量控制。

四、Ⅳ期临床试验

（一）研究目的

新型女性生殖系统激素类药物上市后,由申请人进行的应用研究阶段,其目的是考察在广泛使用条件下的药物的疗效和不良反应,评价在普通或特殊人群中使用的利益与风险关系以及改进给药剂量等。

（二）受试者选择

Ⅳ期临床试验受试者为所研究的女性生殖系统激素类药物目标适应证患者,但患者的纳入及排除标准相对宽松,针对特殊人群的Ⅳ期临床试验,应在相应人群中完成,根据疾病特征计算符合统计学要求的样本量。

（三）Ⅳ期临床试验的设计

因病例数众多,Ⅳ期临床试验可以设计成多个临床试验,用于不同的人群,特别是对特殊人群,合并不同的治疗方案,证明不同的结论和对照不同的竞争药物。在试验中如需考察疗效则需进行随机对照试验,若只是考察安全性可以进行开放试验。

第六节 疗 效 评 价

一、治疗应答

新药临床试验的主要目标是寻找风险效益比可以接受、用法与用量安全有效的药物;

同时,确定可能由该药受益的特定对象及使用适应证。因此,女性生殖系统激素类药物的疗效评价主要包括药物的安全性及有效性。其中安全性方面主要评价使用药物后,其对受试者生命体征、实验室检查指标甚至影像学等检查指标的影响,并应详细观察及记录受试者使用药物后的不良反应,从而对药物的安全性进行全面评估。而有效性则主要反映受试者体内激素水平的变化情况及主要症状的改善情况。

二、主要终点疗效指标的设定

临床试验方案设计时疗效指标的选择是重要的基本考虑点。在评价药物等治疗干预时,结局指标为发病率、死亡率、生存率,某种/组的症状或体征的阳转率、阴转率,实验室指标等。对于慢性疾病或高死亡率疾病,干预的目的是延长患者寿命或改善患者生存质量,即减少重大事件发生,应采用真正反映预后的指标,常用的有死亡率或发病率。这些指标是患者真正的临床获益的终点指标,因此,在确证性临床试验中,选择终点指标作为主要疗效指标,能够直接地评价患者是否从新药的使用中获益。在临床试验中,临床获益的终点指标是最可靠的效应指标,其可得到的试验药物有效性结论是确切的结论。在一个临床试验中,可能会设立多个观察指标,其设立可能有不同的目的,与疾病和治疗的相关程度也各不相同;而能够就试验的主要目的,提供与临床最有关且可信的证据的指标,才是主要终点疗效指标。主要终点疗效指标一般只有一个,其他则是次要终点疗效指标。次要终点疗效指标是与主要目的相关的支持性的指标,或与次要目的相关的疗效指标。女性生殖系统激素类药物及其相关药物根据其适应证不同,其主要及次要终点疗效指标也不相同,分述如下。

(一) 绝经期综合征

改善绝经期综合征主要症状,建议最基本的疗效分析应符合临床和统计学认识,其疗效结果显示在一定的治疗期内试验组有关症状的频率和/或严重程度相对于(安慰剂)对照组而言有明显减少,并能在一定的治疗周期中持续。

1. 主要终点疗效指标

(1)对于适应证为"中度至重度血管舒缩症状的治疗"的研究,建议以症状改善情况为主要终点疗效指标,对于女性生殖系统激素类药物尤其是雌激素类药物对绝经期综合征主要疗效分析结果,应显示出在治疗开始的4周内,以及治疗维持至12周的过程中,治疗组中潮热的发生率及严重程度的降低与对照组比较可出现具有临床意义及统计学显著性差异。可采用受试者自主测量的结果(如每日患者日记录入)作为研究终点指标。另外客观评价结果(如热像仪)也可作为主要终点疗效指标。因此,可采用以下协同主要终点疗效指标:

1)自基础观察期至连续治疗4周期间患者的中度至重度血管舒缩症状的发生频率的平均变化值。

2)自基础观察期至连续治疗12周期间患者的中度至重度血管舒缩症状的发生频率的平均变化值。

3）自基础观察期至连续治疗 4 周期间患者的中度至重度血管舒缩症状的严重程度的平均变化值。

4）自基础观察期至连续治疗 12 周期间患者的中度至重度血管舒缩症状的严重程度的平均变化值。

（2）对于适应证为"中度至重度外阴及阴道萎缩的治疗"的研究，同样建议以症状改善情况为主要终点疗效指标，建议主要疗效分析结果应显示出自基础情况考察期到连续治疗至 12 周的过程中，以下 3 个参数改善情况联合为主要终点疗效指标：

1）自基础观察期至连续治疗 12 周期间由患者判定的对其造成最大干扰的中度至重度症状的平均变化值。

2）自基础观察期至连续治疗 12 周期间患者的阴道 pH 的平均变化值。

3）自基础观察期至连续治疗 12 周期间患者的阴道成熟指数的平均变化值（基底层细胞及表皮细胞）。

2. 次要终点疗效指标

（1）可以 Kupperman 评分的变化作为评价有效性的次要指标。

（2）更年期综合征患者生活质量改善情况，可应用基于更年期综合征临床研究的更年期评定量表（MRS），见表 3-4。

表 3-4　更年期评定量表（MRS）

你好，如下面症状最适用你，请在所选序号处打"√"（如果您没有把握回答的问题，尽量选一个最好的答案）。

1. 潮热、出汗
①无　　　②轻度　　　③中度　　　④重度　　　⑤极重度

2. 心脏症状（心慌、心跳加快）
①无　　　②轻度　　　③中度　　　④重度　　　⑤极重度

3. 睡眠障碍（入睡或保持睡眠困难、早醒）
①无　　　②轻度　　　③中度　　　④重度　　　⑤极重度

4. 心情抑郁（情绪低落、易哭、无精打采、激动不安）
①无　　　②轻度　　　③中度　　　④重度　　　⑤极重度

5. 易激惹（紧张、烦恼、急躁或愤怒、喜怒无常）
①无　　　②轻度　　　③中度　　　④重度　　　⑤极重度

6. 焦虑（不安、恐慌）
①无　　　②轻度　　　③中度　　　④重度　　　⑤极重度

7. 身心疲惫（性欲下降、记忆力受损、精力不集中、健忘）
①无　　　②轻度　　　③中度　　　④重度　　　⑤极重度

8. 性生活质量（性欲下降、性生活减少、性生活不满意）
①无　　　②轻度　　　③中度　　　④重度　　　⑤极重度

9. 泌尿系症状（尿急、尿不尽、尿失禁）
①无　　　②轻度　　　③中度　　　④重度　　　⑤极重度

10. 阴道干涩、性交困难
①无　　　②轻度　　　③中度　　　④重度　　　⑤极重度

11. 关节和肌肉不适（关节疼痛、风湿疼痛）
①无　　　②轻度　　　③中度　　　④重度　　　⑤极重度

（二）绝经后骨质疏松

1. 主要终点疗效指标　一般情况下,为验证试验药物可减少骨折发生率常以骨折为主要终点疗效指标。骨折研究一定要证明确实能减少骨折的发生率。批准治疗骨质疏松的药物要基于 3 年的临床数据,①临床前研究清楚地表明对骨质量无有害影响(包括骨组织学、骨密度与骨强度);②治疗 3 年后的骨折数据至少可表明一种降低骨折发生率的趋势($P<0.02$),并且在第 3 年没有恶化;③部分试验对象进行骨的活组织检查(治疗前和治疗 3 年后)未发现骨异常;④骨密度的提高达到具有统计学和临床意义的程度。如果基于 3 年的临床数据获准,则骨折研究必须持续到上市 5 年后或持续到可显示骨折降低程度的时间。但是对新的雌激素制剂,如果毒性可接受并且显示最大治疗效果的最小剂量已被确定,则骨密度将是一个足够的、基本的终点疗效指标。

2. 次要终点疗效指标

(1)鼓励对身高进行追查。在观察期内使用统一的身高计量和标准的方案多次重复测量。由于身高的变化可能反映椎间盘疾病而非椎骨高度的降低,身高的变化可作为研究的佐证(辅助指标),但不能作为一种基本的疗效指标。

(2)患者疼痛与活动受限情况的改善:一种已被证实对骨质疏松骨量有有益的直接作用并可降低骨折发生率的制剂,常常认为能减轻与疾病相关的疼痛与活动受限。尽管疼痛与活动受限很重要,但在临床试验中获得这些参数的有意义的数据是很难的,可采用相应量表进行量化采集。

（三）排卵障碍

不同促排卵药物观察终点不同,主要终点疗效指标及次要终点疗效指标不同。如 Gn 类药物,因用药后常需合并 HCG 促排卵,因此,主要终点疗效指标为启动周期内达到成熟卵泡(B 超下卵泡直径≥18mm)的有效率,计算方法为有效率=达到成熟卵泡的周期数/各组的启动周期总数×100%。当卵泡直径≥14mm 时,每日 B 超监测卵泡发育情况。观察至治疗后 4 周。次要终点疗效指标可考虑选择排卵率、临床妊娠率。同时也可选择注射 HCG 当日阴道 B 超下直径<14mm、14~18mm 和≥18mm 的卵泡个数;使用 HCG 当日雌二醇、孕酮、LH 水平;使用 HCG 当日 B 超检查的子宫内膜厚度等。

如为氯米芬等,则主要终点疗效指标常为排卵率,即 B 超测得的排卵人数占总参与人数的比例。自启动期后 4 周内监测排卵情况。次要终点疗效指标可选择如妊娠率:启动期后 8 周内观察临床及生化妊娠的概率;排卵前子宫内膜厚度:启动期 4 周 B 超测子宫内膜厚度。

（四）子宫肌瘤

1. 主要终点疗效指标　子宫肌瘤主要的药物治疗目的为抑制子宫肌瘤导致的月经量增多,因此,其主要终点疗效指标应为月经量减少比例。采用月经失血图(pictorial blood-loss assessment chart,PBAC)对月经量进行评估:即研究对象使用统一的卫生巾,根据每张卫生巾血染程度判定。轻度:血染面积≤整个卫生巾面积的 1/3,计 1 分;中度:血染面积占整个卫生巾面积的 1/3~3/5,计 5 分;重度:血染面积接近整个卫生巾,计 20 分。血块:小于 1 元硬币直径的血块计 1 分,大于 1 元硬币直径的血块计 5 分。评分≥130 分者为月经过多。

2. 次要终点疗效指标　包括治疗前后子宫肌瘤体积大小变化情况,以及子宫肌瘤所导致的其他症状改善情况,如生活质量提高,子宫肌瘤导致疼痛的改善等。可采用子宫肌瘤症状及健康相关生活质量问卷(UFS-QOL)。

对子宫肌瘤疗效的评价,起效迅速的药物可于治疗 3 个月随访,起效较慢的药物可于治疗 6 个月随访。

(五)子宫内膜异位症

1. 主要终点疗效指标　子宫内膜异位症最重要的症状为疼痛,因此,子宫内膜异位症引起的疼痛的变化情况为主要终点疗效指标。疼痛评分常采用 VAS 评分。

2. 次要终点疗效指标

(1)如有子宫内膜异位症肿块,评估肿块变化大小。包块体积计算公式为 $V=\pi/6\times ABC$,式中 V 为体积, A、 B、 C 分别代表包块(椭球)3 个轴的长度。治疗后与用药前比较的体积变化率=(治疗后体积-用药前体积)/用药前体积×100%。

(2)患者生活质量改善情况,可使用子宫内膜异位症健康量表 EHP-30 量表或其简化量表 EHP-5 量表进行评估。

(3)部分有生育要求的患者可观察妊娠率。子宫内膜异位症治疗后随访,可于治疗后 3 个月、6 个月及 1 年进行随访。

三、治疗应答的评估

针对女性生殖系统激素类药物的不同适应证,其治疗应答的评估是不同的,因此,在试验方案的设计时应注意。

(一)绝经期综合征

在女性生殖系统激素类药物治疗绝经期综合征的研究中,应在用药后不同时间对药物的治疗应答进行评估。通常在用药前对受试者详细询问相关症状,对受试者症状进行评估,并进行相应检查,完成问卷填写,明确受试者是否符合试验要求。随后根据用药时间长短不同,可在开始口服药物后的 4 周、8~12 周、半年~1 年对药物的安全性及有效性进行评估。

访视计划:

1. 筛选期(第-7~0 天)

● 签署知情同意书。

● 入选/排除标准。

● 病史采集。

● 生命体征及体格检查。

● 一般检查项目:包括血常规、尿常规、尿妊娠试验、肝肾功能、血糖、血脂和心电图检查。

- 特异性检查:乳腺及妇科彩超、性激素测定。
- 填写相关问卷。
- 按受试者就诊的先后顺序入组,发放药物,填写药品发放记录表。
- 指导受试者服药,发放并指导填写日记卡。
- 预约下次访视时间。

2. 访视期(开始用药后 4 周、8~12 周及半年~1 年)

- 病史采集。
- 生命体征及体格检查。
- 一般检查项目(内容同前)。
- 特异性检查(内容同前)。
- 填写相关问卷。
- 药物清点回收及服药依从性评估。
- 记录合并用药及不良事件。
- 如仍需用药,发放药物、日记卡及预约下次访视时间。

(二)绝经后骨质疏松

绝经后骨质疏松的治疗一般时间较长,有时需随访至开始用药后 3 年,对于骨折症状改善情况的评估,有时需随访至用药后 5 年。在访视过程中,应主要询问疼痛、骨折等相关病史,进行体格检查时应测量身高,且应注意患者骨密度的测定,并注意长期服药可能导致的不良反应相关检查。

访视计划:

1. 筛选期(第-7~0 天)

- 签署知情同意书。
- 入选/排除标准。
- 病史采集。
- 生命体征及体格检查。
- 一般检查项目:包括血常规、尿常规、尿妊娠试验、肝肾功能、血糖、血脂和心电图检查。
- 特异性检查:乳腺及妇科彩超、性激素测定、骨密度测定、X 片(排除骨折发生)。
- 按受试者就诊的先后顺序入组,发放药物,填写药品发放记录表。
- 指导受试者服药,发放并指导填写日记卡。
- 预约下次访视时间。

2. 访视期(从服药开始,1 个月、3 个月、6 个月随访,此后如需要可每半年随访)

- 病史采集。
- 生命体征及体格检查。
- 一般检查项目(内容同前)。
- 特异性检查(内容同前)。

- 填写相关问卷。
- 药物清点回收及服药依从性评估。
- 记录合并用药及不良事件。
- 如仍需用药,发放药物、日记卡及预约下次访视时间。

(三) 排卵障碍

女性生殖系统激素类药物治疗排卵障碍的相关研究中,在入组前应详细询问受试者病史,进行必要的体格检查及辅助检查,对比入排标准,明确患者是否可入组。服药后应定期访视,询问患者病史,完善药物安全性相关检测,并检测患者卵泡大小,判断是否有排卵,可于诱发排卵日检测患者 E_2 水平及子宫内膜厚度等。

1. 筛选期(第-7~0 天)

- 签署知情同意书。
- 入选/排除标准。
- 病史采集。
- 生命体征及体格检查。
- 一般检查项目:包括血常规、尿常规、尿妊娠试验、肝肾功能、血糖、血脂和心电图检查。
- 特异性检查:乳腺及妇科彩超、性激素测定。
- 按受试者就诊的先后顺序入组,发放药物,填写药品发放记录表。
- 指导受试者服药,发放并指导填写日记卡。
- 预约下次访视时间。

2. 访视期(从促排卵当月月经来潮第 10 天开始检测卵泡情况,如有成熟卵泡则进行访视)

- 病史采集。
- 生命体征及体格检查。
- 一般检查项目(内容同前)。
- 特异性检查(内容同前)。
- 药物清点回收及服药依从性评估。
- 记录合并用药及不良事件。
- 如仍需用药,发放药物、日记卡及预约下次访视时间。

(四) 子宫肌瘤

女性生殖系统激素类药物治疗子宫肌瘤研究,筛选期应详细询问患者子宫肌瘤症状,完善一般检查,并进行 B 超甚至 MRI 等检查对患者肌瘤大小、数量、部位等具体情况进行评估,明确患者是否符合入排标准。用药期间及停药后应定期访视,明确药物安全性,并评估患者子宫肌瘤症状改善情况及肌瘤具体情况的变化,评估药物的疗效。

1. 筛选期(第-7~0 天)

- 签署知情同意书。

- 入选/排除标准。

- 病史采集。

- 生命体征及体格检查。

- 一般检查项目:包括血常规、尿常规、尿妊娠试验、肝肾功能、血糖、血脂、LDH 和心电图检查。

- 特异性检查:妇科彩超,必要时 MRI 检查。

- 填写相关问卷。

- 按受试者就诊的先后顺序入组,发放药物,填写药品发放记录表。

- 指导受试者服药,发放并指导填写日记卡。

- 预约下次访视时间。

2. 访视期(根据药物使用时间,酌情于用药 1 个月、3 个月或其他时间进行访视,并在停药后 1 个月、3 个月及半年或 1 年进行访视)

- 病史采集。

- 生命体征及体格检查。

- 一般检查项目(内容同前)。

- 特异性检查(内容同前)。

- 填写相关问卷。

- 药物清点回收及服药依从性评估。

- 记录合并用药及不良事件。

- 第 2 次发放药物、日记卡及预约下次访视时间。

- 药物清点回收及服药依从性评估。

- 记录合并用药及不良事件。

- 如仍需用药,发放药物、日记卡及预约下次访视时间。

(五)子宫内膜异位症

女性生殖系统激素类药物治疗子宫内膜异位症的研究中,在治疗前应对患者的临床症状进行详细的询问及评估,可采用量表对患者生活质量进行评估。用药期间及停药后一段时间内需按期随访,随访内容包括药物安全性相关检查,患者症状及生活质量改善情况,以及患者子宫内膜异位症病灶变化情况。如研究需明确药物是否可改善患者不孕症状,还应在患者停经症状出现后进行妊娠试验检测。

1. 筛选期(第-7~0 天)

- 签署知情同意书。

- 入选/排除标准。

- 病史采集。

- 生命体征及体格检查。

- 一般检查项目:包括血常规、尿常规、尿妊娠试验、肝肾功能、血糖、血脂、CA_{125} 和心电图检查。

- 特异性检查:妇科彩超,必要时 MRI 检查。
- 填写生活质量问卷。
- 按受试者就诊的先后顺序入组,发放药物,填写药品发放记录表。
- 指导受试者服药,发放并指导填写日记卡。
- 预约下次访视时间。

2. 访视期(根据用药情况,于用药开始后 1、3 个月,必要时 6 个月进行访视,并于停药后 1、3、6、12 个月酌情访视)

- 病史采集。
- 生命体征及体格检查。
- 一般检查项目(内容同前)。
- 特异性检查(内容同前)。
- 填写相关问卷。
- 药物清点回收及服药依从性评估。
- 记录合并用药及不良事件。
- 第 2 次发放药物、日记卡及预约下次访视时间。
- 药物清点回收及服药依从性评估。
- 记录合并用药及不良事件。
- 如仍需用药,发放药物、日记卡及预约下次访视时间。

四、临床应答

女性生殖系统激素类药物治疗不同适应证的临床应答主要指各种疾病的症状改善情况,其中在治疗绝经期综合征时,主要评估患者潮热、阴道干涩等的改善情况;在治疗绝经后骨质疏松时则主要评估疼痛、骨折等症状发生情况;治疗排卵障碍时则主要评估患者是否出现成熟卵泡,患者妊娠率等;子宫肌瘤患者相关研究则应明确患者月经量多、子宫增大等症状是否发生改善,而子宫内膜异位症则应主要评估患者痛经、盆腔疼痛、性交痛及不孕情况。

第七节　临床安全性评估

一、不良事件观察及分析评价

1. 不良事件(AE)及严重不良事件(SAE)　女性生殖系统药物临床试验中 AE 及 SAE 的定义与其他药物相同。其 AE 是指女性生殖系统激素类药物从受试者接受试验药物治疗开始,至治疗结束后 1 个月内发生的任何不良医疗事件,无论与试验药物是否有因果关系,均判定为不良事件。而当在任何剂量下女性生殖系统激素类药物试验后发生的以下任一一条者则都称为严重不良反应,包括:①导致死亡;②危及生命;③需要住院治疗或延长目前住院治疗的时间;④导致永久性或显著的残疾/功能缺陷;⑤先天性异常/出生缺陷;⑥导致其他重要医学事件,如不进行治疗可能出现上述所列情况等。

2. 女性生殖系统激素类药物常见特征性不良事件　包括:①异常阴道流血、子宫内膜增生症及子宫内膜癌;②乳腺癌;③静脉血栓栓塞等。

(1)异常阴道流血、子宫内膜增生症及子宫内膜癌:女性生殖系统激素类药物与月经调节轴密切相关,都有引起异常子宫出血的可能。而且其中部分药物,如雌激素等可能造成子宫内膜的异常增生甚至恶变。在异常阴道流血时及子宫内膜异常增生甚至恶变时需对子宫内膜情况进行相应的检查。

1)子宫内膜活检是"金标准"方法。子宫内膜组织活检评价,应依据既定的、已被广泛接受的镜检标准实施。B超检查方法虽然对子宫内膜情况可以进行判断,但不能代替活检。

2)尤其对于雌激素治疗绝经期综合征及骨质疏松的临床试验,受试者在研究开始前均建议行子宫内膜活检,且在研究进行期间及研究结束阶段均应进行子宫内膜活检。

(2)乳腺癌:乳腺癌是女性生殖系统激素类药物,尤其是雌激素及导致体内内源性雌激素增高的药物长期使用时可能导致的不良反应。因此,在开始进行临床研究前,应采集完整的个人和家族病史,并且实施包括乳腺X线透视在内的乳腺检查,以便排除恶性肿瘤。

(3)静脉血栓栓塞:静脉血栓栓塞(VTE)指腿部或者骨盆深静脉血栓和肺栓塞。已有研究表明,绝经期患者雌激素替代治疗的静脉血栓栓塞发生率高于未接受治疗者。因此,该类患者应详细询问VTE危险因素,包括个人史、家族史(直系亲属在相对较早的年龄时发生过VTE可能提示有遗传倾向)及重度肥胖。VTE的风险也随年龄的增加而增加。静脉曲张在VTE中的可能作用没有定论。长时间制动、较大的择期或创伤后手术,或严重外伤时,VTE的风险可以暂时增加。根据具体情况和制动时间,应考虑暂时停药。

3. 不良事件的记录与处理　女性生殖系统激素类药物及其相关药物对AE的记录与处理与其他研究相同。

二、耐受终点的确定

女性生殖系统激素类药物的耐受终点与其他药物相同,应根据不良反应发生率和严重程度来酌情制定。主要基于:①该药治疗该适应证的常见不良反应发生比率和严重程度及反应项目是否与前期相符。②长期用药的安全性。统计长期用药患者蓄积、耐药、与其他药物相互作用等情况。长期用药毒性出现的时间和程度。③前3期未发生过和发生率较少的不良事件(因较少,不能判断与药物关系)在本期的发生率和严重程度。

第八节　临床研究实例介绍

本章节结合上述理论知识,进行女性生殖系统激素类药物临床研究实例介绍。结合案例进一步了解女性生殖系统激素类药物的临床试验设计。

一、Ⅰ期临床试验

雌二醇地屈孕酮片药动学特征、安全性和耐受性研究。

（一）研究目的

描述中国健康绝经后女性单次和多次口服含 0.5mg 17β-雌二醇和 2.5mg 地屈孕酮的片剂后，雌二醇（E_2）、地屈孕酮（D）及其主要代谢产物［雌酮（E_1）、硫酸雌酮（E_{1S}）和二氢地屈孕酮（DHD）］的药动学（PK）。次要目的为研究单次和重复口服含 0.5mg 17β-雌二醇和 2.5mg 地屈孕酮的片剂的安全性和耐受性。

（二）研究设计类型

采取单中心、非随机、开放设计。

（三）研究对象

健康中国女性受试者。

（四）样本量

12 例。

（五）入选标准

1. 年龄 49 至 65 岁（含 49 岁和 65 岁）、不吸烟、健康的中国女性（汉族）志愿者。

2. 未行子宫切除术且符合所有规定标准的绝经后女性（自发闭经超过 12 个月，血清 FSH 水平>40IU/L 且血清 E_2 水平<30pg/ml）。

3. 受试者体重指数（BMI）必须在 $19.0 \sim 29.9 kg/m^2$（含 $19.0 kg/m^2$ 和 $29.9 kg/m^2$）并且其体重不低于 50kg。

4. 若既往检查/报告超过 3 个月，则受试者必须进行一次乳房 X 线摄片或双侧乳房超声检查。

5. 受试者必须提供用其母语签署的自愿参与本研究的知情同意书，并愿意遵守研究方案。在执行任何研究相关程序之前，志愿者需在知情同意书上签名并注明日期。

6. 休息 5 分钟后，受试者的仰卧位血压在 $12 \sim 18.7 kPa$（$90 \sim 140 mmHg$）（收缩压）和 $8 \sim 12 kPa$（$60 \sim 90 mmHg$）（舒张压）。

7. 仰卧位休息 5 分钟后，受试者的心率必须在 $60 \sim 100$ 次/min 且 Q-Tc 间期小于 440ms（Bazett 公式）。

8. 受试者在筛选时和第 1 天访视时的妊娠试验结果必须呈阴性。

9. 通过病史、体格检查、12 导联心电图、生命体征和标准临床实验室化验确定为健康的受试者。

（六）排除标准

1. 受试者为研究工作人员或研究工作人员的家属。

2. 具有下述各种情况的临床相关性证据的受试者:病史、体格检查和实验室评价显示患有心血管系统疾病、消化系统疾病、神经系统/精神疾病、呼吸系统疾病、泌尿生殖系统疾病、血液/免疫系统疾病、HEENT(头、耳、眼、鼻、喉)疾病、皮肤/结缔组织疾病、肌肉骨骼疾病、代谢/营养疾病、药物超敏、过敏、内分泌疾病、大手术或其他相关疾病,服用研究药物时,其可能影响药物的吸收、分布、代谢、消除或构成危险因素。

3. 目前任何数量的吸烟和/或嗅烟,或以任何形式摄入尼古丁,或者在首次给药前戒烟不到 6 个月的受试者。

4. 筛选时经妇科检查有病理学症状的受试者。

5. 对雌二醇、地屈孕酮或试验药物的其他任何成分过敏(超敏),或者有哮喘史,或具临床意义的一般过敏反应史(花粉症除外)的受试者。

6. 当前已知或疑似患有乳腺癌或有乳腺癌既往史的受试者。

7. 有雌激素依赖性恶性肿瘤(如子宫内膜癌)、孕激素依赖性肿瘤(如脑膜瘤),以及乳腺癌家族史的受试者(1 级亲属和 2 级亲属)。

8. 已知或疑似有雌激素依赖性恶性肿瘤(如子宫内膜癌)的受试者。

9. 已知或疑似有孕激素依赖性肿瘤(如脑膜瘤)的受试者。

10. 有未确诊的生殖器出血的受试者。

11. 子宫内膜增生症未经治疗或有子宫内膜增生症病史的受试者。

12. 有动脉血栓栓塞性疾病(如心绞痛、心肌梗死)、静脉血栓栓塞(深静脉血栓形成、肺栓塞)或高凝状态(如蛋白 C、蛋白 S 或抗凝血酶缺乏症)病史,或者当前患有这些疾病的受试者。

13. 肝脏疾病(如肝病、肝脏腺瘤)受试者。

14. 有下述病症、临床特征病史,或当前患有这些疾病或有临床特征的受试者:卟啉症、平滑肌瘤(子宫肌瘤)或子宫内膜异位症、高血压、胆石症、系统性红斑狼疮、癫痫、耳硬化症。

15. 有糖尿病病史或记录有葡萄糖耐量试验异常的受试者。

16. 重度头痛或偏头痛的受试者。

17. 有脑血管疾病发作或一过性脑缺血发作病史的受试者。

18. 在给药前 14 天或单一药物半衰期(以两者中较长者为准)的 5 倍时间内,接受了任何处方和/或非处方全身和/或局部用药,包括中药补充剂治疗的受试者。

19. 在给药前的 6 个月内以任何形式(包括使用埋植剂)使用雌激素和/或孕激素和/或雄激素(包括类固醇)和/或任何激素治疗的受试者。

20. 在给药前 4 个月内已献血超过 500ml 和/或 3 个月内有献血史的受试者。

21. 在筛选前的 3 个月内曾参与了任何临床研究或在过去 1 年里曾参与了 3 项以上需服用(研究)药物的研究的受试者。

22. 在筛选时乙型肝炎表面抗原(HBsAg)和/或丙型肝炎病毒抗体(抗 HCV)和/或人类免疫缺陷病毒抗体(抗 HIV)呈阳性的受试者。如果 HIV 检测阴性,表明 HIV-1 和 HIV-

2 都为阴性,如果 HIV 检测阳性,则该受试者将被排除。

23. 在首次给药前 48 小时内曾饮用酒精饮料,和/或筛选及入院时药物滥用检测和/或酒精测试呈阳性的受试者。

24. 平均每周酒精摄入量超过 14 个单位或平均每日酒精摄入量为 2 个单位的受试者,或有酗酒史或药物/化学品滥用史的受试者。1 个单位相当于半品脱(236ml)啤酒或 1 杯烈酒(25ml)或 1 杯葡萄酒(120ml)。

25. 每日饮用 300ml 以上含咖啡因的饮料(相当于 3 杯咖啡、6 杯茶、6 罐含咖啡因的软饮料)的志愿者。

26. 无民事行为能力或民事行为能力受限的志愿者或被监禁的志愿者。

27. 根据研究者的判断,不应参加研究的志愿者:静脉不适于反复穿刺的志愿者,无法返回进行计划内访视和治疗,无法理解和遵守以当地语言书写的方案要求。

(七) 评估指标

1. 药动学指标　分别于第 1 天和 11 天给药前 15 分钟,给药后 0.25、0.5、0.75、1、1.25、1.5、2、3、4、6、8、12、16、24、48、72 和 96 小时,第 9、10、11 和 12 天抽血测定 E_2、D 及其代谢产物(E_1、E_{1S}、DHD)的血药浓度。

2. 安全性指标　通过全面病史和体格检查、生命体征、临床安全性实验室检查(包括血常规、血生化和尿常规),以及不良事件(AE)对安全性和耐受性进行评估。

二、Ⅱ期临床试验

研究经皮雌激素和雄激素替代治疗对年轻原发性卵巢功能不全患者骨密度的作用。

(一) 研究目的

评估激素替代在年轻原发性卵巢功能不全女性中维持骨密度的疗效。

(二) 研究设计类型

单中心、随机、双盲、安慰剂对照的临床试验。

在随机分组前,所有患者均给予雌二醇(100μg/d)和孕激素替代疗法治疗 3 个月,资格确认并签署知情同意书后,患者以 1:1 被随机分配为两组。

试验组:接受雌二醇贴剂(100μg/d)和雄激素贴剂(150μg/d)替代治疗。

对照组:接受雌二醇贴剂(100μg/d)和安慰剂治疗。

两组患者均周期性给予醋酸甲羟孕酮 10mg 口服,每月使用 12 天。同时所有患者口服补充碳酸钙(1.30g/d)。

治疗时间为 3 年。

(三) 研究对象

原发性卵巢功能不全患者。

(四) 入选标准

1. 原发性卵巢功能不全(40 岁以前月经稀发至少 4 个月;两次 FSH 水平达绝经期范

围内,且检测时间至少间隔 1 个月)。

2. 无医源性原因或已知的染色体异常。

3. 年龄在 18~42 岁。

（五）排除标准

1. 吸烟者(每天 2 支以上的香烟)。

2. 饮酒者(每天超过 2 杯)。

3. 体重指数大于等于 $30kg/m^2$ 或小于等于 $19kg/m^2$ 者。

4. 存在髋部骨折或其他活性髋关节病变的既往史者。

5. 严重的皮肤病患者或有皮肤对黏合剂、绷带、胶带或透皮基质贴剂过敏病史者。

6. 多毛症者(Ferriman Gallwey 得分大于 8 分)。

7. 痤疮分数大于 1 者。

8. 已行子宫切除术的患者。

9. 基线游离 T 水平高于正常范围和/或性激素结合球蛋白水平低于正常值的下限者。

10. 过去 6 个月使用过影响骨质的任何治疗者。

11. 有影响骨代谢的疾病史者。

（六）疗效指标

1. 主要疗效指标　用双能 X 射线吸收法测定的股骨颈骨密度变化。

2. 次要疗效指标

(1)腰椎(椎骨 $L_1 \sim L_4$)和全髋的骨密度变化。

(2)血清中总雄激素水平的变化。

(3)血清中游离雄激素水平的变化。

(4)血清中卵泡刺激素水平的变化。

(5)血清中黄体生成素水平的变化。

(6)血清中雌二醇水平的变化。

（七）安全性指标

1. 局部皮肤反应　观察是否存在皮肤过敏、红肿、皮疹、多毛症和油性皮肤等情况。

2. 血生化改变　包括检测血红蛋白、肝功能等指标及脂质分布的情况。

三、Ⅲ期临床试验

戊酸雌二醇/地诺孕素治疗月经过多的有效性和安全性研究。

（一）研究目的

评估戊酸雌二醇/地诺孕素治疗月经过多的有效性和安全性。

（二）研究设计类型

多中心、双盲、随机、平行分组、安慰剂对照临床试验。

（三）研究对象

月经过多的女性。

（四）入选标准

1. 已签署知情同意书。

2. >18 岁,一般健康状况良好,诊断为非器质性月经过多,有避孕需求。如果大于 40 岁,必须 FSH<40IU/L。

3. 诊断为月经过多,定义为在 90 天的导入期内月经血量过多。月经血量过多定义为导入期内有 2 次或以上出血事件,且每次失血量大于或等于 80ml(通过碱性血红蛋白法测定)。

4. 从筛查到研究结束,愿意使用屏障避孕(如避孕套)。

5. 在整个研究过程中愿意使用并收集由申办方提供的卫生防护用品(卫生巾或卫生棉条),并且接受碱性血红蛋白检测法。

6. 宫颈涂片正常或者无临床意义,不需要进一步随访(必须在筛选访视中进行宫颈涂片检查,或者之前 6 个月内必须获得有文件证明的正常结果)。对于有意义不明非典型细胞(ASCUS)的受试者,可用人乳头瘤病毒(HPV)检测作为辅助检查。如果高风险 HPV 病毒株阴性,ASCUS 的受试者可以入选研究(对于处女受试者,如果不同意接受此项检查且不签署同意书,可以免除宫颈涂片这一要求)。

7. 导入期内的子宫内膜活检或者在筛选访视 1 之前 6 个月内的活检,有正式报告,未发现恶性病变或不典型增生或复杂增生。诊断为子宫内膜单纯增生不伴不典型增生的受试者可以入选,但是在治疗结束时要复查子宫内膜活检。

（五）排除标准

1. 目前已经确诊导致子宫出血的器质性病变,如血管性血友病(von Willebrand 病)、慢性子宫内膜炎、子宫腺肌病、子宫内膜异位症、子宫内膜息肉、子宫内膜癌、米勒管混合性间充质瘤、子宫肌瘤、子宫肉瘤或子宫内膜间质肿瘤者。

2. 研究期间内计划进行重要的择期手术者。

3. 多毛症的体征者。

4. 在访视 1 之前 2 个月内有子宫内膜消融术、刮宫术者。

5. 有临床意义的盆腔检查结果者[无论是否是通过经阴道超声(TVU)得到的证实]。

6. 乳腺检查(乳房触诊)发现有临床意义的异常结果者。

7. 妊娠试验阳性者。

8. 访视 1 开始前距离分娩、流产或哺乳不足 3 个月者。

9. 在整个研究期间不愿意在月经期停止使用非甾体抗炎药者。

10. 使用了治疗月经过多症状的药物(如氨甲环酸)者。

11. 采用其他避孕方法者:包括绝育;进入导入期前在 3 倍的避孕间期内使用过长效制剂(例如长效醋酸甲羟孕酮,每月 1 次的避孕药注射剂)。治疗期间使用了与研究无关的口服、阴道或经皮激素避孕,不含激素或缓释激素的宫内节育器(IUD),及一些皮埋制剂(进入导入期前 30 天内仍未取出)者。

12. 研究期间使用激素类口服避孕药者。

13. 合用过禁止使用的合并用药者:抑制或者诱导细胞色素 CYP3A4 活性的药物。特别是合并使用过其他甾体激素类药物、抗凝剂(如肝素、香豆素类)、抗癫痫药物(乙内酰脲类衍生物如苯妥英,或氨甲酰类衍生物如卡马西平、奥卡西平,其他抗癫痫药物如非尔氨酯、托吡酯)、催眠和镇静类药物(巴比妥类衍生物如扑米酮)、抗结核病药(如利福平)、口服的抗真菌药(如灰黄霉素、伊曲康唑、氟康唑,但允许使用口服抗真菌药单药治疗)、病毒抑制药(如利托那韦)、含有贯叶连翘提取物的药物,以及连续(超过 14 天)全身性使用抗生素者。

14. 受试者存在任何影响机体系统功能,可能导致改变药物吸收、过度蓄积、代谢受损,或改变排泄的任何疾病或情况(例如但不限于十二指肠溃疡、胃炎、胃切除术或部分胃切除术,或肾功能不全)。

15. 任何经激素治疗后可能会恶化的疾病或状况。例如①心脑血管系统疾病:现患或有静脉或动脉血栓性/栓塞性事件病史(如深静脉血栓、肺栓塞、心肌梗死),或脑血管事件,包括前驱症状(如短暂性脑缺血发作、心绞痛),或者存在可能增加任何上述疾病风险的情况,例如,显示家族史提示存在遗传易感性;反复测量的收缩压 > 18.7kPa(140mmHg)和/或舒张压>12kPa(90mmHg)。②肝脏疾病:存在或既往患有肝脏肿瘤(良性或恶性);现患严重肝脏疾病或有此类病史,肝功能未恢复正常者;胆汁淤积相关性黄疸和/或瘙痒(吉尔伯特综合征除外);与妊娠相关的或既往使用复方口服避孕药相关的胆汁淤积性黄疸病史。③代谢疾病:未控制的糖尿病和/或已经累及血管的糖尿病;严重的异常脂蛋白血症。④其他疾病:恶性肿瘤或癌前病变;未控制的甲状腺疾病;慢性炎症性肠病;重度肾功能不全或者急性肾衰竭;溶血性尿毒症;镰状细胞贫血;卟啉症;高甘油三酯血症相关的胰腺炎病史;系统性红斑狼疮,既往妊娠中出现过妊娠性类天疱疮;Sydenham 舞蹈病;妊娠疱疹病史;耳硬化症相关性失聪;伴局灶性神经症状的偏头痛病史;癫痫;有临床意义的抑郁;遗传性血管性水肿。

16. 治疗分配之前受试者实验室数值超出入选范围并被判定为有临床意义。

17. 酒精、毒麻药或药物滥用(如轻泻剂)者。

18. 同时参加其他临床研究者;或者在参加本研究之前参加其他研究,经研究者判断可能对本研究的目标产生影响者。

19. 对研究药物成分或卫生防护用品过敏者。

20. 年龄大于 35 岁的吸烟者。

21. 体重指数>32kg/m² 者[BMI=体重(kg)/身高²(m²)]。

22. 与研究中心有密切关系的人员,例如研究者的近亲、与研究者密切相关的人员(如研究中心的职员或学生,或申办方的工作人员)。

23. 根据研究者的判断,任何有临床意义的异常情况或者实验室检查结果,以及影响受试者的安全,可能干扰研究评估,或者妨碍研究的完成的情况。

24. 任何原因不能配合研究流程的情况,例如语言理解问题,精神疾病,不能到研究中心参加访视等。

25. 有可能影响研究进行或干扰结果分析的疾病或情况。

（六）疗效指标

1. 主要终点指标　基线期和 90 天后月经失血量(MBL)变化的绝对值。

2. 次要终点指标

(1)第 196 天研究者的整体评估量表评分改善的受试者比例。

(2)基线期和治疗期 90 天之间的 MBL 的变化百分比。

(3)基线与第 7 个周期之间平均 MBL 变化的绝对值(每个周期＝28 天)。

(4)第 84 天时受试者的整体评估量表评分改善的受试者百分比。

（七）安全性指标

出现不良事件的受试者人数,这些不良事件是评估安全性和耐受性的指标。

四、Ⅳ期临床试验

绝经早期女性使用激素替代治疗对心血管事件的影响。

（一）研究目的

评估激素替代疗法对绝经早期女性心血管系统的长期影响。

（二）研究设计类型

开放标签的随机对照临床试验。

试验组:有完整子宫的妇女给予雌孕激素周期治疗(具体用法为:17β-雌激素 2mg/d 持续 12 天;后使用 17β-雌激素 2mg/d 和醋酸炔诺酮 1mg/d 联合治疗 10 天;17β-雌激素 1mg/d 持续 6 天)。

已行子宫切除术者给予 17β-雌激素 2mg/d 治疗。

对照组:不使用激素替代治疗。

研究持续时间:10 年。

（三）研究对象

绝经早期女性。

（四）入选标准

1. 45~58 岁健康、近期绝经有子宫的妇女。

2. 末次月经距离纳入研究时共间隔 3~24 个月或有围绝经期症状(包括月经不规律)并且血清卵泡刺激素水平达绝经后水平的女性。

3. 或已行子宫切除术,年龄为 45~52 岁并伴有血清卵泡刺激素水平增加的女性。

（五）排除标准

1. 骨骼疾病者(包括 X 线提示的非创伤性椎体骨折)。

2. 不加控制的慢性疾病者。

3. 当前或既往存在癌症或血栓栓塞性疾病者。

4. 当前或既往使用糖皮质激素达半年以上者。

5. 当前或既往 3 个月内使用激素替代治疗者。

6. 酒精或药物依赖者。

（六）观察指标

1. 主要指标　因心脏衰竭和心肌梗死导致的死亡及因此而住院的联合发生率。

2. 次要指标　因心脏衰竭和心肌梗死导致的死亡率,因脑卒中而住院的发生率。

（七）安全性指标

死亡或乳腺癌发生率,或其他癌症的发生率,或因肺栓塞或深静脉血栓形成致住院的发生率。

（叶明珠　肖松舒　蒋建发）

参 考 文 献

［1］曹泽毅. 中华妇产科学. 北京:人民卫生出版社,2014.

［2］卫生部合理用药专家委员会. 中国医师药师临床用药指南. 2 版. 重庆:重庆出版社,2014.

［3］ROBERTSON J F R,BONDARENKO I M,TRISHKINA E,et al. Fulvestrant 500 mg versus anastrozole 1 mg for hormone receptor-positive advanced breast cancer（FALCON）:an international,randomised,double-blind,phase 3 trial. Lancet,2016,388(10063):2997-3005.

［4］WANG R,KIM B V,VAN WELY M,et al. Treatment strategies for women with WHO group Ⅱ anovulation:systematic review and network meta-analysis. BMJ,2017,356:j138.

［5］中华医学会妇产科学分会绝经学组. 绝经管理与绝经激素治疗中国指南. 中华妇产科杂志,2018,53(11):729-739.

［6］LUMSDEN M A,DAVIES M,SARRI G. Diagnosis and management of menopause:the National Institute of Health and Care Excellence（NICE）guideline. Jama Intern Med,2016,176(8):1205-1206.

［7］中华医学会妇产科学分会子宫内膜异位症协作组. 子宫内膜异位症的诊治指南. 中华妇产科杂志,2015,50(3):161-169.

［8］国家食品药品监督管理总局.药物安全药理学研究技术指导原则. ［2014-05-13］. http://www.cde.org.cn/zdyz.do? method=largePage&id=d281d6b63f249a51.

［9］国家食品药品监督管理局.化学药物临床药代动力学研究技术指导原则. ［2008-12-31］.http://www.cde.org.cn/zdyz.do? method=largePage&id=8b461127bccfdd5e.

［10］张强,蒙萍,单爱莲. 关于药物临床试验方案中纳入、排除标准的若干思考. 中国临床药理学杂志,2017,33(2):99-101.

［11］杨宝峰,陈建国. 药理学. 9 版. 北京:人民卫生出版社,2018.

［12］田少雷. 药物临床试验与 GCP. 北京:北京大学医学出版社,2003.

第四章

抗女性生殖系统感染药物临床试验

第一节 概 述

一、女性生殖系统感染概述

女性生殖系统感染是由于受细菌、病毒、支原体、真菌、滴虫等多种病原体的侵袭,引起生殖系统感染的一类传染病的总称。根据感染部位的不同主要分为外阴阴道炎、宫颈炎及盆腔炎。盆腔炎是一系列疾病的总称,包括子宫内膜炎、输卵管炎、输卵管卵巢脓肿和盆腔腹膜炎。以下将针对不同部位的炎症分别进行概述。

（一）外阴阴道炎

大多数妇女的一生中有过阴道感染病史,主要临床表现为阴道分泌物增多、颜色或性状异常,瘙痒、异味等。根据病因和病原微生物的不同,阴道感染可分为细菌性阴道病、外阴阴道假丝酵母菌病和滴虫性阴道炎等,也有部分为需氧菌感染。细菌性阴道病的最常见病原体为阴道加德纳菌、各种厌氧菌和动弯杆菌属。外阴阴道假丝酵母菌病的病原微生物80%以上为白念珠菌。滴虫性阴道炎的病原体为毛滴虫,可同时合并细菌或念珠菌感染。下面将根据不同病原学分类进行详述。

1. 细菌性阴道病 细菌性阴道病(bacterial vaginosis,BV)是以阴道乳杆菌减少或消失,相关微生物增多为特征的临床综合征。细菌性阴道病与盆腔炎、不孕、不育、流产、妇科和产科手术后感染、早产、胎膜早破、新生儿感染和产褥感染等的发生有关。与细菌性阴道病发病相关的微生物包括阴道加德纳菌、普雷沃菌属、动弯杆菌、拟杆菌、消化链球菌、阴道阿托普菌和人型支原体等。临床上约一半的细菌性阴道病患者无临床症状,有症状者主要表现为阴道分泌物增多伴腥臭味,妇科检查见外阴阴道黏膜无明显充血等炎性反应,但阴道分泌物均质、稀薄。

2. 滴虫性阴道炎 滴虫性阴道炎(trichomonas vaginitis,TV)是由阴道毛滴虫感染引起的下生殖道炎症。滴虫性阴道炎主要经性接触直接传播,也可通过公共浴池、浴盆、浴巾、游泳池、坐便器、衣物、污染的器械等间接传播。滴虫性阴道炎与沙眼衣原体感染、淋病奈瑟菌感染、盆腔炎性疾病、宫颈上皮内瘤样病变、HIV感染，以及孕妇发生早产、胎膜早破及分娩低出生体重儿相关。滴虫性阴道炎主要表现为阴道分泌物增多、外阴瘙痒、灼热感，部分患者有尿频等症状；也有少数患者临床表现轻微，甚至没有症状。查体可见外阴阴道黏膜充血，阴道分泌物多呈泡沫状、黄绿色。

3. 外阴阴道假丝酵母菌病　外阴阴道假丝酵母菌病（vulvovaginal candidiasis，VVC）曾称为真菌性阴道炎等，其病原菌是以白念珠菌为主的酵母菌，其他如光滑念珠菌、热带念珠菌、近平滑念珠菌等占少数。VVC主要表现为：外阴瘙痒、灼痛，还可伴有尿痛以及性交痛等症状；另一主要临床表现为白带增多。主要体征为外阴潮红、水肿，部分患者可见抓痕或皲裂，小阴唇内侧及阴道黏膜附着白色膜状物，阴道内可见较多的白色豆渣样分泌物，可呈凝乳状。外阴阴道假丝酵母菌病分为单纯性VVC和复杂性VVC。单纯性VVC是指正常非孕宿主发生的、散发、由白念珠菌所致的轻或中度VVC。复杂性VVC包括复发性VVC、重度VVC、妊娠期VVC、非白念珠菌所致的VVC或宿主为未控制的糖尿病、免疫低下者（表4-1）。重度VVC是指临床症状严重，外阴或阴道皮肤黏膜有破损的VVC。按VVC评分标准，评分≥7分为重度VVC（评分标准见表4-2）。复发性VVC是指1年内有症状性VVC发作4次或4次以上。

表4-1　外阴阴道假丝酵母菌病分类

单纯性外阴阴道假丝酵母菌病 （以下单种或多种情况时）	复杂性外阴阴道假丝酵母菌病 （以下单种或多种情况时）
偶发性VVC	复发性VVC
轻、中度VVC	重度VVC
白念珠菌所致的VVC	非白念珠菌所致的VVC
正常健康宿主	特殊宿主，如妊娠期、未控制的糖尿病、免疫抑制等

表4-2　外阴阴道假丝酵母菌病评分标准

	0分	1分	2分	3分
瘙痒	无	偶有发作	能引起重视	持续发作，坐立不安
疼痛	无	轻	中	重
充血、水肿	无	轻	中	重
抓痕、皲裂、糜烂	无	—	—	有
分泌物量	无	较正常稍多	量多，无溢出	量多，有溢出

4. 需氧菌性阴道炎　需氧菌性阴道炎（aerobic vaginitis，AV）是近年来认识到的一种阴道感染，主要由需氧菌感染引起。正常阴道内以产过氧化氢的乳杆菌占优势。患AV时，阴道内能产过氧化氢的乳杆菌减少或缺失。其他细菌（主要为需氧菌）增多，如B族链球菌、葡萄球菌、大肠埃希菌及肠球菌等，并产生阴道黏膜炎性改变。有关促进AV阴道菌群变化的因素仍然不明，可能与雌激素缺乏、肠道细菌的阴道定植，以及阴道局部的

免疫调节机制异常有关。由于 AV 同细菌性阴道病一样,也存在乳杆菌减少,所以与 BV 有相似的特征,如阴道 pH 升高。但 BV 主要由厌氧菌引起,没有明显的阴道黏膜炎症性改变,而 AV 主要由需氧菌增加引起,常常导致明显的阴道黏膜炎症性改变,从而表现为外阴阴道的刺激症状。AV 的主要症状是阴道分泌物增多、性交痛,间或有外阴阴道瘙痒、灼热感等。分泌物典型特点为稀薄脓性,黄色或黄绿色,有时有泡沫,有异味但非鱼腥臭味,氢氧化钾试验阴性。因分泌物中含有大量白细胞,分泌物呈脓性。检查见阴道黏膜充血,严重者有散在出血点或溃疡;宫颈充血,表面有散在出血点,严重时也可有溃疡。但目前尚缺乏需氧菌性阴道炎的诊治指南,相应的临床试验较少,仅在此作一概述。

（二）宫颈炎

宫颈炎包括子宫颈阴道部炎症及子宫颈管黏膜炎症。因子宫颈阴道部鳞状上皮与阴道鳞状上皮相延续,阴道炎症均可引起子宫颈阴道部炎症。由于子宫颈管黏膜上皮为单层柱状上皮,抗感染能力较差,易发生感染。临床多见的宫颈炎是急性子宫颈管黏膜炎,若急性宫颈炎未经及时诊治或病原体持续存在,可导致慢性宫颈炎。宫颈炎的病原体通常为沙眼衣原体或淋病奈瑟菌。宫颈炎也可伴有滴虫性阴道炎和生殖器疱疹,尤其是单纯疱疹病毒 2 型感染。然而,大多数宫颈炎患者分离不出任何病原体,尤其是在性传播疾病的低危人群（如年龄>30 岁的妇女）中。少量资料表明生殖道支原体感染、细菌性阴道病及频繁阴道冲洗可能导致宫颈炎。大部分患者无症状,有症状者主要表现为阴道分泌物增多,呈黏液脓性,阴道分泌物刺激可引起外阴瘙痒及灼热感。宫颈炎主要表现为两大特征性体征:①于子宫颈管或宫颈管棉拭子标本上,肉眼见到脓性或黏液脓性分泌物（通常称为黏液脓性宫颈炎或宫颈炎）;②用宫颈管棉拭子擦拭子宫颈管容易诱发子宫颈管内出血。宫颈炎患者通常具备以上一个体征或两个体征同时具备。

（三）盆腔炎

盆腔炎（pelvic inflammatory disease,PID）是女性上生殖道感染引起的一组疾病,包括子宫内膜炎、输卵管炎、输卵管卵巢脓肿和盆腔腹膜炎。炎症可局限于一个部位,也可同时累及几个部位,以输卵管炎、输卵管卵巢炎最常见。盆腔炎多发生在性活跃期、有月经的妇女,初潮前、无性生活和绝经后的妇女很少发生盆腔炎,即使发生也常常是邻近器官炎症的扩散。盆腔炎若未能得到及时、彻底治疗,可导致不孕、输卵管妊娠、慢性盆腔痛、炎症反复发作,从而严重影响妇女的生殖健康,且增加家庭与社会经济负担。由于 PID 为非流行病,缺乏报告制度,加上 PID 非特异的临床表现,以及缺乏准确的临床诊断标准,使得其发生与流行人数没有精确的统计数字。据普查资料显示在 20~49 岁已婚育龄妇女中 PID 的发生率为 4.87%。

PID 的发病受多种因素影响,包括①性传播疾病的流行;②人口学因素:未产、单身、离异或丧偶妇女的发病率高于已婚或经产妇女;③经济因素;④人群的卫生保健特点;⑤不当的阴道冲洗,如阴道冲洗使微生物从阴道、子宫颈向上生殖道侵袭,增加上生殖道感染的危险性,并且可能改变阴道内正常菌群的生态平衡,导致某些微生物如淋病奈瑟菌、沙眼衣原体占优势,或易患细菌性阴道病,从而导致 PID 发病危险性升高;⑥吸烟和用药习惯等。

性传播感染（sexually transmitted infection,STI）的病原体如淋病奈瑟菌、沙眼衣原体是

PID 主要的致病微生物。一些需氧菌、厌氧菌、病毒和支原体等也参与 PID 的发生。引起 PID 的致病微生物多数是由阴道上行而来的,且多为混合感染。急性 PID 的症状和体征千变万化,常难以诊断。许多 PID 患者症状轻微,不易被发现。延误诊断和治疗都可能导致上生殖道感染后遗症,如输卵管因素不育和异位妊娠。腹腔镜诊断更准确和全面,但不能发现子宫内膜炎和输卵管轻度炎症。没有任一病例根据单一病史、体检或实验室检查可同时灵敏和特异地诊断 PID。有些 PID 无症状或症状轻微,可表现为异常出血、性交疼痛和异常阴道分泌物。这些无症状或轻症 PID 也可导致不孕。

二、抗女性生殖系统感染药物临床试验背景

女性生殖系统感染是全球性的社会及公共卫生问题,具有发病率高、复发率高、流行范围广的特点。女性生殖系统感染是多种疾病的源头,如果生殖系统感染得不到及时诊断和正确治疗,可使艾滋病(AIDS)和宫颈癌的发生风险增加,并可引起不孕症、异位妊娠、流产、死胎、死产、早产、先天感染及新生儿感染、慢性腹痛等并发症。由此可见,女性生殖系统感染对女性健康构成了极大的威胁。近年来,中华医学会妇产科学分会感染性疾病协作组针对各类生殖系统感染制定了相应的治疗规范及指南,包括《外阴阴道念珠菌病诊治规范(草案)》《外阴阴道假丝酵母菌病(VVC)诊治规范修订稿》《细菌性阴道病诊治指南(草案)》《滴虫性阴道炎诊治指南》《盆腔炎症性疾病诊治规范(草案)》及《盆腔炎症性疾病诊治规范(修订版)》等,以指导临床用药。但因生殖道本身是与外界相通的通道,病原体多样,且混合感染的患病率逐渐增加,需进一步开展相应药物临床试验来协助临床进行女性生殖系统感染的治疗,并且近年来需氧菌感染逐渐引起人们的重视,目前针对混合感染及需氧菌感染均无诊治规范或指南,仍需开展临床试验进一步指导临床用药。

三、抗女性生殖系统感染药物用药途径

因生殖系统生理结构的特殊性,使女性生殖系统感染的抗感染药物用药途径更加多样化,除口服、肌内注射及静脉用药以外,还可采取局部用药进行治疗,主要为阴道内用药。现将妇科抗生素的给药途径的基本方案进行简要总结。给药途径:①轻症感染可接受口服给药者,应选用口服吸收完全的抗生素,不必采用静脉或肌内注射给药。重症感染、全身性感染患者初始治疗应静脉给药,以确保药效;病情好转能口服时应及早转为口服给药。②抗生素的局部应用宜尽量避免,黏膜局部应用抗生素很少被吸收,抗生素在感染部位不能达到有效浓度,反易引起过敏反应或导致耐药菌产生,因此,治疗全身性感染或脏器感染时应避免局部应用抗生素。③某些部位如阴道等黏膜表面的感染可采用抗生素局部应用或外用,但应避免将主要供全身应用的抗生素作为局部用药。局部用药宜采用刺激性小、不易吸收、不易导致耐药和不易导致过敏反应的抗生素,青霉素类、头孢菌素类等易产生过敏反应的药物不可局部应用。抗女性生殖系统感染药物的研发、临床试验的开展,需以上述妇科抗生素的给药途径的基本方案为基础。

第二节　抗女性生殖系统感染药物的适用范围

各种抗生素有不同的抗菌谱,即使有相同抗菌谱的药物还存在药效学和药动学的差异,故各种抗生素的临床适应证亦有所不同。应用抗生素有效地控制感染,必须在感染部位达到有效的抗菌浓度。一般药物在血液丰富的组织器官浓度高(肝、肺、肾),在血液供应较少的部位及脑脊液浓度低。对于药物分布较少的器官组织感染,应尽量选用在这些部位能达到有效浓度的药物。此外,选药时,还应考虑患者的全身状况和肝肾功能的状态,细菌对拟选药物产生耐药性的可能性,药物不良反应,药源及药品价格等诸多方面的因素,再作出科学的用药方案。

抗生素临床应用是否正确、合理,基于以下两个方面:①有无指征应用抗生素;②选用的品种及给药方案是否正确、合理。中华医学会妇产科学分会感染性疾病协作组根据2004年国家卫生部颁布的《抗菌药物临床应用指导原则》,结合女性生殖系统感染的特点,制定的《妇产科抗生素使用指南》对指导临床抗生素的使用发挥了重要作用,其基本原则简述如下。

1. 细菌性感染的抗生素应用　根据患者的症状、体征及实验室检查结果,初步诊断为细菌性感染或经病原微生物检查确诊为细菌性感染者方有指征应用抗生素;由真菌、衣原体、螺旋体及部分原虫等病原微生物所致的感染也有指征应用抗生素。如果缺乏细菌及上述病原微生物感染的证据,诊断不能成立者,以及病毒性感染者,均无指征应用抗生素。

2. 根据病原微生物种类及细菌药物敏感试验结果应用抗生素　抗生素应用的原则是根据病原微生物种类及其对抗生素的敏感性或耐药程度而定,即根据细菌的药物敏感(药敏)试验的结果而定。因此,有条件的医疗机构,住院患者必须在开始抗生素治疗前,先留取相应标本,立即送细菌培养加药敏试验,以尽早明确病原微生物和药敏试验结果。危重患者在未获知病原微生物及药敏试验结果前,可根据患者的发病情况、发病场所、原发病灶、基础疾病等凭经验推断最可能的病原微生物,并结合当地细菌耐药状况先给予经验性的抗生素治疗,获知细菌培养及药敏试验结果后,对疗效不佳的患者应调整给药方案。

3. 根据药物的抗菌作用特点及其体内过程选择抗生素　各种抗生素的药效学(抗菌谱和抗菌活性)和人体药动学(吸收、分布、代谢和排泄过程)特点不同,其临床适应证也不同。临床医师应根据各种抗生素的特点,按临床适应证正确选用抗生素。

4. 综合确定抗生素的应用方案　根据病原微生物种类、感染部位、感染严重程度和患者的生理、病理情况制订抗生素治疗方案。

5. 抗生素的联合应用　单一药物可有效治疗的感染不需联合用药,仅在下列情况时可联合用药:①病原微生物尚未查明的重症感染;②单一抗生素不能控制的需氧菌及厌氧菌混合感染,2种或2种以上病原微生物感染;③单一抗生素不能有效控制的重症感染。联合用药时宜选用具有协同或相加作用的抗生素联合应用,如青霉素类、头孢菌素类等其他β-内酰胺类与氨基糖苷类联合。联合用药通常采用2种药物联合,3种及3种以上药物联合仅适用于个别情况。此外,必须注意联合用药后药物的不良反应将增加。对有肝、肾功能不全的患者,应用抗生素时应详细阅读所选药物的给药方式、代谢途径、主要不良反应等,严格抗生素的使用适应证。

第三节 相关法律及技术规范要点

抗女性生殖系统感染药物主要为抗生素,其临床试验的设计应遵循《抗菌药物临床试验技术指导原则》,同时应结合女性生殖系统感染的特殊性,在试验用药时以《妇产科抗生素使用指南》为基础,并符合临床试验的一般原则和法律基础。

一、《抗菌药物临床试验技术指导原则》

抗菌药物(antibacterial agents)是指具有杀菌或抑菌活性、主要供全身应用(含口服、肌内注射、静脉注射、静脉滴注等)的各种抗生素,通常指直接来源于微生物的次级代谢产物及其化学修饰衍生物和各种全合成抗菌药物。抗生素的临床试验应遵循药物研究和开发的基本规律,遵循 GCP 的相关要求,探索目标适应证和给药方案,包括给药剂量、给药频率和治疗持续时间的优化,最终确认药物的安全性和有效性,并为药物注册、临床应用以及说明书的撰写提供依据。抗生素的临床试验要体现抗生素自身的特点,探索其杀灭或抑制细菌生长的能力,研究其对临床分离细菌的敏感性和耐药性,同时也要体现药物的代谢过程,以及其对疾病的治疗情况和对机体的不良影响。为指导抗生素临床试验的开展,国家食品药品监督管理总局药品审评中心于 2014 年制定了《抗菌药物临床试验技术指导原则》,开展抗菌药物相应临床试验应遵照执行。

二、《妇产科抗生素使用指南》

为提高细菌性感染的抗菌治疗水平,保障患者用药安全及减少细菌耐药性,2015 年 7 月 24 日卫生部颁布了《抗菌药物临床应用指导原则》,对感染性疾病中最重要的细菌性感染的治疗原则、预防性应用指征,以及合理给药方案的制订原则进行了阐述,并列出了常用抗生素的适应证及注意事项、各种常见细菌性感染的病原体治疗原则。为了能更好地帮助妇产科临床医师正确使用抗生素,中华医学会妇产科学分会感染性疾病协作组根据妇产科感染性疾病的特点,制定了《妇产科抗生素使用指南》。所以在开展抗女性生殖系统感染药物临床试验时,应参考《妇产科抗生素使用指南》,相关具体内容如下。

(一)阴道感染治疗原则

1. 取阴道分泌物进行病原微生物检查,通常在显微镜下检查即可诊断,必要时再进行培养。难治性或反复发作的外阴阴道假丝酵母菌病必须进行酵母菌培养,获病原微生物后进行药敏试验,根据不同病原微生物选择抗真菌药物。如为两种病原微生物同时感染,如外阴阴道假丝酵母菌病和滴虫性阴道炎,可同时使用两种抗生素。

2. 应同时去除病因,如停用广谱抗生素,控制糖尿病等。

3. 治疗期间避免性生活或性交时坚持使用安全套。

4. 抗生素使用必须按疗程完成。

5. 妊娠期应选择阴道局部用药,妊娠初期 3 个月,禁用可能对胎儿有影响的药物。

6. 对外阴阴道假丝酵母菌病患者应区分单纯性和复杂性外阴阴道假丝酵母菌病,并区别治疗。

(二)宫颈炎治疗原则

1. 检测宫颈炎致病微生物,可根据高倍(×400)显微镜下宫颈涂片每个视野中多形核白细胞>30 个,或油镜下可见每个视野多形核白细胞>10 个作出初步诊断。

2. 治疗期间避免性生活。

3. 抗生素的剂量和疗程必须足够。

4. 约 50% 的淋球菌宫颈炎合并沙眼衣原体感染,应同时应用对这两种病原微生物均有效的抗生素。

(三)盆腔炎治疗原则

1. 采集血、子宫颈管分泌物和盆腔脓液等标本进行培养及药敏试验。

2. 对有发热等全身感染症状明显者,应全身应用抗生素。

3. 盆腔炎大多为混合感染,根据经验选择广谱抗生素覆盖可能的病原微生物,包括淋病奈瑟菌、沙眼衣原体、支原体、厌氧菌和需氧菌等。病原微生物检查阳性者依据药敏试验结果调整用药。

4. 抗生素的剂量应足够,疗程为 14 天,以免病情反复发作或转成慢性。初始治疗时根据病情轻重可静脉给药或非静脉给药;病情好转后可改为口服给药。

三、临床试验一般原则及法律基础

除上述生殖系统感染抗生素使用基本原则之外,开展抗女性生殖系统感染药物临床试验时还需遵循伦理道德原则,符合科学性原则并遵循 GCP 和现行法律法规。详见第一章第二节。

第四节　受试者特征及选择

一、生殖系统感染的定义和诊断标准

由前述章节可知,常见生殖系统感染包括细菌性阴道病、滴虫性阴道炎、外阴阴道假丝酵母菌病、宫颈炎、盆腔炎等疾病,各种疾病诊断标准不同,现分别叙述如下。

（一）细菌性阴道病

依据中华医学会妇产科学分会感染性疾病协作组制定的《细菌性阴道病诊治指南》，细菌性阴道病的诊断标准为下列 4 项临床特征中至少 3 项阳性即可确诊：①线索细胞阳性；②胺试验阳性；③阴道 pH>4.5；④阴道均质、稀薄分泌物。其中①必备。有条件者可采用阴道涂片 Nugent 评分进行诊断。国内临床试验多采用此种诊断方法。2015 年美国疾病预防控制中心制定的 BV 诊断标准与此一致，并指出应用阴道涂片革兰氏染色镜检或酶快速检测如 BV 蓝等可用于诊断 BV。DNA 探针如 VPⅢ微生物确认试验等可用于诊断 BV。PCR 方法用于研究 BV 相关的一系列微生物，而不用于临床诊断。微生物培养不作为诊断方法。宫颈巴氏试验因其灵敏度低，对 BV 诊断没有临床价值。

（二）滴虫性阴道炎

依据中华医学会妇产科学分会感染性疾病协作组制定的《滴虫性阴道炎诊治指南（草案）》，滴虫性阴道炎的诊断通过以下检测方法中任意一项阳性即可确诊。①悬滴法：显微镜下，在阴道分泌物中找到阴道毛滴虫。但悬滴法的敏感度仅为 60%～70%。且需要立即检查湿片以获得最准确的诊断结果。②培养法：培养法是最为敏感及特异的诊断方法，其准确率达 98%。对于临床可疑而悬滴法结果阴性者，可进行滴虫培养。2015 年美国疾病预防控制中心对滴虫性阴道炎的诊断建议如下：显微镜检查阴道分泌物悬液中可找到阴道毛滴虫，灵敏度为 51%～65%。APTIMA 阴道毛滴虫检测系统是美国食品药品管理局（FDA）批准的检测方法，可用于检测阴道、子宫颈、尿液标本，灵敏度为 95.3%～100.0%，特异度为 95.2%～100.0%。阴道拭子标本与尿液标本检测一致性达 100%。BD 探针扩增系统也是 FDA 批准的检测方法。在分子检测方法出现以前，培养是"金标准"诊断方法。悬滴法结果阴性而临床可疑时可进一步作滴虫培养。对男性患者，湿片检查不敏感，应取尿道拭子、尿液或精液滴虫培养。FDA 批准诊断女性滴虫病的测试还包括 OSOM 快速滴虫检测、毛细管型流动试纸技术、VPⅢ确认试验，以及用于检测滴虫病、淋病、白念珠菌感染核酸探针试验。对感染高风险（如有新性伴或多性伴、有性传播疾病史、注射毒品等）女性进行滴虫病筛查。

（三）外阴阴道假丝酵母菌病

依据中华医学会妇产科学分会感染性疾病协作组制定的《外阴阴道假丝酵母菌病（VVC）诊治规范修订稿》，外阴阴道假丝酵母菌病的诊断依据临床和实验室检查两个方面。

其临床表现为①症状：外阴瘙痒、灼痛，还可伴有尿痛以及性交痛等症状；白带增多。②体征：外阴潮红、水肿，可见抓痕或皲裂，小阴唇内侧及阴道黏膜附着白色膜状物，阴道内可见较多的白色豆渣样分泌物，可呈凝乳状。

实验室检查①悬滴法：10%氢氧化钾镜检，菌丝阳性率 70%～80%。生理盐水法阳性率低，不推荐。②涂片法：革兰氏染色法镜检，菌丝阳性率 70%～80%。③培养法：复发性 VVC（RVVC）或有症状但多次显微镜检查阴性者，应采用培养法诊断，同时进行药物敏感试验。

2015 年美国疾病预防控制中心对外阴阴道假丝酵母菌病的诊断建议如下。主要临床特征：瘙痒、排尿困难、充血水肿、皲裂和凝乳状白带。附加以下之一可诊断 VVC：

①10%氢氧化钾湿片或涂片镜检见到酵母假菌丝;②培养或其他试验证明存在酵母。外阴阴道假丝酵母菌病患者阴道 pH 可正常。所有有 VVC 症状体征的患者都可使用10%氢氧化钾湿片镜检,阳性者要治疗,湿片阴性的有症状妇女,应考虑阴道念珠菌培养。检查有 VVC 体征,但是湿片阴性,又不能作培养的患者,考虑经验性治疗。无症状体征患者念珠菌培养阳性并不是治疗的指征。FDA 不批准 PCR 检测方法,培养仍然是"金标准"诊断。

(四)宫颈炎

宫颈炎的诊断国内并无相关指南或共识可供参考,临床上主要依据临床表现、体征及实验室检查进行诊断。对于急性宫颈炎,其临床表现主要为阴道分泌物增多,呈黏液脓性,阴道分泌物的刺激可引起外阴瘙痒及灼热感。妇科检查见宫颈充血、水肿、黏膜外翻,有脓性分泌物从子宫颈管流出,子宫颈触痛、质脆、触之易出血,需与一般宫颈糜烂相鉴别。实验室检查①镜检:擦去子宫颈表面分泌物后,用小棉拭子插入子宫颈管内取出,肉眼看到白色棉拭子上有黄色或黄绿色黏液脓性分泌物,将分泌物涂片作革兰氏染色,若光镜下平均每个油镜视野有 10 个以上或每个高倍视野有 30 个以上中性粒细胞,并排除毛滴虫感染,即可诊断;②病原体检查:主要检查淋病奈瑟菌及衣原体。常用检测方法除子宫颈管分泌物涂片行革兰氏染色外,还有分泌物培养、酶联免疫吸附试验(ELISA)及核酸检测。

2015 年美国疾病预防控制中心对宫颈炎的诊治规范可供开展相应临床试验参考。该诊治规范指出,宫颈炎主要表现为两大特征性体征:①于子宫颈管或宫颈管棉拭子标本上,肉眼见到脓性或黏液脓性分泌物(通常称为黏液脓性宫颈炎或宫颈炎);②用宫颈管棉拭子擦拭子宫颈管容易诱发子宫颈管内出血。宫颈炎患者通常具备以上一个体征或两个体征同时具备。宫颈炎通常没有症状,但一些妇女会主诉阴道分泌物异常及经间期出血(如性交后出血)。白带异常(湿片镜检白细胞计数>10 个/高倍视野)与子宫颈衣原体及淋病奈瑟菌密切相关。在排除阴道炎症后,白带异常被认为是宫颈炎的敏感指标,其阴性预测值极高(缺乏白带异常不太可能是宫颈炎)。

一些专家认为子宫颈管分泌物涂片进行革兰氏染色见到多形核白细胞对诊断宫颈炎很有价值。但这个标准尚未标准化,最后,尽管子宫颈管内中性粒细胞出现革兰氏阴性双球菌对淋球菌宫颈炎的诊断具有特异性,但其敏感度却很低。该规范对宫颈炎的诊断建议如下:宫颈炎可能是上生殖道感染(子宫内膜炎)的征兆,因此,应对所有就诊宫颈炎患者进行盆腔炎体征评估,并采用核酸扩增技术检测是否有沙眼衣原体和淋病奈瑟菌。同时也应进行细菌性阴道病及滴虫性阴道炎的检查,如有这些疾病要针对性治疗。由于显微镜检查阴道毛滴虫的敏感度相对较低(约50%),因此,有宫颈炎症状而阴道毛滴虫镜检阴性的妇女应接受进一步检查,如培养法、核酸扩增技术或其他美国 FDA 认证的方法。若阴道分泌物湿片白细胞计数>10 个/高倍视野且排除阴道毛滴虫感染,则提示有宫颈炎,尤其是沙眼衣原体和淋病奈瑟菌所引起的炎症,尽管 HSV-2 感染与宫颈炎有关,但特异性检测方法(如核酸扩增技术、培养法和血清学检测)的实用性并不清楚。经 FDA 认证的检测生殖道支原体的方法没有得到应用。正因为宫颈炎的诊治较困难,目前开展的药物临床试验很少。

(五)盆腔炎

2014 年中华医学会妇产科学分会感染性疾病协作组对《盆腔炎症性疾病诊治规范》

进行了修订,该规范指出盆腔炎的临床表现各异,因此,其诊断通常依据临床症状、体征和实验室检查综合决定。PID 诊断的最低标准:在性活跃女性及其他存在性传播感染风险者,如排除其他病因且满足以下条件之一者,应诊断 PID 并给予经验性治疗①子宫压痛;②附件压痛;③子宫颈举痛。下腹疼痛同时伴有下生殖道感染征象时,诊断 PID 的可能性增加。PID 诊断的附加标准:①口腔温度≥38.3℃;②子宫颈或阴道脓性分泌物;③阴道分泌物显微镜检查有白细胞增多;④红细胞沉降率升高;⑤C 反应蛋白水平升高;⑥实验室检查证实有子宫颈淋病奈瑟菌或沙眼衣原体感染。大多数 PID 患者有子宫颈脓性分泌物或阴道分泌物镜检白细胞增多。如果子宫颈分泌物外观正常,并且阴道分泌物镜检无白细胞,则诊断 PID 的可能性不大,需要考虑其他可能引起下腹痛的病因。如果有条件,应积极寻找致病微生物,尤其是与性传播感染相关的病原微生物。PID 诊断的特异性标准:①子宫内膜活检显示有子宫内膜炎的组织病理学证据;②经阴道超声检查或 MRI 检查显示输卵管管壁增厚、管腔积液,可伴有盆腔游离液体或输卵管卵巢包块;③腹腔镜检查见输卵管表面明显充血、输卵管水肿、输卵管伞端或浆膜层有脓性渗出物等。

二、适应证

(一)细菌性阴道病

对于有症状的患者、妇科和产科手术前患者有指征进行治疗。对于妊娠合并 BV 的患者,推荐治疗所有有症状的 BV 孕妇。尽管 BV 与不良妊娠结局(包括胎膜早破、早发性宫缩、早产、羊膜腔感染和产后子宫内膜炎等)相关,然而对妊娠合并 BV 治疗唯一已证实的益处是减少阴道感染的症状和体征。其他潜在的益处包括减少孕妇 BV 相关感染并发症和其他感染[如其他性传播疾病和人类免疫缺陷病毒(HIV)感染]的风险。

(二)滴虫性阴道炎

符合滴虫性阴道炎诊断的患者均有指征进行治疗。尽管滴虫性阴道炎与孕妇发生早产、胎膜早破及分娩低出生体重儿存在相关性,但尚没有足够的研究结果表明对其进行治疗可降低上述并发症的发生。对孕妇滴虫性阴道炎进行治疗,可缓解阴道分泌物增多症状,防止生殖系统感染和新生儿呼吸道感染,阻止阴道毛滴虫的进一步传播,临床上应权衡利弊,知情选择。

(三)外阴阴道假丝酵母菌病

对所有有 VVC 症状或体征的妇女均应行氢氧化钾湿片检查,结果阳性的妇女应接受治疗。对于有症状的妇女湿片检查阴性时,应考虑行阴道分泌物念珠菌培养;如果湿片检查阴性但无法进行念珠菌培养,一旦妇科检查发现 VVC 的体征,则应考虑经验性治疗。无症状体征患者酵母菌培养阳性并不是治疗的指征。

(四)宫颈炎

宫颈炎可能是上生殖道感染(子宫内膜炎)的征兆,因此,应对所有就诊的宫颈炎患者进行盆腔炎体征评估,并采用核酸扩增技术检测是否有沙眼衣原体和淋病奈瑟菌。同时也应进行细菌性阴道病及滴虫性阴道炎的检查,如有这些疾病要针对性治疗。对于明确诊断宫颈炎的患者应行治疗。

（五）盆腔炎

符合 PID 诊断标准的患者需进行治疗。由于妊娠期 PID 会增加孕产妇死亡、死胎、早产的风险,可疑 PID 的孕妇建议住院接受静脉抗菌药物治疗。

三、入选标准

针对不同女性生殖系统感染研发的抗感染药物,其入选标准存在差别,并且不同临床试验阶段其入选标准也不尽相同,需结合受试人群的特点、药物的特性、炎症的部位等综合考虑,以下入选标准可供参考。

（一）细菌性阴道病

1. 符合细菌性阴道病诊断标准,即下列 4 项临床特征中至少 3 项阳性者:①线索细胞阳性;②胺试验阳性;③阴道 pH>4.5;④阴道均质、稀薄分泌物。其中①必备。阴道分泌物革兰氏染色积分法评分为 7~10 分者。

2. 有性生活史的患者。

3. 1 周内未使用抗生素,4 周内无阴道用药者。

4. 有月经者月经规律且距下次月经来潮>7 天者。

5. 自愿参加并签署知情同意书者。

（二）滴虫性阴道炎

1. 符合滴虫性阴道炎诊断标准者。

2. 有性生活史者。

3. 1 周内未使用抗生素,4 周内无阴道用药者。

4. 有月经者月经规律且距下次月经来潮>7 天者。

5. 征得本人同意,并签署知情同意书者。

（三）外阴阴道假丝酵母菌病

1. 符合外阴阴道假丝酵母菌病诊断标准者。

2. 年龄 18~60 岁;有性生活史,非月经期者。

3. 无心、脑、肝、肾和造血系统等严重疾病者。

4. 无其他阴道感染性疾病者,如滴虫性阴道炎、细菌性阴道病等。

5. 近 2 周内未用过其他抗真菌药物者。

6. 近 2 周内无外阴阴道上药、冲洗史者。

7. 具随访条件、依从性好、签署知情同意书的志愿受试者。

（四）宫颈炎

1. 年龄大于等于 18 岁有性生活史的女性。

2. 于子宫颈管或宫颈管棉拭子标本上,肉眼见到脓性或黏液脓性分泌物(通常称为黏液脓性宫颈炎或宫颈炎)或用宫颈管棉拭子擦拭子宫颈管容易诱发子宫颈管内出血者。

3. 在子宫颈革兰氏染色中每个高倍视野大于或等于 30 个白细胞(WBC)者。

4. 征得本人同意,并签署知情同意书者。

5. 在整个研究期间(约 2 个月),愿意放弃性交或使用避孕套者。

6. 在整个研究期间(约 2 个月)愿意避免使用阴道产品者。

(五) 盆腔炎

1. 符合盆腔炎诊断标准,且 4<McCormack 评分≤12,腋下体温≤38℃,血常规白细胞计数≤正常值上限 1.1 倍,血常规中性粒细胞百分比<90%。

2. 年龄 20~50 岁的女性,已婚或有性生活史者。

3. 受试者知情同意,自愿受试,获得知情同意过程符合 GCP 规定。

四、排除标准

(一) 细菌性阴道病

1. 存在其他生殖系统感染的患者,如滴虫性阴道炎、外阴阴道假丝酵母菌病等。

2. 有试验药物过敏史者。

3. 妊娠期及哺乳期妇女。

4. 患有心、肝、肾、血液系统、内分泌系统等疾病者。

5. 有临床意义的实验室异常:转氨酶大于正常值 1.5 倍;WBC<3.6×10⁹/L;PLT<7.0×10⁹/L;有临床意义的心电图异常;BUN 或 Cr 大于正常值。

6. 精神不正常或其他原因不易合作者。

7. 近 3 个月内参加过其他药物临床试验的患者。

8. 就诊 1 周内有阴道局部用药史者或正在使用阴道制剂者。

9. 有酗酒或其他药物滥用史者。

10. 同时使用全身抗生素治疗者。

11. 研究者认为不宜入选的其他原因。

(二) 滴虫性阴道炎

1. 对临床研究中任一组分药物有过敏史或有过敏反应者。

2. 患有其他感染原因造成的外阴阴道炎者(如外阴阴道假丝酵母菌病、疑似淋病、单纯疱疹病毒感染和尖锐湿疣等)。

3. 入组前 1 周内接受了全身性和/或阴道抗真菌或抗生素治疗者。

4. 怀孕或哺乳期妇女,绝经的妇女。

5. 可能在试验进行时或结束前使用其他抗感染药物者。

6. 有严重肝损害(肝功能大于正常值的 2 倍或以上)、严重心血管疾病、严重呼吸功能障碍、糖尿病、明显胃肠功能异常者及长期服药史者。

7. 患有其他影响疗效评价的阴道或外阴疾病者。

8. 3 个月内参加过其他临床药物试验的患者。

9. 中枢神经系统功能障碍者,如抽搐、意识障碍等。

10. 酒精依赖和精神类药物滥用者。

11. 其他研究者认为不适合进行临床试验的患者。

(三) 外阴阴道假丝酵母菌病

1. 妊娠或哺乳期妇女。

2. 有临床意义的实验室检查异常:转氨酶大于正常值 3 倍;WBC<$3.6×10^9$/L;PLT<$70×10^9$/L;有临床意义的心电图异常;BUN 或 Cr 大于正常值。

3. 对试验药物过敏或对 2 种以上药物过敏者。

4. 3 个月内,参加过其他药物临床试验者。

5. 有酗酒或其他药物滥用史者。

6. 精神病患者。

7. 近 2 周内使用抗生素治疗者。

8. 曾经入选过本试验的患者。

9. 本次外阴阴道假丝酵母菌病进行过治疗者。

10. 近 2 周内因其他外阴阴道疾病进行过治疗者。

11. 研究者认为不宜入选的其他原因。

(四) 宫颈炎

1. 存在盆腔炎的症状和体征,包括子宫颈举痛、子宫或附件压痛者。

2. 有盆腔炎病史者、异位妊娠或宫颈炎复发(前一年发生 3 次或更多次)者或近期有宫颈炎(近 30 天)的书面记录者。

3. 存在滴虫性阴道炎者。

4. 具有临床症状的细菌性阴道病(BV)的妇女。

5. 在 48 小时内使用阴道产品(即冲洗,使用阴道药物或栓剂)者。

6. 慢性肾脏疾病病史者。

7. 在入选 30 天内使用全身抗生素(口服或静脉注射)、阴道抗生素、阴道抗真菌药或口服抗真菌药者。

8. 哺乳期患者。

9. 有结肠炎或凝血相关疾病病史者。

10. 对头孢菌素、青霉素或大环内酯类药物过敏者。

11. 有乳胶过敏史者。

12. 严重的潜在病症,包括人类免疫缺陷病毒(HIV)或其他原发性或继发性免疫抑制病症者。

13. 伴随感染,需要抗菌治疗(例如尿路感染、鼻窦炎、皮肤和软组织感染、牙脓肿等)或预期在研究过程中使用任何抗生素/抗微生物剂治疗者。

14. 通过临床观察确定入选时的活动性疱疹暴发者。

15. 怀疑怀孕或尿妊娠试验阳性,筛查期间或在研究期间积极试孕的女性。

16. 由研究者确定的任何临床不良事件,并发疾病或其他医疗状况、情况出现或发生,使参与研究不符合参与者的最佳利益。

17. 无法遵守协议(包括无法遵守后续程序)者。

18. 没有提供联系信息者。

(五)盆腔炎

1. 妊娠或半年之内准备妊娠或哺乳期妇女。

2. 经检查证实由妇科肿瘤[子宫肌瘤(最大直径大于 3cm)、黏膜下肌瘤、卵巢囊肿]、滴虫性阴道炎、外阴阴道假丝酵母菌病、细菌性阴道病、急性宫颈炎、子宫内膜异位症、子宫腺肌病、盆腔静脉淤血综合征、间质性膀胱炎(IC)等其他病症引起的相关症状者。

3. 血清 $CA_{125} \geq 35U/ml$ 或红细胞沉降率 $>25mm/h$ 者。

4. 合并心血管、肝、肾和血液系统等严重原发性疾病、精神疾病患者。

5. 2 周内实施过相关治疗并服用功能主治相似的药物者。

6. 正在参加其他临床试验或近 1 个月内使用抗生素治疗的患者。

7. 过敏体质或已知对本试验中所用药物及其成分过敏者。

8. 法律规定的残疾患者(盲、聋、哑、智力障碍、精神障碍、肢体残疾)。

9. 研究者认为不适宜参加本项临床试验者。

10. 怀疑或确有酒精、药物滥用病史,或者根据研究者的判断,具有降低入组可能性或使入组复杂化的其他病变或情况,如工作环境经常变动、生活环境不稳定等易造成失访的情况。

五、退出标准

1. 不符合入选标准而被误纳入者或符合排除标准任一项者。

2. 虽符合入选标准而纳入后未曾用药者,或无任何复诊记录者。

3. 自行中途换药或加入非规定范围内联合用药,特别是合用对试验药物影响较大的药物,影响有效性和安全性判断者。

4. 试验中发生严重安全问题者。

5. 试验中发现药物不具有临床价值者。

6. 因出现较多严重不良反应,伦理委员会及主要研究者认为需终止试验的情况。

7. 因申报单位或研究单位的其他原因而需终止试验。

六、脱落病例

1. 试验过程中,发生其他并发症或特殊生理变化,不宜继续接受试验者。

2. 患者依从性差。

第五节　试验设计

抗女性生殖系统感染药物临床试验主要分为Ⅰ、Ⅱ、Ⅲ、Ⅳ期,下面根据药物临床试验的不同阶段,结合抗女性生殖系统感染药物治疗的特点进行论述。

一、Ⅰ期临床试验

抗女性生殖系统感染药物的Ⅰ期临床试验受试对象一般为健康女性志愿者,一般从单剂量开始,在严格控制的条件下,给少量试验药物于少数(一般为 20~30 例)经过谨慎选择和筛选出的健康志愿者,然后仔细监测药物的血药浓度、排泄性质和任何有益反应和不良作用,以评价药物在人体内的药动学和耐受性。通常要求志愿者住院以进行 24 小时的密切监护。随着对新药安全性了解的增加,给药的剂量可逐渐提高,并可以多剂量给药。

（一）受试者特征

1. Ⅰ期临床试验应选择健康女性成年人,受试者入选标准一般为:

(1)健康志愿受试者,女性。

(2)年龄 18~45 岁者。

(3)体重不低于 50kg,体重指数(BMI)在 19~24kg/m²[BMI=体重(kg)/身高²(m²)]者,同一批志愿受试者体重应相近。

(4)健康情况良好,无心、肝、肾、消化道、生殖系统、神经系统,以及精神异常、代谢异常等病史者。

(5)无妊娠、哺乳,体检和试验过程中均未处于月经周期者。

(6)有性生活史者。

(7)近 3 个月内无怀孕计划者。

(8)自愿签署知情同意书者。

2. 排除标准

(1)经体格检查血压、心电图、呼吸状况或肝肾功能、血尿常规、阴道分泌物异常(经临床医师判断有临床意义)者。

(2)在过去的 1 年中,有酗酒史、嗜烟史、药物滥用史或吸毒史者。

(3)入选前 3 个月内,参加过另一药物试验或使用过本试验药物者。

(4)试验开始前 2 周内使用过任何其他药物者。

(5)临床上有显著的变态反应史(特别是药物过敏史)者,尤其是对药物辅料中任何成分过敏者。

(6)在试验前 3 个月内献过血,或打算在试验期间或试验结束后 3 个月内献血者。

(7)不能耐受静脉穿刺采血者。

(8)由研究者判断为不适合参加本试验者。

（二）耐受性试验

包括首次人体试验、耐受性与安全、初步治疗窗探索,通常为女性健康志愿者。耐受性试验设计包括:剂量设计、起始剂量、最大剂量、剂量分组、受试者筛选、观察指标及结果判定。试验剂量包括单剂量(单次给药组)和多剂量(多次给药组或连续给药组)两种,主要是为了评估抗女性生殖系统感染药物的初始安全性和耐受性。I期临床试验应当先进行单剂量试验,再进行多剂量试验。I期临床试验的剂量确定应当慎重,以保护受试者安全为原则。剂量设计时不仅要考虑初始剂量和最大剂量,还要考虑剂量梯度和终止指标等问题。

（三）药动学

目的是了解新药在人体内的吸收、分布与消除的规律,为制订合理的给药方案提供依据。选择推荐临床治疗用的剂量,确定用药后时间:给药前(0 小时)及给药后 2、4、6、7、8、10、11、12、13、14、24、36、48、72、96 小时的血药浓度。流程为受试者筛选,入住 I 期病房,服用试验用药及观察,血液样品采集,血液样品测定,数据统计分析。

二、Ⅱ期临床试验

通过I期临床试验,在健康人身上得到了为达到合理的血药浓度所需要的药物的机制的信息,即药动学数据。但是,通常在健康的人体上是不可能证实药品对女性生殖系统感染的治疗作用的。在临床研究的第二阶段即Ⅱ期临床试验,将对部分生殖系统感染患者志愿者(总的试验人数不少于 200 例)给药,然后重新评价药物的药动学和排泄情况。这是因为药物在患病状态的人体内的作用方式常常是不同的,尤其是那些影响肠、胃、肝和肾功能的药物。Ⅱ期临床试验是对治疗作用的初步评价阶段,其目的是初步评价药物对女性生殖系统感染患者的治疗作用和安全性,了解患病人群的药动学情况,为后续临床试验提供依据。

Ⅱ期临床试验采用随机双盲对照试验(根据具体目的也可以采取其他设计形式),以平行对照为主。通常应该与抗生殖系统感染标准疗法进行比较,同时可以使用安慰剂。应有符合伦理学要求的终止试验的标准和个别受试对象退出试验的标准。对不良事件、不良反应的观测、判断及及时处理都应作出具体的规定。Ⅱ期临床试验是对抗女性生殖系统感染药物治疗作用的初步评价阶段。

（一）受试者特征

1. Ⅱ期临床试验应选择患者,受试者入选标准一般为:

（1）年龄 18~60 岁,女性,有性生活史,住院患者或依从性良好的门诊患者。

（2）符合生殖系统某种感染(如细菌性阴道病、外阴阴道假丝酵母菌病等)的临床表现者。

（3）辅助检查确诊有生殖系统某种感染者。

（4）尿妊娠试验阴性,在试验期间坚持避孕者。

（5）自愿参加本试验,签署知情同意书,并同意在试验过程中按照研究者要求及时进行访视。

2. 排除标准

（1）对试验药物既往有过敏史者。

（2）有不能稳定控制的糖尿病、自身免疫病或免疫抑制者。

（3）合并其他种类生殖系统感染者。

（4）由其他疾病导致相同临床症状者。

（5）疑似淋病奈瑟菌、衣原体感染等性传播疾病者。

（6）入组前 1 周内使用过阴道内或全身抗真菌药物、抗生素或激素治疗者。

（7）试验过程中必须联合应用其他药物的严重感染者。

（8）有严重心、肺、血液系统、脑血管系统、肝肾疾病或肝肾功能检查异常者（GPT、GOT≥正常值上限 2 倍,Cr>正常值上限）。

（9）有神经、精神疾患而无法合作或不愿合作者。

（10）试验期间需要接受宫颈上皮内瘤变（CIN）、宫颈癌等妇科手术的患者。

（11）哺乳期或妊娠期妇女。

（12）入选前 3 个月内参加过其他临床试验者。

（13）合并其他情况研究者认为不适合入选者。

三、Ⅲ期临床试验

抗女性生殖系统感染药物的Ⅲ期临床试验是在Ⅰ、Ⅱ期临床试验的基础上,将试验药物用于更大范围的女性生殖系统感染患者志愿者身上,进行扩大的多中心随机对照临床试验,目的是进一步验证和评价抗女性生殖系统感染药物的有效性和安全性,是治疗作用的确证阶段,也是为药品注册申请获得批准提供依据的关键阶段。该期临床试验采取随机、双盲、多中心、阳性药平行对照、优效性临床试验。对试验药物和安慰剂（不含活性物质）或已上市药品的有关参数进行比较。试验结果应当具有可重复性。可以说,该阶段是临床研究项目最繁忙和任务最集中的阶段。除了对女性中青年患者研究外,还要特别研究药物对老年女性患者,有时还要包括儿童的安全性。但如果是阴道用药,则主要研究药物的治疗研究周期仍根据所选择的终点疗效指标及药物的半衰期而确定。阳性对照药应选择同一类疗效确定及不良反应少且已经上市的药物。

四、Ⅳ期临床试验

（一）研究目的

抗女性生殖系统感染药物Ⅳ期临床试验是药物临床试验的一个重要组成部分,是上市前药物Ⅰ、Ⅱ、Ⅲ期临床试验的补充和延续。Ⅳ期临床试验既可以验证上市前临床试验的结果,更重要的是可以弥补上市前临床试验缺乏的资料和信息,从而为临床合理用药提供依据。其目的是考察在广泛使用条件下的药物疗效及不良反应,评价在普通或者特殊人群中使用的利益与风险关系以改进给药剂量等。

（二）受试者选择

Ⅳ期临床试验受试者为所研究的抗女性生殖系统感染药物的适应证患者,但患者的纳入及排除标准相对宽松,同时Ⅳ期临床试验注重对特殊人群(如老人、肝肾功能不全者)及临床药物相互作用的研究。

(三)Ⅳ期临床试验的设计

Ⅳ期临床试验不要求设对照组,但也不排除根据需要对某些适应症或某些实验对象进行小样本随机对照试验。Ⅳ期临床试验的病例数应≥2 000 例。方案设计应简明,指标少而精。可参考Ⅱ期临床试验的设计要求。

第六节 疗 效 评 价

一、治疗应答

临床试验资料的评价一般包括两个方面:一方面是对临床试验的科学性和可靠性进行评价;另一方面是对药物的疗效和安全性进行评价。药物疗效和安全性的评价是临床试验的主要目的,而临床试验的科学性和可靠性是药物疗效和安全性评价的基础。疗效评价包括主要观测指标评价和综合疗效评价。安全性评价包括生命体征、体液生化指标等实验室检查指标、影像学检查指标以及不良反应。由于生殖系统感染的特殊性,其治疗应答主要反映在临床症状的改善情况及细菌学改善情况两个方面。以下将针对不同感染部位及性质分别进行阐述。

二、疗效终点

(一)细菌性阴道病

1. 主要疗效指标 治疗结束后第 3~7 天的细菌学疗效;治疗结束后第 28~35 天的临床疗效。

(1)临床疗效判断标准:①痊愈——症状消失,体征转为正常,阴道分泌物实验室检查各项正常;②显效——症状、体征明显好转,阴道分泌物检查线索细胞阴性,阴道 pH、胺试验及白带常规 3 项中 2 项正常;③进步——症状、体征好转,阴道分泌物检查线索细胞阴性,阴道 pH、胺试验及白带常规 3 项中至少 1 项正常;④无效——症状、体征加剧或无好转,阴道分泌物检查线索细胞阳性。痊愈+显效 2 组合计为有效,据此计算有效率。

(2)细菌学评定标准:阴道分泌物革兰氏染色评分采用 Nugent 10 分评分法。①痊愈——阴道涂片总积分为 0~3 分;②显效——阴道涂片总分下降>3 分;③进步——阴道涂片总分下降为 1~3 分;④无效——阴道涂片总分下降小于 3 分。

2. 次要疗效指标 治疗结束后第 28~35 天的细菌学疗效。治疗结束后第 3~7 天的临床疗效。临床疗效判断标准和细菌学评定标准见上文。

(二)滴虫性阴道炎

1. 主要疗效指标 治疗结束后 3~7 天的综合疗效。

(1)症状体征评分:按评分标准进行评分,评分标准如下。

1）外阴瘙痒：0分，无瘙痒；1分，为轻度，有外阴瘙痒感，能忍受，不影响工作、睡眠；2分，为中度，介于轻重之间；3分，为重度，严重瘙痒，无法忍受，影响工作、睡眠。

2）阴道分泌物增加：0分，无增加；1分，穹窿少量分泌物；2分，穹窿可见积液；3分，穹窿积满分泌物。

3）其他各项：包括外阴灼痛、尿频尿急、外阴充血、阴道黏膜充血、泡沫样分泌物、脓性分泌物。0分，为无；1分，为有。

（2）疗效判断标准

1）痊愈：症状、体征、实验室检查、病原学检查均恢复正常。

2）显效：症状、体征、实验室检查均明显好转，症状、体征评分降低50%以上，阴道分泌物滴虫阴性。

3）进步：症状、体征、实验室检查均略有好转，症状体征评分降低50%以下，阴道分泌物滴虫阳性。

4）无效：症状、体征、实验室检查均无改变或加重，阴道分泌物滴虫阳性。

痊愈和显效合计为有效，据此计算有效率。当实验室检查和临床有矛盾时，以实验室检查指标作为主要判断指标。

2. 次要疗效指标　治疗结束后3~7天的临床疗效和细菌性疗效。

（三）外阴阴道假丝酵母菌病

1. 主要疗效指标　治疗结束后7~14天临床疗效；治疗结束后7~14天病原学疗效。

（1）临床疗效判定：根据随访时临床症状和体征各项评分及总分（评分标准见表4-3），计算评分变化率，方法为：[（用药前评分–用药后评分）/用药前评分]×100%。根据总分变化率判定临床疗效，分为治愈、显效、改善、无效共4级：评分变化率>75%为治愈，>50%且<75%为显效，≥25%且<50%为改善，<25%为无效。

表4-3　外阴阴道假丝酵母菌病评分标准

	0分	1分	2分	3分
瘙痒	无	偶有发作	能引起重视	持续发作，坐立不安
疼痛	无	轻	中	重
充血、水肿	无	轻	中	重
抓痕、皲裂、糜烂	无	—	—	有
分泌物量	无	较正常稍多	量多，无溢出	量多，有溢出

（2）真菌学疗效判定：阴道分泌物真菌学镜检转阴为治愈，未转阴为无效。

2. 次要疗效指标　治疗结束后28~35天临床疗效、病原学疗效。

（四）宫颈炎

1. 主要疗效指标　治疗结束2~3周的临床疗效，治疗结束后50~70天的临床疗效。

2. 次要疗效指标

（1）与无治疗相比，治疗组患者在治疗结束后2~3周及50~70天确定宫颈炎的人数。

（2）不良事件发生的情况：出现1次或多次不良事件的参与者比例。

（五）盆腔炎

1. **主要疗效指标** 将 McCormack 量表评分设定为主要疗效指标，以疾病主要症状、体征为观察对象，根据疼痛不同部位和不同性质进行计分，详见表 4-4。

表 4-4 McCormack 量表

症状体征	0分	计1分	计2分	计3分
左上腹部压痛	无	有主诉但无表情变化及肌紧张	疼痛伴表情变化及肌紧张	疼痛表现非常痛苦
右上腹部压痛		有主诉但无表情变化及肌紧张	疼痛伴表情变化及肌紧张	疼痛表现非常痛苦
左下腹部压痛		有主诉但无表情变化及肌紧张	疼痛伴表情变化及肌紧张	疼痛表现非常痛苦
右下腹部压痛		有主诉但无表情变化及肌紧张	疼痛伴表情变化及肌紧张	疼痛表现非常痛苦
左上腹反跳痛	无	有主诉但无表情变化及肌紧张	疼痛伴表情变化及肌紧张	疼痛表现非常痛苦
右上腹反跳痛		有主诉但无表情变化及肌紧张	疼痛伴表情变化及肌紧张	疼痛表现非常痛苦
左下腹反跳痛		有主诉但无表情变化及肌紧张	疼痛伴表情变化及肌紧张	疼痛表现非常痛苦
右下腹反跳痛		有主诉但无表情变化及肌紧张	疼痛伴表情变化及肌紧张	疼痛表现非常痛苦
子宫颈摇摆痛或举痛	无	有主诉但无表情变化及肌紧张	疼痛伴表情变化及肌紧张	疼痛表现非常痛苦
子宫压痛	无	有主诉但无表情变化及肌紧张	疼痛伴表情变化及肌紧张	疼痛表现非常痛苦
左附件区压痛	无	有主诉但无表情变化及肌紧张	疼痛伴表情变化及肌紧张	疼痛表现非常痛苦
右附件区压痛	无	有主诉但无表情变化及肌紧张	疼痛伴表情变化及肌紧张	疼痛表现非常痛苦

2. **次要疗效指标** ①实验室检查指标：包括血常规白细胞计数、红细胞沉降率、C反应蛋白、阴道分泌物涂片检查；同时进行妇科阴道彩超检查，检测盆腔包块和积液的情况。②疾病复发与后遗症发生率：对临床治愈患者随访 2 个月经周期疾病复发与后遗盆腔痛发生情况。

三、治疗应答的评估

（一）细菌性阴道病

细菌性阴道病的临床试验根据药物起效时间的不同，药效评估的访视时间也有所差异，一般在试验开始前及治疗后 3~7 天、28~35 天进行体格检查，包括妇科检查，同时检查血、尿常规及血生化等指标。阴道 pH 检测，阴道分泌物涂片进行革兰氏染色法找线索细胞及胺试验。细菌性阴道病治疗应答的访视计划表见表 4-5。

1. **一般检查项目** 包括血常规、尿常规、肝肾功能检查等。
2. **特异检查** 包括阴道 pH 检测，阴道分泌物涂片进行革兰氏染色法找线索细胞及胺试验。

（二）滴虫性阴道炎

滴虫性阴道炎的临床试验的临床应答评估与细菌性阴道病类似，一般在试验开始前及治疗后 3~7 天、28~35 天进行体格检查，包括妇科检查，同时检查血、尿常规及血生化等指标。阴道分泌物行病原学检查：采用悬滴法，显微镜下，在阴道分泌物中找到阴道毛滴虫。滴虫性阴道炎治疗应答的访视计划表见表 4-6。

表 4-5　细菌性阴道病治疗应答的访视计划表

试验阶段	筛选期	治疗期			终止访视
访视	0	1	2	3	
时间		第 1 天	治疗后 3~7 天	治疗后 28~35 天	
知情同意书	+	+			
入选/排除标准	+	+			
病史采集	+				
生命体征、体格检查	+	+	+	+	+
一般检查项目	+	+	+	+	+
特异检查	+		+	+	+
分配筛选号码	+				
分发药物	+				
服用研究药物的剂量和频率	+	+			
合并用药	+	+	+	+	+
回收药物/评价依从性			+	+	
不良事件	+	+		+	+

表 4-6　滴虫性阴道炎治疗应答的访视计划表

试验阶段	筛选期	治疗期			终止访视
访视	0	1	2	3	
时间		第 1 天	治疗后 3~7 天	治疗后 28~35 天	
知情同意书	+	+			
入选/排除标准	+	+			
病史采集	+				
生命体征、体格检查	+	+	+	+	+
一般检查项目	+	+	+	+	+
特异检查	+		+	+	+
分配筛选号码	+				
分发药物	+				
服用研究药物的剂量和频率	+	+			
合并用药	+	+	+	+	+
回收药物/评价依从性			+	+	
不良事件	+	+		+	+

1. 一般检查项目　包括血常规、尿常规、肝肾功能检查等。

2. 特异检查　包括阴道分泌物行病原学检查。悬滴法:显微镜下,在阴道分泌物中找到阴道毛滴虫。

(三) 外阴阴道假丝酵母菌病

外阴阴道假丝酵母菌病一般在治疗前及治疗后 7~14 天、28~35 天进行体格检查,包括妇科检查,同时检查血、尿常规及血生化等指标。阴道分泌物行病原学检查:阴道分泌物湿片(10% KOH)或革兰氏染色可见酵母菌、菌丝或假菌丝。外阴阴道假丝酵母菌病治疗应答的访视计划表见表4-7。

表4-7 外阴阴道假丝酵母菌病治疗应答的访视计划表

试验阶段	筛选期	治疗期			终止访视
访视	0	1	2	3	
时间		第1天	治疗后7~14天	治疗后28~35天	
知情同意书	+	+			
入选/排除标准	+	+			
病史采集	+				
生命体征、体格检查	+	+	+	+	+
一般检查项目	+	+	+	+	+
特异检查	+		+	+	+
分配筛选号码	+				
分发药物	+				
服用研究药物的剂量和频率	+	+			
合并用药	+	+	+	+	+
回收药物/评价依从性			+	+	
不良事件	+			+	+

1 一般检查项目 包括血常规、尿常规、肝肾功能检查等。

2. 特异检查 包括阴道分泌物湿片(10% KOH)或革兰氏染色可见酵母菌、菌丝或假菌丝。

(四)宫颈炎

急性宫颈炎一般在治疗前及治疗后2~3周、50~70天进行体格检查,包括妇科检查,同时检查血、尿常规及血生化等指标。特异检查包括:棉拭子取子宫颈分泌物检查,子宫颈革兰氏染色中观察每个高倍视野大于或等于30个白细胞(WBC)。根据不同试验要求评估是否行病原学检查,包括支原体检测及淋病奈瑟菌检测。宫颈炎治疗应答的访视计划表见表4-8。

表4-8 宫颈炎治疗应答的访视计划表

试验阶段	筛选期	治疗期			终止访视
访视	0	1	2	3	
时间		第1天	治疗后2~3周	治疗后50~70天	
知情同意书	+	+			
入选/排除标准	+	+			
病史采集	+				
生命体征、体格检查	+	+	+	+	+
一般检查项目	+	+	+	+	+
特异检查	+		+	+	+

续表

试验阶段	筛选期		治疗期		终止访视
访视	0	1	2	3	
分配筛选号码	+				
分发药物	+				
服用研究药物的剂量和频率	+	+			
合并用药	+	+	+	+	+
回收药物/评价依从性			+	+	
不良事件	+	+		+	+

1. 一般检查项目　包括血常规、尿常规、肝肾功能检查等。

2. 特异检查　包括棉拭子取子宫颈分泌物检查,子宫颈革兰氏染色中观察每个高倍视野大于或等于 30 个白细胞(WBC)。根据不同试验要求评估是否行病原学检查,包括支原体检测及淋病奈瑟菌检测、妇科超声检查。

(五) 盆腔炎

盆腔炎一般在治疗前及治疗后 2~3 周、2 个月进行病史采集、体格检查,并进行 Mc-Cormack 量表评分。同时在治疗前、后对生命体征(体温、呼吸、脉搏、血压)进行观察记录,并进行血常规、尿常规、尿妊娠试验、肝功能(GPT、GOT、TBIL、ALP、γ-GT)、肾功能(BUN、Cr)和心电图检查。同时在治疗期间和随访期间随时观察和记录不良事件,重点记录消化道症状(如恶心、腹胀、腹泻、腹痛等)。盆腔炎治疗应答的访视计划表见表 4-9。

表 4-9　盆腔炎治疗应答的访视计划表

试验阶段	筛选期		治疗期		终止访视
访视	0	1	2	3	
时间		第 1 天	治疗后 2~3 周	治疗后 2 个月	
知情同意书	+	+			
入选/排除标准	+	+			
病史采集	+				
生命体征、体格检查	+	+	+	+	+
一般检查项目	+	+	+	+	+
特异检查	+		+	+	+
分配筛选号码	+				
分发药物		+			
服用研究药物的剂量和频率		+			
合并用药	+	+	+	+	+
回收药物/评价依从性			+	+	
不良事件	+	+		+	+

1. 一般检查项目　包括血常规、尿常规、尿妊娠试验、肝功能(GPT、GOT、TBIL、ALP、γ-GT)、肾功能(BUN、Cr)和心电图检查。

2. 特异检查　包括阴道分泌物检测、妇科超声检查。

四、临床应答

在抗女性生殖系统感染药物临床试验中,临床应答主要包括临床症状及体征的改善。根据生殖系统感染部位及病原学的不同,总结如下。

(一) 细菌性阴道病

细菌性阴道病的主要临床表现为阴道分泌物增多伴腥臭味,查体可见外阴阴道黏膜无明显充血等炎性反应,阴道分泌物均质、稀薄。临床应答的评估主要观察经过治疗后临床症状和体征是否有变化,如减轻、无改变或加重。

无临床症状患者的临床应答主要依靠阴道分泌物检查进行判断,即:①线索细胞阳性;②胺试验阳性;③阴道 pH 大于 4.5;④阴道分泌物均质、稀薄。依据这些指标是否变化来评估临床应答。

(二) 滴虫性阴道炎

滴虫性阴道炎主要的临床表现为阴道分泌物增多,外阴瘙痒、灼热感,部分患者有尿频等症状,查体可见外阴阴道黏膜充血,阴道分泌物多呈泡沫状、黄绿色。临床应答的评估主要观察经过治疗后临床症状是否有变化,如减轻、无改变或加重。

也有少数患者临床表现轻微,甚至没有症状。临床应答主要依靠阴道分泌物检查进行判断:显微镜下,在阴道分泌物中找到阴道毛滴虫;滴虫培养阳性。通过观察这些指标是否变化来评估临床应答。

(三) 外阴阴道假丝酵母菌病

外阴阴道假丝酵母菌病主要的临床表现为外阴瘙痒、灼痛,还可伴有尿痛,以及性交痛等症状;白带增多。体征:外阴潮红、水肿,可见抓痕或皲裂,小阴唇内侧及阴道黏膜附着白色膜状物,阴道内可见较多的白色豆渣样分泌物,可呈凝乳状。临床应答的评估主要观察经过治疗后临床症状和体征是否有变化,如减轻、无改变或加重。

(四) 宫颈炎

宫颈炎通常没有症状,但一些妇女会主诉阴道分泌物异常及经间期出血(如性交后出血)。主要表现为两大特征性体征:①于子宫颈管或宫颈管棉拭子标本上,肉眼见到脓性或黏液脓性分泌物(通常称为黏液脓性宫颈炎或宫颈炎);②用宫颈管棉拭子擦拭子宫颈管容易诱发子宫颈管内出血。临床应答的评估主要观察经过治疗后临床症状和体征是否有变化,如减轻、无改变或加重。

(五) 盆腔炎

盆腔炎临床表现各异,因此,其诊断通常依据临床症状、体征和实验室检查综合决定。临床应答的评估主要观察经过治疗后临床症状和体征是否有变化,如减轻、无改变或加重。其中临床症状和体征的变化可以通过 McCormack 量表评分来评定。

第七节　阴道抗感染制剂研究设计应注意的问题

阴道是女性内生殖器的一部分,有其独特的解剖结构和生理特点。阴道和子宫颈疾病是常见病,有其独特的发病机制和治疗方法。阴道制剂应符合阴道用药的特点和阴道子宫颈疾病的特点。以下针对阴道抗感染制剂研究设计方面需注意的问题进行阐述。

一、根据阴道炎病原菌针对性选药

正常情况下,阴道内有需氧菌和厌氧菌等多种微生物寄居,形成一种平衡的生态环境。阴道环境影响着菌群,菌群也影响阴道环境。正常阴道以乳杆菌为优势菌,此类菌落在维持阴道正常菌群中起着关键作用。根据病原菌的不同,阴道炎主要分为细菌性阴道病、滴虫性阴道炎和外阴阴道假丝酵母菌病,近年来需氧菌性阴道炎也逐渐引起人们的重视。这些阴道炎的发病机制均为阴道菌群失调。其中,滴虫性阴道炎和外阴阴道假丝酵母菌病的发病原因主要是毛滴虫和念珠菌大量繁殖,乳杆菌减少。选择抗生素对外阴阴道假丝酵母菌病不但无效,反而可能有助于念珠菌的生长。抗生素中对滴虫有效的为硝基咪唑类,如甲硝唑、替硝唑和奥硝唑等。很多抗生素虽然抗菌谱较广,但无抗滴虫作用。细菌性阴道病时,乳杆菌减少而其他病菌繁殖,主要有加德纳菌、动弯杆菌及其他厌氧菌。因此,选择的抗生素应以对抗厌氧菌为主,并不能影响乳杆菌的生长。所以在研发阴道抗感染制剂时,抗生素的选择应有针对性、有的放矢,不主张选择新研发的、疗效好的全身用抗生素,以免产生耐药性。应选择不是临床上主要使用的全身用抗生素,或者黏膜不易吸收,局部疗效确切,毒性低的抗生素。

二、复方制剂研究设计原则

研究设计复方制剂时,应针对临床上常见的混合感染来组方,避免组方的随意性,尤其不宜研发抗生素、抗滴虫和抗真菌三种组分的复方制剂。另外还应遵循复方制剂设计的一般原则,如药效应有协同作用,或毒性应相拮抗等。

三、结合阴道解剖结构特点研究设计

阴道常用剂型有栓剂、泡腾片、阴道片、霜剂和凝胶等。新剂型的研发应与阴道解剖结构、阴道子宫颈用药特点相结合,重点考虑药物能否在阴道子宫颈均匀分布,在阴道内存留的有效时间和可能达到的有效浓度。喷雾剂是呼吸系统疾病常用的剂型,起效迅速,使用方便。但如果将其研发为阴道喷雾剂用于治疗阴道炎则不妥。由于盆底肌的作用,阴道口是

闭合的,并且阴道前后壁紧贴,即阴道并非是一个空腔。因此,治疗阴道炎时,喷出的药物难以均匀分布到阴道前后左右四壁,难以发挥药效。抗生素洗液在阴道内停留时间短,仅能起到清洁或暂时改变阴道酸碱度的作用。抗生素洗液难以保证药物在阴道局部保持一定的浓度,不但无法达到预期的疗效,反而可能导致耐药。因此,抗生素洗液不宜研发。

四、合理选择益生菌

由于耐药菌群越来越多,抗生素的选择压力增大,微生态制剂成为了研发的热点。目前研发的微生态制剂大多用于消化系统疾病,常见的益生菌包括乳杆菌、双歧杆菌和地衣芽孢杆菌等。但将这些益生菌引入阴道时必须结合阴道菌群状况。正常育龄期妇女阴道内分离到的细菌中,优势菌为乳杆菌,此外还包括表皮葡萄球菌、大肠埃希菌、棒状杆菌、B族链球菌、粪链球菌、支原体、消化球菌、白念珠菌和拟杆菌等。到目前为止尚未分离到地衣芽孢杆菌。国外个别实验室曾分离到双歧杆菌,但尚未被权威机构认可。细菌性阴道病的发病机制为阴道乳杆菌数量减少或缺失,其他阴道微生物数量增加,乳杆菌的优势地位被大量的加德纳菌或混合性厌氧菌群代替,厌氧菌大量增加。老年性阴道炎也是由于乳杆菌减少引起的。因此,补充乳杆菌是有理论依据的,而补充地衣芽孢杆菌和双歧杆菌等依据尚不充分。首先,这些益生菌在阴道中可能并不存在。外源性补充之后能否在阴道内生存尚不明确。另外,它们在调节阴道菌群平衡中的作用尚不明确。在所有益生菌中,只有乳杆菌在阴道内的作用和地位明确。目前国内外缺乏大规模阴道菌群流行病学调查,因此,除了乳杆菌之外,其他益生菌暂不宜研发。

五、使用频次及用量应合理

很多口服和静脉药物的给药方式为一天 2~3 次,但阴道用药分为一天数次是不合理的。原因是不符合阴道的解剖特点。直立位时,药物很快会滑出体外。因此,白天用药显然不可行,阴道用药应设计为睡前使用。阴道用药一次置入数片也是不合理的。一般来说,阴道用药的习惯是一次 1 片,2 片显然增加用药的麻烦。

六、阴道制剂临床试验安全性评估的注意事项

妇科阴道用新药的制剂安全性试验主要是指过敏性、局部刺激性等与阴道局部给药相关的特殊安全性试验,主要包括阴道黏膜刺激性试验和局部给药过敏性试验两方面。

第八节 临床安全性评估

抗女性生殖系统感染药物临床试验的临床安全性评估同样包括试验期间所观测到的

临床不良事件、实验室指标及生命体征等。

一、不良事件观察及分析评价

安全性指标的确定和评价是临床试验的重要组成部分。抗女性生殖系统感染药物临床试验的安全性评价指标包括临床表现和实验室检查两大方面。最常见的安全性评价内容为记录生命体征、血或尿化验数据以及不良事件。

抗女性生殖系统感染药物临床试验评估不良事件的安全性指标由一般指标和特殊指标组成。一般指标的评估主要包括生命体征(体温、呼吸、脉搏、血压)的评估,血常规、尿常规、肝肾功能的检测。其中肝功能用于评估药物可能带来的肝脏药物性损害,肾功能和尿常规用于评估药物可能带来的肾功能损害。对于阴道制剂除一般的安全性观察指标外,还需注重药物对阴道黏膜的局部刺激和过敏症状的观察,包括阴道局部刺激症状、红肿等体征的观察。

二、耐受终点的确定

通常认为当出现中重度的不良事件时为试验耐受的终点。

总体来说,该类药物的临床安全性评估遵循女性生殖系统药物临床试验的共同准则,详见其他章节相关内容。

第九节　临床研究实例介绍

一、Ⅰ期临床试验

(一)研究目的

采用单中心、开放、平行、无对照、单周期的单剂量、多剂量阴道给药的试验方法,观察DX01给药后在健康女性受试者体内的血药浓度经时过程。评价DX01在中国人体内的吸收、分布、代谢、排泄的药动学过程,为DX01的药品注册和生产上市提供临床依据。

(二)临床设计类型及方案

采取单臂、随机、开放研究。栓剂,规格0.25g。单次给药:1粒/次,1次/d。多次给药:1粒/次,1次/d,连用7天。用法:睡前清水洗净外阴,用戴上指套的手指将药物塞入阴道深处。

(三)研究对象

健康中国受试者。

(四)入选标准

1. 健康志愿受试者,女性。

2. 年龄 18~45 岁者。

3. 体重应不低于 50kg, 体重指数 (BMI) 在 19 ~ 24kg/m² [BMI = 体重 (kg) / 身高²(m²)] 者, 同一批志愿受试者体重应相近。

4. 健康情况良好, 无心、肝、肾、消化道、生殖系统、神经系统, 以及精神异常、代谢异常等病史者。

5. 无妊娠、哺乳, 体检和试验过程中均未处于月经周期者。

6. 有性生活史者。

7. 近 3 个月内无怀孕计划者。

8. 自愿签署知情同意书者。

（五）排除标准

1. 经体格检查血压、心电图、呼吸状况或肝肾功能、血尿常规、阴道分泌物异常 (经临床医师判断有临床意义) 者。

2. 在过去的 1 年中, 有酗酒史、嗜烟史、药物滥用史或吸毒史者。

3. 入选前 3 个月内, 参加过另一个药物试验或使用过本试验药物者。

4. 试验开始前 2 周内使用过任何其他药物者。

5. 临床上有显著的变态反应史, 特别是药物过敏史, 尤其任何对 DX01 或一般硝基咪唑类、咪唑衍生物及本品辅料中任何成分过敏者。

6. 在试验前 3 个月内献过血, 或打算在试验期间或试验结束后 3 个月内献血者。

7. 不能耐受静脉穿刺采血者。

8. 由研究者判断为不适合参加本试验者。

（六）样本量

20 人。

（七）评估指标

1. 单次给药 以药动学软件处理求算 AUC、C_{max}、t_{max}、MRT、k_e、Cl、V_d、$t_{1/2}$ 等主要药动学参数, 并对其进行统计学分析。

2. 多次给药 以药动学软件处理求算 AUC_{ss}、C_{ss-min}、C_{ss-max}、t_{max}、C_{ss-av}、$t_{1/2}$、Cl 等主要药动学参数, 并对其进行统计学分析。

二、II 期临床试验

（一）研究目的

以克霉唑阴道片 (凯妮汀) 为对照药, 通过随机、双盲、多中心、阳性药平行对照临床试验, 评价××制药厂生产的克霉唑阴道片治疗外阴阴道假丝酵母菌病 (VVC) 中抗敏感真菌、缓解症状和体征的有效性和安全性, 验证其对 VVC 的治愈率非劣效于凯妮汀。

（二）临床设计类型及方案

随机、双盲、平行分组。试验组: 克霉唑阴道片, 片剂; 规格 0.5g/片; 阴道给药; 单次剂量;一次 1 片。对照组:克霉唑阴道片(凯妮汀),片剂;规格 0.5g/片;阴道给药;单次剂量;一次 1 片。

(三)研究对象

外阴阴道假丝酵母菌病患者。

(四)预计样本量

本次试验样本量为 288 例,试验组、对照组各 144 例。

(五)入选标准

1. 年龄 18~60 岁,女性,有性生活史,住院患者或依从性良好的门诊患者。

2. 符合外阴阴道假丝酵母菌病(VVC)的临床表现,且 VVC 临床表现评分≥2 分者。

3. 10% KOH 镜检,见到菌丝或芽生孢子者。

4. 尿妊娠试验阴性,在试验期间坚持避孕者。

5. 自愿参加本试验,签署知情同意书,并同意在试验过程中,按照研究者要求及时进行访视者。

(六)排除标准

1. 对克霉唑类药物既往有过敏史者。

2. 有不能稳定控制的糖尿病、自身免疫病或免疫抑制者。

3. 重度 VVC(VVC 评分≥7 分)或复发性 VVC(1 年发病≥4 次)或非白念珠菌引起的外阴阴道感染者。

4. 由糖尿病、白塞综合征、外阴白色病变等所引起的外阴瘙痒、疼痛及盆腔炎症所致的外阴、阴道炎者。

5. 疑似淋病奈瑟菌、衣原体感染等性传播疾病者。

6. 入组前 1 周内使用过阴道内或全身抗真菌药物或激素治疗者。

7. 试验过程中必须联合应用其他抗菌药以及激素等的严重感染者。

8. 有严重心、肺、血液系统、脑血管系统、肝肾疾病或肝肾功能检查异常者(GPT、GOT≥正常值上限 1.5 倍,Cr>正常值上限)。

9. 有神经、精神疾患而无法合作或不愿合作者。

10. 试验期间需要接受宫颈上皮内瘤(CIN)、宫颈癌等妇科手术的患者。

11. 哺乳期或妊娠期妇女。

12. 入选前 3 个月内参加过其他临床试验者。

13. 合并其他情况研究者认为不适合入选者。

(七)疗效指标

主要疗效指标:临床综合疗效(治疗结束后 30 天)、真菌学疗效、综合疗效、复发率。

三、Ⅲ期临床试验

(一)研究目的

证实九价人乳头瘤病毒疫苗在 9~19 岁女性和 27~45 岁女性中诱导的免疫应答非劣

效于疫苗在 20~26 岁女性中诱导的免疫应答,并评价疫苗在 9~45 岁中国女性中的安全性,以及疫苗在 9~19 岁女性中的免疫应答持久性。

（二）临床设计类型及方案

非随机化、单臂、开放试验。评价九价人乳头瘤病毒疫苗(V503)在 9~45 岁中国女性中免疫原性和安全性的Ⅲ期开放性临床研究,剂型:注射剂;规格:0.5ml/瓶;给药方式:肌内注射,接种疫苗的首选部位为非优势手臂的三角肌。给药周期:在第 1 天、第 2 个月、第 6 个月分别接种 1 剂;每次给药剂量:每剂 0.5ml。

（三）研究对象

自愿接种疫苗的健康女性。

（四）预计样本量

本次试验样本量为 1 990 例。

（五）入选标准

1. 第Ⅰ阶段入选标准为 2~8 项。

2. 只入组健康的受试者。根据病史和体检结果判断受试者处于良好的健康状态。

3. 受试者为女性,在第 1 次疫苗接种当天的年龄应在 9 岁 0 天至 45 岁 364 天。

4. 如果受试者至少符合以下条件之一,则有资格参与本研究:①受试者不属于育龄期女性(WOCBP)或者②受试者为 WOCBP,但受试者从末次月经第 1 天至研究第 1 天,没有与男性发生过性行为,或与男性发生性行为时使用了有效的避孕措施。且受试者了解并同意在研究第 1 天至第 7 个月访视期间,不在未采取有效避孕措施的情况下与男性发生性行为,知晓并同意根据研究方案安全期避孕法、体外射精法和紧急避孕法都不是可接受的避孕措施。

5. 受试者在入组时男性或女性性伴侣数为 0~4 个。男性性伴侣的定义是与受试者发生阴茎插入式性行为的人。女性性伴侣是指发生性行为时通过插入(用手指或其他物体)或非插入方式接触受试者生殖器的人。

6. 受试者的法定监护人提供参与本研究的书面知情同意。受试者提供参与本研究的书面儿童知情同意(仅限 9~17 岁受试者)。

7. 受试者提供参与本研究的书面知情同意(仅限 18~45 岁受试者)。

8. 受试者同意向研究工作人员提供用于联系随访的电话号码,和其他备用(如有)联系方式。

9. 第Ⅱ阶段入选标准为 10~12 项。

10. 受试者入组第Ⅰ阶段。

11. 受试者在入组第Ⅰ阶段时的年龄为 9~19 岁。

12. 受试者接种了所有 3 剂研究疫苗。

（六）排除标准

1. 受试者对任何疫苗成分过敏,这些成分包括铝、酵母或 BENZONASE［核酸酶,Nycomed(用于清除本疫苗及其他疫苗中的残留核酸)］。为符合这项排除标准,对疫苗成分的过敏反应需满足严重不良事件的定义。

2. 受试者具有需要医学干预的严重过敏反应史(例如口腔和咽喉水肿、呼吸困难、低血压或休克)。

3. 受试者患有血小板减少症或肌内注射禁忌证的任何凝血障碍。

4. 受试者在第 1 天访视疫苗接种前 24 小时内出现发热(定义为腋温≥37.1℃)(如果受试者符合此项排除标准,可在不满足此项标准时重新安排第 1 天访视)。

5. 受试者具有任何巴氏检查结果异常史,包括鳞状上皮内病变(SIL)或未明确意义的非典型鳞状上皮细胞(ASC-US)、非典型鳞状上皮细胞-不除外高度鳞状上皮内病变(ASC-H)、非典型腺上皮细胞,或者具有宫颈上皮内瘤变(CIN)、原位腺癌或宫颈癌等活检结果异常史。

6. 受试者具有外生殖器疣、外阴上皮内瘤变(VIN)、阴道上皮内瘤变(VaIN)、外阴癌或阴道癌的病史。

7. 受试者具有 HPV 检测结果阳性史。

8. 受试者目前处于免疫功能低下,或已被诊断为先天性或获得性免疫缺陷、人类免疫缺损病毒(HIV)感染、淋巴瘤、白血病、系统性红斑狼疮(SLE)、类风湿关节炎、幼年型类风湿关节炎(JRA)、炎症性肠病或其他自身免疫性疾病。

9. 受试者曾经接受过脾切除术。

10. 受试者过去或目前存在可能混淆研究结果或影响受试者完成全程研究的任何健康状况、治疗、实验室异常或其他情况,从而导致参与研究无法保证受试者的最大获益。

11. 受试者在第 1 天访视疫苗接种前 1 周内献过血,或者计划在研究第 1 天至第 7 个月访视期间献血(如果受试者符合此项排除标准,可在不满足此项标准时重新安排第 1 天访视)。

12. 受试者计划在研究第 1 天至第 7 个月访视期间捐献卵子。

13. 育龄期女性定义的受试者,通过灵敏度为 25mIU/ml β 人绒毛膜促性腺激素(β-HCG)的尿液或血清妊娠试验确定为怀孕。

14. 受试者正在接受或在第 1 天访视疫苗接种前 1 年内接受了以下免疫抑制治疗:放疗、环磷酰胺、硫唑嘌呤、甲氨蝶呤、环孢素、来氟米特(Arava)、TNF-α 拮抗剂、单克隆抗体疗法[包括利妥昔单抗(Rituxan)]、静脉注射丙种球蛋白(IVIG)、抗淋巴细胞血清或其他已知能够干扰免疫应答的治疗。对于全身性糖皮质激素,如果受试者正在接受全身糖皮质激素治疗,最近(定义为在第 1 天访视疫苗接种前 2 周内)曾接受此类治疗,或者在第 1 天疫苗接种前 1 年内曾接受过 2 个或 2 个以上疗程的全身糖皮质激素治疗(口服或胃肠外给药)且每个疗程至少持续 1 周,则该受试者将被排除。使用吸入制剂、鼻腔制剂或外用糖皮质激素的受试者可以参加本研究。

15. 研究第 1 天接种疫苗前 6 个月内,受试者曾使用过除 IVIG 以外的任何免疫球蛋白制品[包括 RhoGAMTM(Ortho- Clinical Diagnostics)]或血液制品,或计划在研究第 1 天至第 7 个月访视期间使用此类产品。

16. 受试者曾接种已上市的 HPV 疫苗,或曾参加 HPV 疫苗的临床研究,并且曾接种活性制剂或安慰剂。

17. 受试者在第 1 天疫苗接种前 14 天内接种过灭活或重组疫苗,或者在第 1 天疫苗接种前 21 天内接种过活疫苗(如果受试者符合此项排除标准,可在不符合此项标准时重新安排第 1 天访视)。

18. 受试者目前正参加干预性药物的临床研究。

19. 受试者可能无法依从研究程序,遵守约定或计划在研究完成之前从本地区永久搬迁,或在预定访视期间长期离开本地。

20. 受试者在签署知情同意书时,判定为娱乐性毒品药物或非法药物使用者,或近期(过去 1 年内)有药物或酒精滥用或依赖史。酗酒者是指尽管饮酒反复导致社会问题、人际交往问题和/或法律问题,但仍饮酒的人。

21. 参加此项研究的研究现场或申办方工作人员本人或其直系亲属(如配偶、父母/法定监护人、兄弟姐妹或子女)。

22. 上述排除标准仅适用于第 I 阶段,无排除标准适用于第 II 阶段。

(七) 疗效指标

1. 主要疗效指标 第 3 剂疫苗接种后 1 个月比较 9~19 岁与 20~26 岁年龄组的抗-HPV 6、11、16、18、31、33、45、52、58 型竞争性 Luminex 免疫分析法(cLIA)抗体的抗体滴度;比较 27~45 岁与 20~26 岁年龄组的抗-HPV 6、11、16、18、31、33、45、52、58 型 cLIA 抗体血清学阳转。第 12、24、36、48、60 个月 9~19 岁年龄组抗-HPV 6、11、16、18、31、33、45、52、58 型 cLIA 抗体滴度和血清学阳转;9~19 岁年龄组抗-HPV 6、11、16、18、31、33、45、52、58 型 IgG LIA 抗体滴度和血清学阳转。

2. 次要疗效指标 第 3 剂疫苗接种后 1 个月比较 9~19 岁与 20~26 岁年龄组的抗-HPV 6、11、16、18、31、33、45、52、58 型 cLIA 抗体血清学阳转;比较 9~15 岁与 20~26 岁年龄组的抗-HPV 6、11、16、18、31、33、45、52、58 型 cLIA 抗体滴度;9~15 岁年龄组抗-HPV 6、11、16、18、31、33、45、52、58 型 cLIA 抗体血清学阳转;27~45 岁年龄组抗-HPV 6、11、16、18、31、33、45、52、58 型 cLIA 抗体滴度;9~19 岁、20~26 岁及 27~45 岁年龄组抗-HPV 6、11、16、18、31、33、45、52、58 型 IgG LIA 抗体滴度和血清学阳转。

(八) 安全性指标

第 1 天至第 7 个月 9~19 岁、20~26 岁及 27~45 岁年龄组中发生征集性接种部位不良事件的受试者比例、征集性全身不良事件的受试者比例及严重不良事件的受试者比例;第 7 个月之后至第 60 个月 9~19 岁年龄组发生严重不良事件的受试者比例。

四、Ⅳ期临床试验

(一) 研究目的

在广泛的应用人群中监测阴道用乳杆菌活菌胶囊治疗细菌性阴道病的安全性;确认

阴道用乳杆菌活菌胶囊治疗细菌性阴道病的有效性;检测用药 1 个疗程前后阴道菌群的变化情况及德氏乳杆菌在阴道内的定植情况。

(二)临床设计类型及方案

非随机化、单臂、开放试验。试验药:阴道用乳杆菌活菌胶囊。胶囊剂,250mg/枚,外用,每次 1 粒,每晚 1 次,连用 10 天。对照药:甲硝唑栓。栓剂,250mg/片,外用,每次 1 枚,每晚 1 次,连用 7 天。

(三)研究对象

细菌性阴道病患者。

(四)预计样本量

本次试验样本量为 2 200 例,其中试验组 1 100 例,对照组 1 100 例。

(五)入选标准

通过 Amsel 标准诊断为细菌性阴道病(BV)者。

(六)排除标准

1. 由白塞综合征、外阴白色病变等所引起的外阴瘙痒、疼痛及盆腔炎症所致外阴阴道炎的患者。

2. 外阴阴道念珠病者,滴虫性阴道炎者,淋病性阴道炎患者,沙眼衣原体、单纯疱疹病毒或人类刺瘤病毒所致的阴道炎的患者。

3. 伴有糖尿病、心脑血管疾病、肝肾疾病和造血系统疾病等严重原发性疾病病史,及精神病患者。

4. 妊娠、计划妊娠、哺乳期及月经期妇女。

5. 有长期使用抗菌药物及避孕药史者。

6. 受试者正在同时参加其他药物临床研究或正使用与研究药类似治疗作用的药物。

7. 过敏体质者或对本研究药物已知成分过敏者。

(七)疗效指标

主要疗效指标:Amsel 标准(停药后 3~5 天随访)。

(马洁稚　曾　飞　廖秦平)

参 考 文 献

[1] AMSEL R,TORTEN P A,SPIEGEL C A,et al.Nompecific vaginitis.Diagnostic criteria and miembial and epidemiologicaJ associations.Am J Med,1983,74(1):14-22.

[2] NUGEM B P,KROHN M A,HILLIER S L.Reliability of diagnosing bacterial vaginosis is improved by a standardized method of gram stain interpretation.J Clin Microbiol,1991,29(2):297-301.

[3] WORKOWSKI K A,BERMAN S M.Centers for Disease Control and Prevention sexually transmitted diseases treatment guidelines.Clin Infect Dis,2007,44 Suppl 3:S73- S76.

[4] 中华医学会妇产科学分会感染性疾病协作组.细菌性阴道病诊治指南(草案).中华妇产科杂志,2011,46(4):317.

[5] 中华医学会妇产科学分会感染性疾病协作组.外阴阴道假丝酵母菌病(VVC)诊治规范修订稿.中国

实用妇科与产科杂志,2012,28(6):401-402.

[6] KISSINGER P.Should expedited partner treatment for women with Trichomonas vaginalis be recommended? Sex Transm Dis,2010,37(6):397-398.

[7] 中华医学会妇产科学分会感染性疾病协作组.滴虫性阴道炎诊治指南(草案).中华妇产科杂志,2011,46(4):318.

[8] 中华医学会妇产科学分会感染性疾病协作组.盆腔炎症性疾病诊治规范(修订版).中华妇产科杂志,2014,49(6):401-403.

[9] 夏玉洁,王宝晨,薛凤霞.《2015年美国疾病控制和预防中心关于宫颈炎症的诊断规范》解读.国际生殖健康/计划生育杂志,2015,34(6):501-502.

[10] 樊尚荣,黎婷.2015年美国疾病控制中心性传播疾病诊断和治疗指南(续)——盆腔炎的诊断和治疗指南.中国全科医学,2015,18(28):3423-3425.

[11] 樊尚荣,黎婷.2015年美国疾病控制中心阴道感染诊断和治疗指南.中国全科医学,2015,18(25):3046-3049.

[12] 中华医学会妇产科学分会感染性疾病协作组.妇产科抗生素使用指南.中华妇产科杂志,2011,46(3):230-233.

[13] 薛凤霞.需氧菌性阴道炎的诊治进展.实用妇产科杂志,2010,26(2):83-85.

[14] 廖秦平,张岱.中国女性生殖道感染诊治现状及研究进展.国际妇产科学杂志,2011,38(6):469-471.

[15] 薛凤霞,岳莹利.《2010年美国CDC关于阴道炎症的诊治规范》解读.国际妇产科学杂志,2011,38(6):531-533.

[16] 周勇,韩树珍,王维平,等.女性生殖道感染的临床检验及结果分析.中华医院感染学杂志,2013,23(24):6040-6041.

[17]《抗菌药物临床试验技术指导原则》写作组.抗菌药物临床试验技术指导原则.中国临床药理学杂志,2014,30(9):844-856.

第五章

女性避孕药临床试验

第一节 概　述

　　避孕（contraception）是计划生育的重要组成部分，是指采用科学手段使妇女暂时不受孕，主要控制生殖过程中三个关键环节：①抑制精子与卵子产生；②阻止精子与卵子结合；③使子宫环境不利于精子获能、生存，或不适宜受精卵着床和发育。目前常用的女性避孕方法有宫内节育器、激素避孕及外用避孕等，自 20 世纪 60 年代美国第一个复方口服避孕药（combined oral contraceptive，COC）Enovid 上市以来，激素避孕方法一直显示其可靠的避孕效果，其主要作用是抑制排卵。激素避孕分口服避孕药、长效避孕针、探亲避孕药和缓释避孕药。其中口服避孕药包括复方短效口服避孕药和复方长效口服避孕药，因其避孕高效、安全且使用简便，为国内外广大育龄妇女最常使用的可逆性的避孕选择，同时在国际上关于避孕方法中也被认为是研究最为深入的领域。

　　避孕药通常由健康个体为预防/防止妊娠而所用。因此，为了满意的风险/受益平衡，此类药物需要有一个极低的风险性，且需要有一个明确的避孕效果，以及风险和不良事件的详细描述，从而使妇女及处方者能够选择最好的个人避孕方法。自从避孕药研制成功及进入临床以来，其有效性与安全性一直是避孕药发展和研制主要宗旨。本章结合目前我国药物临床研究的实际情况，重点探讨避孕药的临床研究设计、实施、分析和评价。

一、避孕药物分类及特点

　　1956 年 Pincus 等首先临床应用人工合成的甾体激素避孕，1963 年国内也开始应用。避孕药制剂大致分 3 类：①睾酮衍生物，如炔诺酮（norethisterone 或 norethindrone，NET）、炔诺孕酮（norgestrel，NG）、左炔诺孕酮（levonorgestrel，LNG）等；②孕酮衍生物，如甲地孕酮（megestrol）、甲羟孕酮（medroxyprogesterone）、氯地孕酮（chlormadinone）等；③雌激素衍生物，如炔雌醇（ethinylestradiol，EE）、炔雌醚（quinestrol，CEE）、戊酸雌二醇（estradiol valerate）、奎孕醇（quingestanol）等。甾体激素避孕药临床应用种类：口服避孕药、注射避孕针、缓释系统避孕药和避孕贴剂。

二、长效口服避孕药

长效口服避孕药是由长效雌激素和人工合成的孕激素配伍制成,炔雌醚为长效雌激素,口服后经胃肠道吸收,贮存于脂肪细胞内,缓慢释放出炔雌醇,通过抑制下丘脑-垂体-卵巢轴来控制卵巢排卵,达到长效避孕的作用。孕激素与其配伍,对抑制排卵既有协同作用,又可使子宫内膜转化,呈现分泌现象,导致撤退性出血,形成周期性改变,每月服药1次,避孕率可达98%以上。

1. 避孕机制　抑制排卵、抗着床作用。

2. 品名与成分

(1)复方炔诺孕酮二号片(复甲2号):每片含炔诺孕酮10.0mg,炔雌醚2.0mg。

(2)复方炔雌醚片:每片含氯地孕酮12.0mg,炔雌醚2.0mg。

(3)三合一炔雌醚片:每片含氯地孕酮6.0mg,炔诺孕酮6.0mg,炔雌醚2.0mg。

3. 剂量与给药方法　用药方法有两种:一种在月经来潮第5天服第1片,5天后加服1片,以后按第1次服药日期每月服1片;另一种在月经来潮第5天服第1片,第25天服第2片,以后按第1次服药日期每月服1片。一般在服药后6~14天有撤退性出血。

4. 不良反应

(1)类早孕反应:和短效口服避孕药表现相似,但比较严重。

(2)白带增多:为长效口服避孕药最常见的不良反应,多发生在3~6个周期之后。

(3)少数人发生月经过多或闭经。

(4)其他:有胃痛、水肿、乳房胀痛、头痛等。

5. 注意事项

(1)服药后消化道不良反应大,但反应时间一般在服药后8~12小时,将服药时间定在午餐后,使反应高潮恰在熟睡中,可以使之减轻。

(2)长效避孕药停药后应在下次月经周期第5天开始服用短效避孕药3个月,作为长效避孕药的过渡,因此时体内还有雌激素蓄积,可能发生月经失调。

(3)在一般情况下,建议没有生育过的妇女最好不要服用长效避孕药。如果服药后计划妊娠,应当停药3个月至半年。

(4)使用长效避孕药时应定期体检,包括乳腺、肝功能、血压和宫颈刮片,发现异常者应停药。哺乳期妇女至少生产6个月后才能开始应用,不哺乳的妇女产后至少6个星期才可使用。

三、短效口服避孕药

短效口服避孕药是目前应用最多、最广的一种避孕药,是由孕激素与雌激素配合组成,主要作用是抑制排卵。目前常用的有炔诺酮、甲地孕酮、炔诺孕酮、左炔诺孕酮等孕激素,与炔雌醇组成各种复方制剂,除一般复方片外,还有新型双相片和三相片。

（一）避孕机制

1. 抑制排卵 药物作用于下丘脑和垂体,其中雌激素主要影响 FSH 分泌,使优势卵泡形成和发育受阻;孕激素抑制 LH 分泌,阻止排卵发生。共同作用使卵泡正常发育和排卵受阻。

2. 改变宫颈黏液性状 宫颈黏液受孕激素影响,量变少而黏稠度增加,拉丝度减小,不利于精子穿透。

3. 改变子宫内膜形态与功能 子宫内膜受孕激素作用,增生受抑制,使腺体及间质提早发生类分泌期变化,形成子宫内膜分泌不良,不适于受精卵着床。

4. 改变输卵管分泌活动与肌肉活动 在持续的雌、孕激素作用下,受精卵在输卵管内的正常运行速度改变,且同时影响同步性变化,从而干扰受精卵着床,达到避孕目的。

（二）药物常用剂型

药物常用剂型有糖衣片:药含于糖衣内;纸型片:药附于可溶性纸上,剂量可靠;滴丸:药稀释于明胶液滴凝成丸,在肠道内缓慢释放。为了降低甾体激素对机体的负荷,将复方避孕药每个周期雌、孕激素配比剂量,模拟月经周期中雌、孕激素的生理变化,分成单相、双相及三相三个不同剂量。

1. 单相片

（1）复方炔诺酮片（口服避孕片Ⅰ号,薄膜片）:每片含炔诺酮 0.6mg,炔雌醇 0.035mg。

（2）复方甲地孕酮片（口服避孕片Ⅱ号,片剂）:每片含甲地孕酮 1.0mg,炔雌醇 0.035mg。

（3）复方左炔诺孕酮片（多日纳,片剂）:每片含左炔诺孕酮 0.15mg,炔雌醇 0.03mg。

（4）去氧孕烯炔雌醇片（妈富隆,片剂）:每片含去氧孕烯 0.15mg,炔雌醇 0.03mg。

（5）去氧孕烯炔雌醇片（美欣乐,片剂）:每片含去氧孕烯 0.15mg,炔雌醇 0.02mg。

（6）复方孕二烯酮片（敏定偶,片剂）:每片含孕二烯酮 0.075mg,炔雌醇 0.03mg。

（7）屈螺酮炔雌醇片（优思明,片剂）:每片含屈螺酮 3.0mg,炔雌醇 0.03mg。

（8）炔雌醇环丙孕酮片（达英-35,片剂）:每片含醋酸环丙孕酮 2mg,炔雌醇 0.035mg。

（9）屈螺酮炔雌醇片（Ⅱ）（优思悦,片剂）:每片含屈螺酮 3.0mg,炔雌醇 0.02mg。

2. 双相片 去氧孕烯双相片:第一相片（第 1~7 片）每片含去氧孕烯 0.25mg,炔雌醇 0.04mg;第二相片（第 8~21 片）每片含左炔诺孕酮 0.125mg,炔雌醇 0.03mg。

3. 三相片 左炔诺孕酮三相片:第一相片（第 1~6 片）每片含左炔诺孕酮 0.05mg,炔雌醇 0.03mg;第二相片（第 7~11 片）每片含左炔诺孕酮 0.075mg,炔雌醇 0.04mg;第三相片（第 12~21 片）每片含左炔诺孕酮 0.125mg,炔雌醇 0.03mg。

（三）剂量与给药方法

1. 单相短效口服避孕药 均于月经周期第 5 天开始,每天 1 片,连服 22 天,停药后 3~7天内月经来潮;于月经来潮的第 5 天再口服下一周期的药。

2. 双相短效口服避孕药 于月经周期第 5 天开始服第一相片,每天 1 片,共 7 天;第

11 天第二相片,每天 1 片,共 14 天。

3. 三相短效口服避孕药　于月经周期第 5 天开始服第一相片,每天 1 片,共 6 天;第 11 天第二相片,每天 1 片,共 5 天;第 16 天服第三相片,每天 1 片,共 10 天。

（四）不良反应

1. 类早孕反应　表现为恶心、呕吐、困倦、头昏、食欲减退。轻者不需处理,坚持 2~3 个月,药物反应自然消失。重者按一般早孕反应对症处理。

2. 突破性出血、闭经。

3. 精神压抑、头痛、疲乏。

4. 体重增加。

5. 面部色素沉着。

6. 肝良性腺瘤相对危险性增高。

7. 年龄大于 35 岁的吸烟妇女患缺血性心脏疾病的危险性增加。

8. 高血压。

9. 肝功能损害。

10. 高剂量雌激素复方片增加血栓栓塞性疾病的危险。

（五）注意事项

1. 一般在睡前服药,不良反应可以减轻。

2. 服药前半期发生突破性出血,可每晚加服炔雌醇 0.01mg,直到服完这周期为止;如出血发生在服药后半期,可每晚加服 1 片避孕药,到停药为止,如出血量似月经,则应停药按行经对待。

3. 在停药 7 日内仍未行经时,可开始服下一周期的药,连服 2 个周期未行经者,应查明闭经原因,首先应排除妊娠。

4. 每日服用避孕药时间应相同,以免血药浓度波动大,影响避孕效果。

5. 出现下列症状时应停药:怀疑妊娠、血栓栓塞性疾病、视觉障碍,原因不明的剧烈头痛或偏头痛,出现高血压、肝功能异常、精神抑郁、缺血性心肌病等。

6. 服药期间应每年定期体检,发现异常及时停药,服药期限以 3~5 年为宜,停药观察数日,体检正常者,可再服用。

7. 避孕药避孕失败应终止妊娠,需要妊娠者,应在停药后半年妊娠。

8. 产后及流产后需月经复潮后服药。

9. 糖衣片避孕药的主要成分不在片内,而包含在糖衣中,故保存、服用时要注意。

四、紧急避孕药

紧急避孕(emergency contraception,EC)是指在无防护性生活或避孕失败后的一段时间内,为了防止妊娠而采用的避孕方法,药物避孕是其中最常用的方法。女性在遭受意外伤害或因其他原因进行了无防护性生活,或者避孕失败,如安全套破损、滑脱,以及错误计算安全期等,可以考虑服用紧急避孕药,房事后 72 小时内有效,如果在服药期间又有性生活则时间要重新推算。育龄期健康妇女排除妊娠后,应在性生活后 72~120 小时内应用,越早服用效果越好,超过 72 小时往往失败率较高。

市面上最常见的紧急避孕药,其主要成分一般为大量孕激素,使用一次所摄入的激素量,与 8 天常规短效口服避孕药中的含量相当。大剂量激素容易造成女性内分泌紊乱,月经周期改变。因此,建议紧急避孕药每年使用不要超过 3 次,每月最多使用 1 次。紧急避孕药主要针对事后补救需求,避孕有效率约为 85%,可以减少意外妊娠的可能性。为了避免自己远离意外妊娠的伤害,事前做好万全准备才是明智之举。

（一）品名与成分

1. 雌、孕激素复方制剂　复方左炔诺酮片,含炔雌醇 30μg,左炔诺孕酮 150μg。

2. 单纯孕激素制剂　左炔诺孕酮片,含左炔诺孕酮 0.75mg。商品名为毓婷、安婷、惠婷。

3. 单纯雌激素制剂　复方双炔失碳酯肠溶片,含双炔失碳酯 7.5mg,咖啡因 20mg,维生素 B_6 30mg。

4. 抗孕激素制剂　米非司酮,每片 25mg。

（二）剂量与给药方法

1. 复方左炔诺酮片　在无防护性生活后 72 小时即服 4 片,12 小时再服 4 片。

2. 左炔诺孕酮片　在无防护性生活后 72 小时即服 1 片,12 小时再服 1 片。目前国内商品名为毓婷、安婷、惠婷。

3. 复方双炔失碳酯肠溶片　在无防护性生活后立即服 1 片,次晨加服 1 片,当晚再服 1 片,以后每日 1 片,连服 3 日。本药作为紧急避孕药效果不很理想,有效率 85% 以上。

4. 米非司酮　在无防护性生活后 120 小时内一次服用 25mg 或 10mg。

（三）不良反应

可能出现恶心、呕吐、不规则阴道流血或乳痛、头痛、头晕、无力,反应轻微,不需处理。

（四）注意事项

1. 紧急避孕不能作为常规避孕方法反复使用,否则可能导致月经紊乱,甚至避孕失败。

2. 可能使下次月经提前或延期,如逾期 1 周月经未来潮,应立即到医院检查,以排除妊娠。怀疑妊娠者应先作妊娠试验,确诊妊娠者服用本品无效。

3. 服药到下次月经前应避免同房或务必使用避孕套。

第二节　避孕药的适用范围

1. 避孕药的适应证　凡是身体健康、愿意避孕的育龄妇女无禁忌证者,都可以采用避孕药避孕。

2. 避孕药的禁忌证　使用避孕药的禁忌证分绝对禁忌证、一般禁忌证和相对禁忌证三种类型。

（1）绝对禁忌证：①患有肝脏病或肝功能异常者；②乳腺癌或生殖道恶性肿瘤患者，尤其是腺瘤；③冠状动脉症状患者或其他心血管疾病患者；④孕妇。

（2）一般禁忌证：①头痛，尤其是血管性的头痛和偏头痛患者；②舒张压在 12kPa（90mmHg）以上者；③糖尿病、隐性糖尿病或有糖尿病家族史者；④胆囊疾患或行胆囊切除者；⑤既往妊娠有胆汁淤积或先天性高胆红素血症者；⑥急性单核细胞增多症者；⑦原因不明的阴道出血者；⑧年龄在 40 岁以上的妇女；⑨年龄在 35 岁以上且吸烟多者；⑩未婚女性。

（3）相对禁忌证：①终止妊娠尚不满 2 周者；②服避孕药后体重增加 4.5kg 以上者；③月经周期不正常者；④肾脏病患者；⑤哺乳期。

第三节　方案设计应遵循的原则及法律基础

一、方案设计应遵循的原则

避孕药和其他药物的临床研究相比，具有其独特的特点：①由于避孕药用于健康人群，因此，样本量要求巨大；②长期用药，观察周期长；③使用特殊的疗效观察指标［妊娠指数（pearl index）］；④用于女性，安全性观察具有特殊性；⑤存在伦理考量，临床试验过程中不能使用安慰剂作为对照。

（一）病例选择

国内外对于口服避孕药的研究趋势是研发既有高避孕效率又能降低外源性雌、孕激素的剂量，尽可能模拟人体自然分泌的激素水平变化，从而降低对人体产生的不良反应的口服避孕药。降低雌激素剂量的原因有两个：一是旨在降低与雌激素相关的不良反应（乳腺癌）、循环系统的不良反应（心血管并发症、血栓栓塞和心肌梗死等）；二是发现雌、孕激素具有协同抑制排卵作用，这表明每种成分低剂量即可达到避孕的效果。

（二）临床试验总设计

避孕药的临床药物研究采用多中心、随机、双盲、阳性对照、剂量探索性试验设计。它包括基线检查期（无药物治疗），连续 12 个月经周期服用试验药或对照药的随机治疗期，以及停药后 1 个月经周期的随访期。

1. 试验设计　口服避孕药的临床试验基于主要避孕效果指标妊娠指数（pearl index，PI）的评价。口服避孕药的临床试验的样本量估计考虑如下。

（1）妊娠指数是观察 COC 避孕有效性的指标。所有 COC 的妊娠指数一般在 0.10～0.90，该指数低于 0.5 时提示避孕的高效性。

（2）参照《药品注册管理办法》相关规定要求，按照试验组与对照组的比例为 3∶1，确定本临床试验的样本量（试验组、对照组的例数）。

2. 随机化设计　采用按中心分层的区组随机化方法进行随机分组，对每个中心的受试者以入组时间先后依次对应相应药物编号入组,按照随机分组方案进入试验组和对照组。

(三) 疗效评价

1. 主要疗效指标　妊娠指数(pearl index,PI)。

UPI(uncorrected pearl index):即未校正珍珠指数,怀孕人数(因使用失败和方法失败导致怀孕)×1 300/受试者总服药周期。

CPI(corrected pearl index):即校正珍珠指数,怀孕人数(方法失败导致怀孕)×1 300/受试者有效服药周期。

注:妊娠指数为每100名妇女使用某种避孕办法1年所发生的妊娠数。使用失败指由使用不当造成的妊娠。方法失败指在坚持使用和正确使用的情况下发生的妊娠。

2. 次要疗效指标　观察试验药物避孕以外的作用,包括周期控制、月经不适症状的改善以及体重变化。

(四) 安全性评价

实验室检查(血常规、尿常规、空腹血糖检查、凝血功能、血脂检查、肝功能和肾功能)、体重、生命体征(血压及心率)、体格检查、乳腺B超检查、妇科检查(包括白带常规检查及宫颈液基细胞学检查)、盆腔B超和十二导联心电图检查的前后比较,与试验药物相关的不良反应(头痛、乳房胀痛、恶心、呕吐、嗜睡、情绪波动、疲乏、腹痛等)及其他不良事件的分析。

(五) 统计分析

所有统计检验采用双侧检验,P 值小于或等于 0.05 将被认为所检验的差别有统计学意义。定性指标以频数表、百分率或构成比描述;定量指标以均数、标准差,或中位数、最小值、最大值描述。CPI 及 UPI 的组间比较采用 Z 检验;其他分类资料如不规则出血(非月经期出血)程度等的组间比较采用 CMH-χ^2 检验或 Wilcoxon 秩和检验等;计量资料如月经周期、月经血量、月经持续时间、不规则出血(非月经期出血)天数及经期不适症状评分等的组间比较采用 t 检验或 Wilcoxon 秩和检验等;计量资料的组内变化采用 Signed Rank 秩检验;重要的计量指标相对基线变化的组间差异采用协方差分析,以基线为协变量,考虑中心效应。疗效分析针对全分析集(FAS)和符合方案集(PPS)。主要评价时点是第12个月用药结束,并对期中的各随访时点进行统计描述。

安全性评价包括试验期间所观测到的临床不良事件、实验室指标及生命体征等。采用 χ^2 检验或 Fisher 精确检验比较两组不良事件/不良反应的发生率,并列表描述本次试验所发生的全部不良事件/不良反应;统计描述实验室指标检测结果及其在试验前后正常/异常的变化情况,并判定发生异常改变时与试验药物的关系。

二、法律基础

本文所涉及的药物临床试验均符合以下法律基础:《中华人民共和国药品管理法》《中华人民共和国药品管理法实施条例》《药品注册管理办法》《药物临床试验质量管理规

范》《药物临床试验机构资格认定办法》《药品注册现场核查管理规定》《药物临床试验伦理审查工作指导原则》。

并且方案均符合以下原则：①有充分理由，即已有充分的科学依据进行药物临床试验，经权衡利弊后确认有进行临床试验的必要性，并符合正当的道德原则；②符合《赫尔辛基宣言》和《人体生物医学研究国际道德指南》规定的原则；③有科学的、详细的并经伦理委员会批准的临床试验方案；④临床试验均在有条件的医疗机构中进行，我国规定临床试验应由国家卫生健康委员会审批、国家药品监督管理局认可的临床研究基地负责进行；⑤药物临床试验均为有资格的现职临床医师、能履行申办方职责的机构或个人和符合要求的监查员参加；⑥有受试者自愿签署的知情同意书，受试者的权益和个人隐私权均受到充分保护；⑦临床试验中所有数据资料及其记录、处理和保存有可靠的质量控制和质量保证系统；⑧试验用药的制造、处理、贮存均符合 GMP 规定，并与试验方案中的规定一致。

三、妊娠事件的处理

如果受试者在下一个服药周期的前 7 天内仍然没有发生撤退性出血或在试验过程中怀疑妊娠，必须回研究单位检测血清人绒毛膜促性腺激素（β-HCG）及妇科 B 超检查以排除妊娠可能。若确诊为妊娠，必须退出试验，同时研究者将根据受试者妊娠情况进行终止妊娠等相应处理。

第四节　受试者特征及选择

一、适应证

在避孕药的临床研究中，对受试者有着特殊要求：①保证足够的性生活频率；②具有生育能力的判断标准，如月经周期、既往生育史等；③有一定的年龄限制；多数受试者年龄应小于 35 岁；④具有固定且有生育能力的性伴侣；⑤对血栓性疾病史和体重指数有严格要求。基于上述几项要求的考量，在避孕药的临床研究中需要特别注意受试者的依从性。

二、入选标准

1. 年龄 20~35 岁，有固定性伴侣及正常性生活，并愿意用口服避孕药避孕的健康女性。
2. 已育或有流产史且无生殖系统感染并发症者。
3. 同意在试验期间不使用其他形式的激素治疗者。
4. 入组前 3 个月月经规律（即月经周期为 21~35 天，经期为 3~7 天，没有闭经和/或月经间期出血）者。

5. 自愿签署知情同意书参加试验者。

三、排除标准

（一）产科/妇科

1. 妊娠或可疑妊娠和/或哺乳者。

2. 未确诊的异常阴道出血者。

3. 任何可能在妊娠期间恶化的疾病患者。

4. 急性或严重生殖系统感染或患子宫内膜异位症者。

5. 良性或恶性生殖器官或乳腺肿瘤的现病史、既往史或家族史患者。

（二）血管和代谢

1. 有动/静脉血栓的现病史或既往史，或为动/静脉血栓的易患体质（遗传或获得性）者。

2. 高血压［收缩压≥18.7kPa（140mmHg）和/或舒张压≥12kPa（90mmHg）］者。

3. 心脏瓣膜疾病或心房颤动者。

4. 溶血性尿毒症综合征患者。

5. 糖尿病、镰状细胞贫血和脂代谢异常者。

（三）肝脏、肾脏疾病，肿瘤及其他

1. 有严重的肝脏疾病或肝大的现病史或既往史者。

2. 有良性或恶性肝脏肿瘤的现病史或既往史者。

3. 胆汁分泌和胆汁引流障碍（胆汁淤积）者。

4. 严重肾功能不全或急性肾衰竭患者。

5. 有妊娠期疱疹的既往史，或患有中耳性失聪（耳硬化）并在以往妊娠期恶化者。

6. 系统性红斑狼疮、慢性炎症性肠病、癫痫、多发性硬化症、Sydenham 舞蹈症、手足抽搐或黄褐斑患者。

7. 需要治疗的有临床意义的抑郁患者。

8. 偏头痛史伴有局灶性神经症状者。

9. 对试验药物或对照药物的任何活性成分或赋形剂过敏者。

10. 肥胖［体重指数（BMI）大于 30kg/m^2］者。

11. 大型手术后 6 周内，腿部的手术需要长期制动者。

（四）其他

1. 进入本试验前的 3 个月内参加了其他临床试验者。

2. 有滥用酒精或药物的现病史或既往史者。

3. 危重疾病或病情不稳定，临床过程难以预料者。

4. 智力缺陷者。

5. 在进入试验前 6 个月内使用注射用激素避孕者。

6. 现使用激素治疗或入选前 3 个月内使用口服避孕药、皮下埋植避孕药、透皮贴避孕药、宫内节育器者。

7. 同时使用肝药酶诱导药物,如巴比妥酸盐、苯妥英钠、卡马西平、灰黄霉素、利福平等的患者。

8. 服药开始前 2 周内使用抗生素者。

9. 长期使用非甾体抗炎药者。

10. 肝功能指标 GPT、GOT>正常上限值的 1.5 倍,肾功能指标 BUN、Cr>正常上限值者。

11. 研究者认为不应入组者。

四、退出标准

1. 违反入选或排除标准,本不应随机化者。
2. 纳入后未曾服用药物者。

五、脱落病例

1. 脱落的定义　所有签署了知情同意书并筛选合格进入试验的受试者,均有权利随时退出试验。无论何时何因退出,只要没有完成方案所规定观察周期的受试者,都称为脱落病例。

2. 受试者终止/脱落的原因
(1)试验中发生不可接受的不良事件/严重不良事件。
(2)试验过程中妊娠。
(3)连续漏服活性药片 3 片及以上。
(4)违反临床试验方案。
(5)研究者从医学角度考虑受试者有必要终止试验。
(6)受试者要求退出临床试验。

3. 脱落病例的处理　当受试者脱落后,研究者应尽可能与受试者联系,完成最后一次检查,以便对其疗效和安全性进行分析,完成所能完成的评估项目。所有脱落病例,均应在病例报告表(CRF)中,填写试验总结及病例脱落的原因。

第五节　试验设计

避孕药的临床试验一般可分为四期进行。

Ⅰ期临床试验:为初步临床药理学评价阶段。目的在于研究人体对新药的耐受程度,并通过研究初步提出新药给药方案。在本期中不评价有效性,但应确定药物不具有明显毒性。在此短期研究中,应作多种测定,但受试者人数很少(20~30 例)。

Ⅱ期临床试验(即探索性研究试验):第一阶段,目的在于通过对照试验首次评价有效率,确定剂量,观察副作用及不良反应。在本期中仍需作多种测定,受试者 50~100 例,观察 3~12 个月。第二阶段,为第一阶段的延续与扩大,进一步评价有效率,确定较佳剂量,并对副作用及不良反应作出评价。总计应包括 1 000 例对象。观察 1~2 年,给药期间及停药后仔细随访,进行相应的实验室检查。

Ⅲ期临床试验(即确证性研究试验):当新药得到国家药品监督管理局批准试产之后,在使用条件下评价有效性及远期效应,并通过流行病学等方法评价罕见不良反应。

Ⅳ期临床试验:是在避孕药上市后由申请人进行的应用研究阶段。应在多家医院进行,观察例数不少于 2 000 例。其中避孕药的Ⅳ期临床试验应当充分考虑该类药品的可变因素,完成足够样本量的研究工作。

下面根据不同临床试验阶段对口服避孕药临床试验的设计进行论述。

一、Ⅰ期临床试验

(一) 试验目的

1. 确定避孕药的人体耐受性,初步了解其对人体生理、生化功能的影响。

2. 观察避孕药和含有活性成分(如金属、激素等)的避孕工具的药动学特征及代谢过程。

3. 确定合适的给药途径和使用方法。

4. 摸索药物的安全剂量范围(但在Ⅰ期临床试验中一般尚不能确定最合适的用药方案)。

(二) 开展新的避孕药Ⅰ期临床试验的条件

1. 试验单位必须具备对受试者进行细致观察,特殊情况下能采取及时与必要的抢救或紧急措施的条件。

2. 由有一定经验的临床医师、临床药理工作者与计划生育工作者协作进行,必须提出周密设计的临床试验方案。

3. 具备《新药审批办法》中明确规定的各项申请资料,对于生殖药理及围生期药理作用应该引起重视。

4. 掌握在合适的动物模型中得到的毒理学资料。但在评价甾体激素类避孕药的长期安全性时,大鼠与 Beagle 犬都不是合适的模型。

5. 在开始Ⅰ期临床试验前,应把有关新药临床试验的目的、主要的研究过程、预期可能带来的不方便或不适(如抽血化验等),以及可能的不良反应等问题对受试者讲清楚,取得同意并尽可能签署同意书。

(三) Ⅰ期临床试验方案的设计及实施

1. 受试者例数及选择标准 合适的对象应为健康的志愿者,其生殖系统在解剖学和生理方面正常,受试者对临床试验应有明确的了解,有正确的动机和思想准备参加试验,直到试验结束。由于在Ⅰ期临床试验之前对避孕药的效能了解很少,所以已作过输卵管结扎的妇女或其丈夫已作输精管切除的妇女是最合适的女性受试对象。由于考虑到发生药物相互作用的可能,所以经常应用巴比妥类镇静剂、利福平或异烟肼的患者,服用西咪替丁的患者,酗酒或吸烟者均不宜作为受试对象。如前所述,Ⅰ期临床试验受试对象一般为 10~30 名,可根据具体情况决定。

2. 起始剂量及剂量递增方案　根据经验,首次使用于人的起始剂量可以是预期用于人的治疗剂量的 1/10。如果动物毒性实验表明该药十分安全,则起始剂量可以为预期治疗剂量的 1/5。但甾体避孕药的动物毒性往往较小,故常根据家兔、犬的最小有效剂量,按每千克体重用药量作为临床首次给药的单次剂量。对于非甾体类药物首次临床剂量的选择必须十分慎重。对于结构新型的药物尤应注意,一般认为不应超过最敏感动物 LD_{50} 的 1/600 或最小有效剂量的 1/60。探索起始剂量明确无不良反应后,可以采用三种不同对数渐进剂量,每个剂量观察 3~5 个对象。随后根据其表现的药效学作用及预期给药剂量之间的距离再逐渐递增,直至出现药理作用或不良反应。

3. 药物的耐受性评价　评价人体对于药物耐受性情况主要可采用:症状、体征、生理、生化、血液学等检查的客观指标。近年来已经发展的有测量各种普通症状的定量或半定量方法,如多种"问题表"(questionaires)及"目视模拟标尺"(visual analogue scale),用以评价受试者的自我感觉及不良反应。

4. 监测药效作用及毒性作用的指标　本期中只进行部分药效学研究,应根据临床前药理研究所提示的可能机制选择适当指标进行初试,如研究抗排卵剂需检测月经周期的孕酮水平,研究抗精子生成剂需作精液分析等。

本期研究中病史收集、体格检查和定期随访应严格要求。在病史收集中,除以往疾病史外,应注意家族病史、生育史及避孕史,在体格检查中应包括盆腔、乳房及宫颈细胞学等妇科检查或男性生殖器官及精液方面的检查。此外,应进行相关实验室检查。

(1)内分泌检查:包括甲状腺(三碘甲腺原氨酸、甲状腺素、促甲状腺素)、肾上腺(皮质醇)、卵巢(雌二醇和孕酮)。

(2)血常规检查。

(3)代谢检查:包括胆固醇、甘油三酯,血清蛋白,钠、钾、钙离子。

(4)肝肾功能:包括血清谷草转氨酶、谷丙转氨酶、碱性磷酸酶、胆红素,尿常规,血糖,血液尿素氮及肌酐等。

5. 临床药动学研究　临床药动学研究对于指导临床安全有效用药具有特殊的重要意义。本项研究在一种试验条件下(如一种剂量、单次口服),至少应包括 6 例受试对象。对于所有对象均应规定相同的试验条件,并注意性别、年龄、体重、体表面积、营养、遗传因素、活动状况、饮食、环境因素、昼夜节律和药物相互作用的影响。一般先用单次临床剂量按临床给药途径观察其药动学规律,但有条件时应同时作静脉注射的药动学研究。整个试验天数大约为预期该药生物半衰期的 4~5 倍(可由预初试验求得)。避孕药的Ⅰ期临床试验中,药动学研究应尽量与药效学研究结合进行,其中最主要的参数是达峰时间、最高血药浓度、消除半衰期、血药浓度降至无效水平所需时间、廓清率及药时曲线下面积、分布容积等。某项常数与受试者的年龄、体重、身高等条件之间的关系可用相关性试验来确定。在同一血样中,同时测定血药水平及卵泡刺激素(FSH)、黄体生成素(LH)、催乳素(PRL)、雌二醇(E_2)、孕酮(P),可能提供极有价值的临床药效学数据。

6. 记录表格及登记卡　应设计相应的记录表格和登记卡,包括上述各项内容。研究者应填写完整,研究负责单位应负责核查。

7. 预期的副作用和不良反应及处理　根据临床前毒理研究结果应预先估计可能发生的副作用和不良反应,并制订处理方案,做好相应的安排。

8. 结论与评价　通过本期临床试验应对所试新药的临床安全度和应用价值得出明确结论。根据可获得的人体药理学、药物代谢及毒理学资料,提出是否应当进行Ⅱ期临床试验,并对预期的药物剂量、给药途径和使用方法提出建议。

二、Ⅱ期临床试验

(一) Ⅱ期临床试验第一阶段

1. 试验目的　Ⅱ期临床试验第一阶段即早期临床对照试验,其目标为:

(1)在有限的小范围人群中初步评价避孕药的效果。

(2)确定合适的剂量范围。

(3)估计避孕药的近期不良反应(如对月经周期、出血类型、内分泌及生殖系统的影响)。

(4)选择生物利用度最好的剂型。

(5)阐明所试验药物可能的避孕作用机制。

本期临床试验通常在 2~3 个中心进行,可以是具有先进实验室条件及抢救设施的医院或计划生育研究单位。一般观察 50~100 例受试对象,为期 3~12 个月。

2. 受试对象的选择　首先,需要确定选择受试者的标准以及试验过程中排除病例的标准。可挑选已婚、具有生育能力、夫妇同居,并了解本试验的性质、意义和目的,愿意以所试验避孕药为唯一避孕措施及接受定期随访者作为受试对象。试验期间不长期服用其他药物,年龄及身体条件要求与Ⅰ期临床试验要求相同。Ⅱ期临床试验最重要的是受试者的顺应性良好,能按照医嘱用药,接受随访及正确记录月经卡。

3. 对照组　对照组与试验组观察例数应大体相等。评价避孕药的效果、不良反应及可接受性的Ⅱ期临床试验必须是对照试验,并使所有可变因素都条件一致,仅仅只有受试药是唯一不同因素时,才能得到精确的结果。这是因为有多种因素可能影响对于避孕药的评价,例如:

(1)受试者的年龄、胎次、产次、末次妊娠为分娩或流产、末次妊娠距该次试验时间的长短等。

(2)受试者个体反应性的差异、遗传特性、代谢类型等。

(3)受试者的社会经济状况、文化教育水平、对不良反应的耐受性都可影响避孕药的持续用药率。

(4)受试者与医务人员的合作及信任程度的差异。

(5)药动学或代谢的个体差异。

一般来说,避孕药不常要求采用安慰剂作为对照,也不宜用自身对照。常选用临床效果较好、已被群众接受的标准避孕药作为对照,以客观比较新的避孕药的有效性。但是,如果试验目的是评价不良反应的绝对发生率,则亦可考虑采用安慰剂组,但应给试验组及安慰剂组所有妇女配发非甾体激素避孕药,如杀精泡沫剂、阴道外用薄膜等。

(6)以下的对照设计是无效的。

1)历史对照:即在某一时期后所有受试者都接受新的治疗,将此日期之前的受试者作为对照。

2)两个医院之间给予不同处理的对照。

3)仅给同意试验者以某种处理,其余作为对照。

4. 随机化及盲法　试验随机化是建立两组可以比较的试验的唯一可靠办法。在临床试验中可用随机数字表依次编好所有患者,即在她们入院或接受试验前已按随机分组安排,每组数目相等。当患者入院时只要按已安排的表格分到某个治疗组即可。这样可以保证在不同组内对象的年龄、职业、健康状况、劳动强度、妇科情况、产科情况及以往避孕史等因素分布甚为接近。

盲法试验:Ⅱ期临床试验可以进行单盲法或双盲法试验,在盲法试验中被比较的两种药物或安慰剂,在外形、色、味、包装等方面都应一样。

5. 剂量的选择　药物剂量可根据Ⅰ期临床试验结果而定,一般都是采用一种固定剂量,必要时亦可采用两种或两种以上的剂量进行试验,给药方案可根据药动学各项参数而定。

6. 药动学研究　本期主要观察多次给药后体内血药浓度的动力学变化及有无蓄积作用。此外,药物对于血浆性激素结合球蛋白(SHBG)及其他转运蛋白水平的影响,以及对肝药酶的作用亦应在本期临床试验中加以考虑。

7. 结果的观察和记录　在用药期间应详细观察和记录各项指标与观察结果,要求受试者及时详细地填写月经卡。应密切随访受试者,观察用药顺应性。注意区分"方法有效性"与"使用有效性",前者为理论有效性,已校正失败率,即在理想情况下所用避孕方法的抗生育作用;后者为一般意义上的或未经校正失败率的,即指在用药地点、用药期间及所给定环境条件下,所用避孕方法在人群中能够达到的实际抗生育作用,其中不排除技术原因造成的遗忘或错误。

8. 临床检查

(1)临床观察:观察用药后的有效率、不良反应及月经类型。切忌在随访时对受试者的主观症状作启发或暗示性提问。

(2)体格检查:要求同Ⅰ期。

(3)实验室检查

1)内分泌检查:甲状腺(T_3、T_4、TSH)、肾上腺(皮质醇)、垂体(LH、FSH、PRL)、卵巢

（雌二醇、孕酮）。其中,对妇女垂体-卵巢功能的观察要求作用药前、用药时和停药后随访整个周期的内分泌检查。

2)血液检查:血常规、凝血功能、电解质及肝肾功能等。

3)三大代谢:①糖代谢,糖耐量试验、胰岛素分泌试验;②脂代谢,甘油三酯、总胆固醇、高密度脂蛋白(HDL)、低密度脂蛋白(LDL)、极低密度脂蛋白(VLDL);③蛋白代谢,总蛋白、白蛋白、球蛋白、白蛋白/球蛋白比值。

9. 结论与评价　根据本期临床试验的结果,对新药的效果、不良反应、剂量、给药方法及受试者对新药的接受程度作出初步评价,以决定是否进行扩大的临床对照试验。

（二）Ⅱ期临床试验第二阶段

1. 试验目的　Ⅱ期临床试验第二阶段系扩大的临床对照试验,主要的要求是:

（1）在良好的对照条件下,在较大范围内评价避孕药的有效率、连续用药率及不良反应。

（2）评价其适应证及禁忌证、代谢效应、对生殖内分泌系统的长期影响及停药后生育力的恢复。有条件时应观察药物对子代发育的影响。

（3）观察受试者的顺应性及方法的可接受程度。本期临床试验所需总病例数要求不少于1 000例,对照组500例以上。每例观察时间不得少于12个月。根据统计学要求,至少应有50%受试对象用药在12个月以上才可作分析统计,在1年研究终末时间应有80%对象保持随访,失访率最好不高于10%。各种不同试验所需受试者人数与研究的目的、观察的指标、期待的结果,以及不同处理间的差异程度有关,即取决于试验的精密度或灵敏度,以及两种统计误差的概率。在避孕药的临床试验中还应根据观察结果是"二分变量"（例如妊娠"是或否"）或"连续变量"（如对血压影响）而采用不同的计算公式。

2. 多中心大规模临床对照试验的组织与实施　本期临床试验参加单位应不少于5~10个,故组织与协调工作至关重要。

（1）由各参加单位共同商讨确定严格的临床试验设计书,并均应严格执行,以保证资料的可比性。

（2）制订统一的观察指标和方法,对各项临床指标应有明确的定义（如月经量多、月经期长等）。

（3）建立统一的实验室检查方法学和质量控制。

（4）制订统一的临床试验登记随访表格。

（5）受试者进入试验组和对照组以及各试验中心时,必须遵照统一的随机化原则。

（6）临床观察指标:本期临床试验中应对总例数20%以上对象进行肝肾功能、血尿常规及妇科检查,全部受试者应作血压、体重、身高、宫颈细胞学检查。以上检查应安排在用药前,用药第6个月和第12个月,以及停药后1个月、6个月时进行。

3. 临床资料的分析统计及处理

（1）所有的临床资料应统一由临床试验负责单位汇总。

（2）采用生命表法统计有效率、续用率（粗、净）及各种不良反应发生率,但妊娠指数仍可采用。

（3）有关月经周期的资料存入计算机作统计分析。

（4）所有的临床及实验室检查资料都应作合理的统计学处理。

4. 试验结果的汇总与上报　本期临床试验结束后，即可汇总 I、II 期临床试验及临床前药理、毒理实验结果上报卫生主管部门审批。

三、III期临床试验

新药得到国家药品监督管理局批准试产后，即应进行III期临床试验。目的是在实际应用情况下评价避孕药的有效率及长期安全性，观察时间至少 1 年，不设对照组，药物投产上市后的监督与观察是检测避孕药所致罕见不良反应的重要手段，所用方法主要有长期的前瞻性队列研究、回顾性病例对照研究及患者的自身不良反应报告、记录卡等。

四、IV期临床试验

IV期临床试验是在避孕药上市后由申请人进行的应用研究阶段。研究的目的是在更广泛、更长期的实际应用中继续考察避孕药的疗效、不良反应，评价在普通或者特殊人群中使用的利益与风险关系，以及改进给药剂量，以便及时发现可能有的远期不良反应，并对其远期疗效加以评估。此外，还应进一步考察对患者的经济与生活质量的影响。

IV期临床试验病例的选择可参考避孕药的 II 期临床试验的设计要求。IV期临床试验为上市后进行的试验，可不设对照组，但也不排除根据需要对某些适应证或某些试验对象进行小样本随机对照试验。

根据我国《药品注册管理办法》，IV期临床试验应在多家医院进行，观察例数不少于 2 000 例。其中避孕药的IV期临床试验应当充分考虑该类药品的可变因素，完成足够样本量的研究工作。

第六节　疗效评价

一、治疗应答

（一）试验样本量的要求和妊娠报告

对于一种新的避孕方法（例如新的类固醇、类固醇剂量减少、新的用药方法），一般都需要试验足够的周期数以便获得对避孕效果评估所期望的精确性。在足够有代表性的人群中进行的关键性研究，正常情况下至少需要足够大的样本量才能得到总体妊娠指数（每 100 名妇女使用某种避孕方法 1 年所发生的妊娠数）及双侧 95% 置信区间，其上限与预测点之间的差别不超过 1。

妊娠率应使用妊娠指数和包括用药期间所有妊娠的生命表分析来描述。提前终止试验药物之后的妊娠也应计算在内，除非通过有效的方法（例如超声检查和 β-HCG 测定）已经证实妊娠日期肯定在试验药物提前终止之后。同时也要报告试验药物提前终止之后的 3 个月内发生的妊娠数。

对于避孕失败者应分别计算妊娠指数，需要记录依从性的方法（例如患者的电子病历记录），分母中不能包括不依从性者。对于妊娠指数的计算，13/28 天周期形成 1 个妇女年。无周期则 1 个妇女年相当于日历 1 年。

（二）特殊情况下降低要求

在对现有药物进行较小修改时，倘若能提供下列资料则可以减少所需要的周期数。

1. 药效学研究显示，对卵巢功能的影响至少与现有的药物等同。

2. 参考方法已经证明有效。

（三）试验周期

有效性试验的持续时间应为 6 个月到 1 年，或者更长。对于任何一种新的避孕药，至少需 400 例妇女完成 1 年的治疗。

对于长效药物（例如埋植剂、药物 IUD），试验持续时间应覆盖声明的有效期限。对长效药物，预期使用超过 3 年的，完成声明的使用期限的妇女数至少需要 200 例。

（四）参加试验的妇女的人口统计学

应该仔细描述参加试验的妇女的人口统计学，尤其是认为与总体避孕效果相关的某些因素（例如体重、身高、基础代谢率、年龄、教育程度、性关系/性活动、产次、吸烟、酒精使用、月经相关综合征、为预防性传播疾病伴随使用的避孕套等）。在有可能存在生育状态不均一的情况下（例如一个试验组中包含哺乳期妇女或年龄较大的妇女的亚组），对于重要的亚组，应该分别评价或特殊研究妊娠指数。

（五）有效性对比研究的必要性

对于有效性目的，一般不要求进行包括对照在内的试验。作为一种新产品，当它的作用机制可导致相对的高妊娠指数（PI>1）时，必须有对照研究。药效学资料可作为对照研究必要性中的咨询信息。一般情况下，对于不能持续抑制排卵的避孕方法需要这些资料。

二、疗效指标

（一）主要疗效指标

妊娠指数（pearl index，PI）：每 100 名妇女使用某种避孕办法 1 年所发生的妊娠数。

1. UPI（uncorrected pearl index）　怀孕人数（因使用失败和方法失败导致怀孕）×1300/受试者总服药周期。

2. CPI（corrected pearl index）　怀孕人数（方法失败导致怀孕）×1300/受试者有效服药周期。

3. 使用失败　由使用不当造成的妊娠。

4. 方法失败　在坚持使用和正确使用的情况下发生的妊娠。

（二）次要疗效指标

观察试验药物避孕以外的作用,包括周期控制、经期不适症状的改善以及体重变化。

1. 周期控制　根据受试者填写的日记卡对以下几点进行周期控制分析。

（1）月经周期。

（2）经血量。

1）点滴出血:依据受试者的经验,少于正常月经量,不需用卫生防护(除卫生护垫)。

2）少量:依据受试者的经验,少于正常月经量,需用卫生防护。

3）正常:依据受试者的经验,与正常月经量相似。

4）多量:依据受试者的经验,多于正常月经量。

（3）月经持续时间。

（4）不规则出血(非月经期出血)天数。

（5）不规则出血(非月经期出血)程度:根据出血量多少,可分为点滴出血与突破性出血(需用卫生防护的出血)。

2. 经期不适症状的改善　本试验中使用的经期不适问卷(MDQ)含有 6 个大项和 23 个单独项目,内容包括注意力不集中、水潴留、消极情绪、食欲增加、身心健康感、异常毛发改变 6 个一级指标;其中,除食欲增加、身心健康感、异常毛发改变为单项外,其余 3 项中又有若干小项(二级指标)。注意力不集中包括失眠、健忘、头脑不清、判断力差、心神烦乱、注意力集中困难、发生小意外事故的倾向、运动协调性差 8 个小项;水潴留包括体重增加、皮肤的任何异常、乳房疼痛或触痛、乳房或腹部肿胀 4 个小项;消极情绪包括孤独、焦虑、情绪化、哭泣、易怒、紧张、悲伤、坐立不安 8 个小项。MDQ 量表每个小项的评分标准分成 5 个等级,即:0 分,没有症状;1 分,轻度;2 分,中度;3 分,强烈;4 分,重度。分值是受试者根据主观感觉对上述各个项目进行 5 个等级评分而得出的。最后根据自基线期至服药后第 8 个周期、服药结束后或服药期间提前终止试验的 MDQ 量表评分的变化进行评价。

3. 体重变化。

三、治疗应答的评估

（一）筛选期(第-7~0 天)

1. 签署知情同意书。

2. 入选/排除标准。

3. 记录受试者年龄、既往史、性生活史、用药史及药物过敏史等。

4. 身高、体重、生命体征(血压、心率)及体格检查。

5. 妊娠检测(尿 HCG 检测)、血常规检查(RBC、Hb、WBC、PLT)、空腹血糖检查、血脂测定(TC、HDL、LDL、TG)、凝血功能检查(PT、APTT、TT、FIB)、尿常规检查(RBC、WBC、PRO)、肝功能检查(GPT、GOT、TBIL、BA)及肾功能检查(BUN、Cr)。

6. 十二导联心电图检查。

7. 妇科检查(包括白带常规检查)、宫颈液基细胞学检查及盆腔 B 超检查。

8. 乳腺 B 超检查。

9. 填写经期不适问卷(MDQ)。

10. 按受试者就诊的先后顺序入组,并按药品编号发放药物,研究者填写药品发放记录表并签字。

11. 指导受试者服药方法及日记卡填写,并发放日记卡。

12. 预约受试者下次访视时间及提醒受试者访视时需带上已填写的日记卡。

(二) 访视 1(第 2 个服药周期的第 1~7 天)

1. 生命体征(血压、心率)及体重。

2. 收集日记卡,对服用试验药物后的月经周期、经血量、月经持续时间、不规则出血(非月经期出血)天数、不规则出血(非月经期出血)程度进行周期控制评价。

3. 判断受试者是否妊娠,以及对发生妊娠可能原因进行避孕效果分析。

4. 药物清点回收及服药依从性评估。

5. 记录合并用药及不良事件。

6. 第 2 次发放药物、日记卡及预约下次访视时间。

(三) 访视 2(第 5 个服药周期的第 1~7 天)

1. 生命体征(血压、心率)及体重。

2. 收集日记卡,对服用试验药物后的月经周期、经血量、月经持续时间、不规则出血(非月经期出血)天数、不规则出血(非月经期出血)程度进行周期控制评价。

3. 判断受试者是否妊娠,以及对发生妊娠可能原因进行避孕效果分析。

4. 药物清点回收及服药依从性评估。

5. 记录合并用药及不良事件。

6. 第 3 次发放药物、日记卡及预约下次访视时间。

(四) 访视 3(第 8 个服药周期的第 1~7 天)

1. 体重、生命体征(血压、心率)及体格检查。

2. 血常规检查(RBC、Hb、WBC、PLT)、空腹血糖检查、血脂测定(TC、HDL、LDL、TG)、凝血功能检查(PT、APTT、TT、FIB)、尿常规检查(RBC、WBC、PRO)、肝功能检查(GPT、GOT、TBIL、BA)及肾功能检查(BUN、Cr)。

3. 十二导联心电图检查。

4. 妇科检查(包括白带常规检查)及盆腔 B 超检查。

5. 乳腺 B 超检查。

6. 收集日记卡,对服用试验药物后的月经周期、经血量、月经持续时间、不规则出血(非月经期出血)天数、不规则出血(非月经期出血)程度进行周期控制评价。

7. 判断受试者是否妊娠,以及对发生妊娠可能原因进行避孕效果分析。

8. 填写经期不适问卷(MDQ)。

9. 药物清点回收及服药依从性评估。

10. 记录合并用药及不良事件。

11. 第 4 次发放药物、日记卡及预约下次访视时间。

（五）访视 4(第 11 个服药周期的第 1~7 天)

1. 生命体征(血压和心率)及体重。

2. 收集日记卡,对服用试验药物后的月经周期、经血量、月经持续时间、不规则出血(非月经期出血)天数、不规则出血(非月经期出血)程度进行周期控制评价。

3. 判断受试者是否妊娠,以及对发生妊娠的可能原因进行避孕效果分析。

4. 药物清点回收及服药依从性评估。

5. 记录合并用药及不良事件。

6. 发放避孕套(服药结束,即完成 13 个服药周期的受试者在随访前需选用避孕套作为避孕措施)。

7. 第 5 次发放药物、日记卡及预约下次随访时间。

8. 服药结束(服药结束后第 1~7 天)。

9. 体重、生命体征(血压、心率)及一般体格检查。

10. 妊娠检测(尿 HCG 检测)、血常规检查(RBC、Hb、WBC、PLT)、空腹血糖检查、血脂测定(TC、HDL、LDL、TG)、凝血功能检查(PT、APTT、TT、FIB)、尿常规检查(RBC、WBC、PRO)、肝功能检查(GPT、GOT、TBIL、BA)及肾功能检查(BUN、Cr)。

11. 十二导联心电图检查。

12. 妇科检查(包括白带常规检查)、TCT 及盆腔 B 超检查。

13. 乳腺 B 超检查。

14. 收集日记卡,对服用试验药物后的月经周期、经血量、月经持续时间、不规则出血(非月经期出血)天数、不规则出血(非月经期出血)程度进行周期控制评价。

15. 判断受试者是否妊娠,以及对发生妊娠可能原因进行避孕效果分析。

16. 填写经期不适问卷(MDQ)。

17. 药物清点回收及服药依从性评估。

18. 记录合并用药及不良事件。

19. 指导受试者完成该试验后的避孕(受试者完成该试验即最后一次随访后,受试者可根据自身情况选择相应的避孕方法,如避孕套、宫内节育器、避孕药等)。

（六）提前终止试验

1. 体重、生命体征(血压、心率)及一般体格检查。

2. 妊娠检测(尿 HCG 检测)、血常规检查(RBC、Hb、WBC、PLT)、空腹血糖检查、血脂测定(TC、HDL、LDL、TG)、凝血功能检查(PT、APTT、TT、FIB)、尿常规检查(RBC、WBC、尿蛋白)、肝功能检查(GPT、GOT、TBIL、BA)及肾功能检查(BUN、Cr)。

3. 十二导联心电图检查。

4. 妇科检查(包括白带常规检查)、TCT 及盆腔 B 超检查。

5. 乳腺 B 超检查。

6. 收集日记卡,对服用试验药物后的月经周期、经血量、月经持续时间、不规则出血(非月经期出血)天数、不规则出血(非月经期出血)程度进行周期控制评价。

7. 判断受试者是否妊娠,以及对发生妊娠可能原因进行避孕效果分析。

8. 填写经期不适问卷(MDQ)。

9. 药物清点回收及服药依从性评估。

10. 记录合并用药及不良事件。

四、临床应答

避孕药临床试验中临床应答主要是避孕药的药物依从性的管理和安全性观察。

(一)避孕药的药物依从性的管理

1. 避孕药临床研究对受试者的特殊要求

(1)保证足够的性生活频率。

(2)具有生育能力的判断标准,如月经周期、既往生育史等。

(3)有一定的年龄限制:多数受试者年龄应小于 35 岁。

(4)具有固定且有生育能力的性伴侣。

(5)对血栓性疾病史和体重指数有严格要求。

基于上述几项要求的考量,在避孕药的临床研究中需要特别注意受试者的依从性。

2. 漏服药片处理办法

(1)漏服活性药片:漏服 1 片活性药物应马上补服 1 片,接着按照之前服药的时间服用下一片药物;连续漏服 2 片活性药物,需马上补服 1 片,接着按照之前服药的时间服用下一片药物,漏服的药物在下次访视时交予研究者清点回收。连续漏服 3 片及以上定义为依从性不好,该周期不计入有效性和周期控制评价,受试者终止试验。

(2)漏服无活性药片(安慰片):漏服无活性药物(安慰片)后不需补服,继续按照之前服药的时间服用下一片药物。漏服药物在下次访视时交予研究者清点回收。

3. 合用药物的处理　以下药物可能与避孕药有相互作用而影响避孕药的疗效或增加不规则出血,试验期间不允许使用。如利福平、性激素、抗痉挛药、抗生素(如青霉素及其衍生物、四环素类抗生素等)、说明书要求连续使用避孕用品的药物(如异维 A 酸)、其他避孕药和避孕套。在本次试验期间如因其他疾病需服用其他药物,使用前请咨询研究者,并详细记录于合并用药表中。

(二)避孕药临床试验中安全性观察

避孕药进行临床试验时应重点评估以下几个方面:①脂代谢、凝血功能和碳水化合物的代谢;②子宫内膜的评价:以活检为主,辅助于超声;③卵巢功能的评估:对卵巢抑制程度和恢复情况的考察,包括促性腺激素、性激素、卵巢超声等;④需要合理安排采血点,以覆盖黄体期及排卵期。

第七节　临床安全性评估

研究者观察到的或受试者汇报的所有局部及全身不良事件,均需记录在 CRF 的相应章节中。

一、不良事件观察及分析评价

本试验药物常见不良反应有头痛、乳房胀痛、恶心、呕吐、嗜睡、情绪波动、疲乏、腹痛等,研究者应根据临床经验进行相应处理,并判断不良反应是否与试验药物有关。如果实验室检查中出现有临床意义的异常,经过适当的处理后,应随访直至该项指标正常,并且判断是否与试验药物有关。发生严重不良事件时,研究者应积极采取必要的措施以保证受试者的安全。

二、耐受终点的确定

服用口服避孕药会增加发生以下和药物相关的严重不良反应的风险:血栓栓塞和其他血管疾病(包括血栓性静脉炎、静脉血栓形成、肠系膜血栓形成、动脉血栓栓塞、心肌梗死、脑出血及脑血栓形成)、生殖器官癌症及乳腺癌、肝癌、视觉损伤、胆囊疾病、影响糖脂代谢、血压升高、头痛等。

(一)血栓栓塞和其他血管疾病

1. 心肌梗死　研究资料表明,因服用口服避孕药而引起的心脏病发病概率为非使用者的 2~6 倍,但在 30 岁以下女性中非常低。口服避孕药可增加使用者心肌梗死发生的概率,但只限于 35 岁以上吸烟女性和 40 岁以上女性。35 岁以上吸烟女性和 40 岁以上女性在使用口服避孕药时要密切关注其对心血管方面的不良反应。同时,在含有潜在可能导致心血管疾病因素的妇女中,口服避孕药会增加其发病的概率。其他潜在引起冠心病因素的女性,如高血压、高胆固醇血症、病态肥胖症、糖尿病等,在选择口服避孕药时要注意其可能带来的不良反应。

2. 静脉血栓和血栓栓塞　服用口服避孕药增加了静脉血栓和血栓栓塞形成的概率,这种作用在一些含有潜在可能引发静脉血栓因素的服用者中更加明显。病例对照研究表明,与非服用口服避孕药的女性相比,服用口服避孕药的女性(含潜在发生因素)发生偶然浅表性血栓栓塞的概率是前者的 3 倍,发生深度静脉栓塞的概率为 4~11 倍。流行病学统计的结果比上述值要稍低。服用低剂量复方制剂口服避孕药的女性发生深度静脉栓塞的概率为每年 4/10 000,未服用的女性每年发生的概率为 0.53/10 000。服药者第 1 年内发生深度静脉栓塞的概率最高,但静脉血栓栓塞发生的概率与服药时间的长短没有直接的关系,并且在停药后会逐渐恢复正常。

3. 雌激素和孕激素的相对剂量对心血管疾病的影响　心血管疾病发生的概率与复方制剂中雌激素和孕激素的相对含量相关。孕激素导致高密度脂蛋白(HLD)的血液浓度降低,高密度脂蛋白降低增加了缺血性心脏病发生的危险。但是,雌激素能增加 HDL 的含量,因而,雌激素和孕激素的相对含量决定了 HLD 的升高与否。降低雌激素和孕激素的使用量是降低药物毒副作用最好的原则。

(二) 视觉损伤

有临床报道,服用口服避孕药引起视网膜血栓,从而导致视力部分或全部丧失。服用口服避孕药时,若发现视觉受到损伤,应立即停药,去医院诊治。

(三) 口服避孕药引起的死亡

因使用药物而引起的死亡总是人们最关心的药物安全性方面的重点之一。口服避孕药必须能保证人们的用药安全。随着实际情况的不断变化和口服避孕药的不断发展,因服用口服避孕药而引起的死亡在不断地减少。虽然 40 岁以上非吸烟女性服用口服避孕药会增加心血管方面疾病的发生概率,但是相比因怀孕或者是其他节育方式引起的疾病,口服避孕药属于相对较安全的节育方式。当然,高龄女性选择口服避孕药时,应首选低剂量口服避孕药。

第八节　临床研究实例介绍

本节结合上述理论知识,进行避孕药临床研究实例介绍。结合案例进一步了解避孕药的临床试验设计。

一、Ⅰ期临床试验

女性受试者口服避孕药联合应用研究。

(一) 研究目的

本研究的目的是评估 BMS-955176 对共同给药的口服避孕药的药动学的影响。

(二) 研究设计类型

单组、开放标签临床试验。

(三) 研究对象

通过询问病史、体格检查、生命体征测量、十二导联心电图测量、物理测量和临床实验室测试的结果,发现没有临床显著性偏离的健康女性受试者。

(四) 入选标准

1. 签署书面知情同意书者。

2. 在筛选和第 -1 天的体重指数(BMI)为 $18.0 \sim 32.0 \text{kg/m}^2$(含)[BMI = 体重(kg)/身高^2(m^2)];重量大于或等于 45kg。

3. 18~40 岁的女性。

4. 根据病史和常规月经周期确定的具有完整卵巢功能的女性,并且已经在口服避孕药的稳定方案中至少连续 2 个月没有突破性出血或点滴出血的证据,或在第 1 天给药之前已经使用另一种包含雌二醇的口服避孕药的稳定方案至少 2 个月,并且在研究的总持续时间内愿意切换至试验用口服避孕药的受试者(约 78 天)。

5. 在周期 1 的第 1 天给药前 24 小时内必须为血清或尿妊娠试验阴性(最小敏感性 25IU/L 或等同单位的人绒毛膜促性腺激素)的妇女。

6. 妇女不能母乳喂养。

(五) 排除标准

1. 任何重大急性或慢性医学疾病患者。

2. 有胆道疾病的病史,包括吉尔伯特综合征或杜宾-约翰逊综合征者。

3. 当前或最近(在周期 1 的第 1 天给药的 3 个月内)患有胃肠道疾病者。

4. 在周期 1 的第 1 天给药的 4 周内的任何进行过大手术者。

5. 进行过可能影响研究药物吸收的任何胃肠手术(包括胆囊切除术)者。

6. 在第 1 周期的第 1 天以前的 8 周内参加了其他的临床研究(筛选访视除外),或献血>400ml 者。

7. 在周期 1 的第 1 天给药 4 周内的输血者。

8. 不能耐受口服药物者。

9. 不能进行静脉穿刺和/或耐受静脉通路者。

10. 吸烟者(当前吸烟者,以及在周期 1 的第 1 天给药之前 6 个月内停止吸烟的吸烟者)。

11. 最近(在第 1 周期的第 1 天给药的 6 个月内)药物或酒精滥用者。

12. 研究者确定的任何其他医疗、精神病学和/或社会原因。

(六) 疗效指标

1. 主要疗效指标　测定血液中雌二醇和去甲红霉素的浓度(时间框架:在第 21 和 49 天给药后的 0 小时至 24 小时)。

2. 次要疗效指标　血清孕酮浓度(时间框架:第 14、21、35 和 42 天)。

(七) 安全性指标

基于不良事件、生命体征测量、心电图检查、体格检查和临床实验室检查的安全评估(时间框架:2~3 个月)。

二、Ⅱ 期临床试验

两个 4 相片口服避孕药抑制排卵的效果。

(一) 研究目的

研究两个 4 相片口服避孕药对排卵的抑制效果。

（二）研究设计类型

多中心、开放标签、随机研究。

用药及分组：

组一：在顺序 4 阶段方案中，戊酸雌二醇（EV）和地诺孕素（DNG）用量分别为 3、2、1mg 和 2、3mg。

组二：在顺序 4 阶段方案中，戊酸雌二醇（EV）和地诺孕素（DNG）用量分别为 3、2、1mg 和 3、4mg。

（三）研究对象

愿意使用口服避孕药的健康妇女。

（四）入选标准

有避孕需求，愿意使用口服避孕药的健康妇女。

（五）排除标准

具有口服避孕药使用禁忌证的妇女，包括但不限于：静脉或动脉血栓形成/血栓栓塞事件的存在或病史，高血压，严重肝脏疾病的存在或病史。

（六）疗效指标

1. 主要疗效指标　Hoogland 评分为 5～6［黄体化未破裂的滤泡（LUF）或排卵］的受试者的比例（时间框架：治疗周期 2 和 3）。

2. 次要疗效指标

（1）子宫内膜厚度的测量（时间框架：治疗周期 2 和 3）。

（2）宫颈黏液的可见性（时间框架：治疗周期 2 和 3）。

（3）卵巢活性（Hoogland 评分）（时间框架：治疗周期 2 和 3）。

（4）卵泡大小的测量（时间框架：治疗周期 2 和 3）。

（5）激素水平（卵泡刺激素、黄体生成素、孕酮和雌二醇）的测量（时间框架：治疗周期 2 和 3）。

三、Ⅲ 期临床试验

低剂量左炔诺孕酮和炔雌醇贴片的避孕效果。

（一）研究目的

比较一种新的低剂量左炔诺孕酮和炔雌醇避孕药贴片与口服避孕药（每片含 100μg 左炔诺孕酮+20μg 炔雌醇）用于避孕的疗效、安全性、依从性和不规则子宫出血情况。

（二）研究设计类型

开放、随机、平行对照的多中心临床试验。

符合入选条件的妇女以 3∶1 的比例被随机分配至贴片组和药片组。其中贴片组的女性持续使用 13 个月的避孕药贴片进行避孕；药片组的女性先使用 6 个月的口服避孕药（每片含 100μg 左炔诺孕酮+20μg 炔雌醇），随后使用 7 个月的避孕贴片。

（三）研究对象

要求避孕的健康育龄期妇女。

（四）入选标准

1. 17~40 岁（在美国，允许领取避孕药的法定年龄为 17 岁）。

2. 月经规律，月经周期为 25~35 天。

3. 要求避孕的性活跃的妇女。

4. 通过病史、体格（包括妇科）检查和实验室化验证实的健康状况良好的女性。

（五）排除标准

1. 已知或怀疑妊娠者。

2. 哺乳期妇女。

3. 明显的皮肤反应，对透皮制剂或手术用胶带或医用胶带过敏者。

4. 有可能在激素治疗期间恶化的任何疾病（心血管、肝、代谢）的患者。

5. 正在使用其他避孕方法者。

（六）疗效指标

1. 主要疗效指标　避孕效果的评价，采用妊娠指数进行分析。

2. 次要疗效指标　观察避孕以外的作用，包括依从性和不规则子宫出血情况。

（七）安全性指标

安全性通过不良事件、生命体征、体格检查、妇科检查和实验室化验结果来评价。

四、Ⅳ期临床试验

新型口服避孕药屈螺酮炔雌醇片的多中心随机对照临床试验。

（一）研究目的

观察屈螺酮炔雌醇片（商品名：优思明）用于健康育龄期妇女的避孕效果、出血模式、不良反应及避孕以外的其他作用。

（二）研究设计类型

多中心、开放、随机、对照试验。

符合入选条件的妇女以 3：1 的比例按照随机程序产生的随机表顺序，将受试者随机分配到屈螺酮组（使用屈螺酮炔雌醇片避孕），或随机分配到去氧孕烯组（使用去氧孕烯炔雌醇避孕，每片含炔雌醇 $30\mu g$+去氧孕烯 $150\mu g$）。

受试者在月经来潮的第 1 天开始服用第 1 片药物，完成 21 天的服药期后，即进入 7 天的停药间隔，等待发生撤退性出血。停药 7 天后，无论撤退性出血是否发生或结束，受试者都应在与前 1 个周期相同的日期开始下一个周期的服药。如果在下一个周期的 7 天内仍然没有撤退性出血，通过检查尿人绒毛膜促性腺激素（HCG）排除妊娠后，才可以继续服用药物。每名受试者共服药 13 个周期。

（三）研究对象

要求避孕的健康育龄期妇女。

（四）入选标准

1. 试验前 3 个月有规律月经（即月经周期为 25~35 天，经期为 3~7 天），无闭经，无月经间期出血者。

2. 年龄在 20~35 岁者。

3. 不使用其他任何形式的激素治疗者。

4. 妇科检查、宫颈涂片检查及乳房检查均正常者。

5. 自末次妊娠终止或流产后有至少 3 个规律的月经周期者。

6. 无心血管、代谢、肝、肾、生殖系统疾病，肿瘤和其他系统疾病者。

7. 自愿参加本次临床试验，并签订知情同意书者。

（五）排除标准

近期（3 个月内）使用过口服避孕药的女性。

（六）观察指标

1. 主要疗效指标　以国际上通用的妇女年法计算妊娠率（用妊娠指数表示）及相应的单侧 97.5% 置信区间。根据受试者是否做到坚持使用和正确使用，分别计算方法失败（在坚持使用和正确使用的情况下发生的妊娠）率和使用失败（由使用不当造成的妊娠）率。

2. 次要疗效指标　观察屈螺酮炔雌醇片在避孕以外的作用，包括出血模式、月经不适的改善、体重变化和综合满意度等的评价。

（七）安全性指标

试验期间观察避孕药的药物不良反应或者药物不耐受的情况。

（蒋建发　潘琼　薛敏）

参考文献

[1] 卫生部计划生育药物临床药理基地.避孕药物临床研究指导原则.中国临床药理学杂志,1987,3(4)：216-266.

[2] 钱思源.避孕药物临床研究的思考.中国临床药理学杂志,2015,31(22):2275-2278.

[3] 薛敏.实用妇科内分泌诊疗手册.3 版.北京：人民卫生出版社,2015.

[4] 李继俊.妇产科内分泌治疗学.北京：人民军医出版社,2005.

[5] MAIER W E,HERMAN J R.Pharmacology and toxicology of ethinyl estradiol andnorethindrone acetate in experimental animals.Regul Toxicol Pharma,2001,34(1):53-61.

[6] ENDRIKAT J,HITE R,BANNEMERSCHULT R,et al.Multicenter,comparative study of cycle control,efficacy and tolerability of two low-dose oral contraceptives containing 20μg ethinylestradiol/100μg levonorgestrel and 20μg ethinylestradiol/500μg norethisterone.Contraception,2001,64(1)：3-10.

[7] 国家市场监督管理总局.药品注册管理办法.[2020-03-30].https://www.nmpa.gov.cn/directory/web/nmpa/xxgk/fgwj/bmgzh/20200330180501220.html.

[8] EMEA.Clinical investigation of steroid contraceptives in women.2005.

[9] FDA.Brief report of Reproductive Health Drug Advisory Committee.2007.

第六章

妇科手术器械及材料临床试验

第一节 概 述

根据国家药品监督管理局发布的《医疗器械分类目录》，医疗器械一般可分为三类：Ⅰ类是风险程度低，实行常规管理可以保证其安全、有效的医疗器械。一般情况下，体外应用，不直接接触皮肤或组织，结构相对简单，功能相对单一，一般是无源的(外接或内置电源或其他动力源)，有一定的辅助缓解症状或预防的作用，潜在风险很小或几乎没有风险，其中包括基础的外科手术器械、妇科手术器械(妇产科用刀、剪、钳、镊、针、钩等)及计划生育相关的手术器械(节育环放置钳、子宫刮匙)。Ⅱ类是具有中度风险，需要严格控制管理以保证其安全、有效的医疗器械，其中包括流产负压吸引器、止血海绵、生物止血膜、纳米银妇用抗菌器、壳聚糖宫颈抗菌膜、不可吸收缝线、一次性使用阴道扩张器、脐带剪及宫颈扩张棒等。Ⅲ类是具有较高风险，需要采取特别措施严格控制管理以保证其安全、有效的医疗器械。Ⅲ类医疗器械植入体内，接触血液或体液，外接电源、大功率，对人体有创伤或辐射等伤害，主要起诊断、治疗或其他作用，必须由专门或经过培训的人员操作或管理才能保证其安全性、有效性，其潜在风险大。妇科相关的Ⅲ类医疗器械或材料包括腹腔镜、手术机器人、宫腔镜及相关内置使用器械、超声刀、高频电刀、高强度聚集超声肿瘤治疗系统、银夹、节育环、明胶海绵、透明质酸钠凝胶、聚乳酸防粘连膜、医用可吸收缝线等。鉴于Ⅰ、Ⅱ类器械较好的安全性及有效性，一般不需进行进一步的临床试验去验证，我们主要讨论的是Ⅲ类妇科相关的医疗器械及材料，以进一步明确其安全性及有效性。

第二节 妇科手术器械及材料临床试验适用范围

妇科手术器械及材料临床试验的进行同药物临床试验一样，其目的均是为了评价妇科手术器械及材料的临床应用价值及确定最佳的应用方式。因妇科手术器械及材料临床试验受试对象均为女性,而绝大多数受试对象又为育龄期妇女,在开展相关临床试验时必须考虑到育龄期妇女的特殊性,如避开月经期,尽量避免相应的器械及材料对于妇女自身以及后代的影响。因而妇科手术器械及材料临床试验所遵循的原则同第一章中的总原则,这些规范与原则通常包括伦理道德原则、科学性原则及相关的法律法规。

第三节　相关法律及技术规范要点

妇科手术器械及材料属于医疗器械部分,与之相关的临床试验的开展与实施,除了需遵循伦理道德原则及科学性原则以外,还需严格遵守当地现行的相关法律法规。在美国,《联邦法典》第 21 章(21CFR)862 ~ 892 部分对医疗器械定义及分类等作了详细规定。FDA 在此基础上针对医疗器械制定了诸多法案,比如《联邦食品、药品与化妆品法案》、《医疗器材修正案》《安全医疗器材法案》《公众健康服务法案》《公正包装和标识法案》《健康和安全辐射控制法案》《现代化法案》等,这些法案针对医疗器械的上市、管理等方面作了详细规定。而国家药品监督管理部门也于 2014 年出台了《医疗器械监督管理条例》和《医疗器械注册管理办法》等法规,连同 2016 年发布的《医疗器械临床试验质量管理规范》,一起构成了我国医疗器械临床试验新的管理体系,共同对我国医疗器械临床试验进行规范。

FDA 对医疗器械的定义是指由生产者设计应用于人体,包括零配件及所需软件在内的任何仪器、设备、用具、材料或者其他物品,其目的在于以下三个方面:用于疾病的诊断、预防、监护、治疗或缓解;用于伤残的诊断、监护、治疗、缓解或者代偿;用于人体结构或生理过程的研究、替代或修复。我国在 2014 年由国家食品药品监督管理总局(CFDA)发布的《医疗器械监督管理条例》规定国家对医疗器械实行分类管理,并把医疗器械按照监管严格程度分为三类,对Ⅰ类进行常规管理,对Ⅱ类应该加以控制,对Ⅲ类必须严格控制。CFDA 在 2014 年颁布的《医疗器械注册管理办法》进一步规定申请Ⅱ类、Ⅲ类医疗器械注册应当提交临床试验资料,我国目前约有 40% 的医疗器械被列入Ⅲ类高风险医疗器械,需加以严格控制。而 FDA 亦有相类似的规定,针对不同医疗器械进行分类管理,根据使用目的及风险程度,共 1 700 种不同类别的器械被划分为三大类。第一类产品是风险相对较低的医疗器械,实行一般(基本)控制,一般控制对产品的上市、正确标识及上市后产品性能的监控等具有明确要求,这是所有医疗器械都必须达到的基线标准,这一类产品大多数均可免于审查;第二类产品风险中等,则要求特殊控制,不但需要满足基线标准,还需符合 FDA 所制定的特别要求或其他业界公认的标准,绝大多数该类产品上市前需申请上市前通告,也就是说该产品与已上市的产品预期用途相同,产品的新特性不会对安全性或有效性产生影响,或者对安全性或有效性产生影响的新特性有可接受的科学方法用于评估新技术的影响,以及有证据证明这些新技术不会降低安全性或有效性;第三类产品则风险最高,对人体潜在伤害最大,在进行一般控制的同时,要求产品必须申请上市前批准(premarket approval，PMA），这要求产品上市前必须提供足够的、有效的证据，证明其是按照预期的用途来进行设计和生产的，并且能够确保其安全性和有效性。

随着国内医疗器械生产和应用的蓬勃发展，医疗器械的品种、型号日益繁多，我国为加强这些产品的监督和管理，颁布了一系列法律、法规及指导性文件，其中包括前文提到的《医疗器械监督管理条例》（2014 年 2 月 12 日修订发布，2014 年 6 月 1 日起实行）及《医疗器械临床试验规定》，除此之外，还有《医疗器械注册管理办法》《医疗器械标准管理办法》《医疗器械生产监督管理办法》等法规和规定，妇科手术器械及材料临床试验的开展均必须遵循上述法律法规。妇产科领域采用的诸多医疗器械产品，诸如止血材料、防粘连材料、钛夹以及可吸收缝线等产品均属于Ⅲ类医疗器械。虽然 2014 年新修订的《医疗器械监督管理条例》对医疗器械的分类重新进行了定义，按照新条例规定，申请Ⅱ类、Ⅲ类医疗器械产品注册，应当进行临床试验。但是，有下列情形之一的，可以免于进行临床试验：①工作机制明确，设计定型，生产工艺成熟，已上市的同品种医疗器械临床应用多年且无严重不良事件记录，不改变常规用途的；②通过非临床评价能够证明该医疗器械是安全、有效的；③通过对同品种医疗器械临床试验或者临床使用获得的数据进行分析评价，能够证明该医疗器械是安全、有效的。免于进行临床试验的医疗器械目录由国家药品监督管理部门制定、调整并公布。自 2014 年 6 月 1 日起，具备中度或较高风险的医疗器械产品注册时必须提交包括临床试验报告在内的临床评价资料。与此同时，国家药品监督管理局下属的医疗器械技术审评中心组织起草了《接触镜护理产品注册技术审查指导原则》《组织工程医疗产品研究及申报相关要求》等文件。

现将目前我国已经出台颁布的有关医疗器械管理的法律法规文件列举如下：《医疗器械监督管理条例》《医疗器械经营监督管理办法》《医疗器械说明书和标签管理规定》《体外诊断试剂注册管理办法》《医疗器械注册管理办法》《医疗器械分类规则》《医疗器械注册管理办法》《医疗器械召回管理办法》《医疗器械生产企业质量体系考核办法》《一次性使用无菌医疗器械监督管理办法》《医疗器械标准管理办法》《医疗器械临床试验规定》等。另外，因妇科受试者均为女性，因而对于女性生育能力、妊娠及子代健康相关的影响均需纳入考虑。鉴于女性受试者特殊的生理现象，为保护女性受试者的权益，尊重新生命，相关部门制定相应的临床试验规章制度显得尤为重要。此外，伦理委员会也应在临床试验的操作过程中实施监督，规范研究者或其他试验相关人员的行为，将伤害降至最低。

第四节　妇科手术器械及材料临床试验的分类及适用范围

妇科手术器械及材料均属于医疗器械类产品，而我们的医疗器械能否获准注册上市应用于临床，关键是必须具备充分的临床证据，而临床证据来源于文献资料、临床实践及临床试验结果的系统评价。全球医疗器械协调工作组制定的文件规定，如果没有文献资料或者其他证据的支持证实产品的有效性及安全性，就必须通过临床试验来获得证据。

该文件对医疗器械临床试验的适用范围作了明确说明。

根据我国《医疗器械临床试验规定》,医疗器械临床试验分为医疗器械临床试用和医疗器械临床验证。其中医疗器械临床试用是指通过临床使用来验证该医疗器械理论原理、基本结构、性能等要素能否保证其安全性和有效性,主要适用于市场上尚未出现过的,安全性、有效性有待确认的医疗器械。而医疗器械临床验证是指通过临床使用来验证该医疗器械与已上市产品的主要结构、性能等要素是否实质性等同,是否具有同样的安全性、有效性,主要适用于同类产品已上市,其安全性、有效性需要进一步确认的医疗器械。

在美国,第三类医疗器械上市前均必须提交临床试验报告以申请PMA,未上市的器械被批准进行临床试验则需申请器械临床试验豁免(investigational device exemption, IDE)。未获批准上市的器械,在进行临床试验之前,必须满足以下要求:①被伦理委员会批准,如果试验涉及重大风险的器械,则还需得到FDA批准;②所有参与试验的患者都知情并获得知情同意书;③标签注明本器械仅用于试验目的;④试验过程在合理监督下进行;⑤试验过程及结果均进行了翔实的记录和报告。

医疗器械临床试验方案设计大体原则与药物临床试验相同,主要参考了《药物临床试验质量管理规范》(GCP),其目的均在于评价和验证产品的有效性和安全性,原则上均应最大限度保障受试者的权益、安全和健康,整个临床试验过程均需在药品监督管理部门和伦理委员会批准和监督下进行。

然而,由于医疗器械不具备药物的药动学特点,同时医疗器械产品种类型号多样化,生产技术变化迅速,并且牵涉到伦理问题,其临床试验的设计实施与药物不同。而妇科器械及材料的受试对象较其他医疗器械临床试验更单一,也更特殊。只针对女性开展,因而试验设计及受试对象选择的时候,研究者应当更加注重女性受试者特殊的生理现象,保护女性受试者的安全及权益,女性受试者应排除妊娠及哺乳期,因此,在筛选时均应对育龄女性进行早孕检测,以确保受试者的安全及试验顺利进行。

我国并未对医疗器械的试验分期作出明确规定,医疗器械产品注册上市只需"一期"临床试验(临床试用或临床验证),也就是说,上市前只要通过单次临床试验验证该医疗器械理论原理、基本结构、性能等要素可保证安全性、有效性,或者验证该医疗器械与已上市产品的主要结构、性能等要素实质性等同,具有同样的安全性、有效性即可。因此,一个药物的研发需要数年甚至数十年,器械研发上市时间较短,可能只需数月。在临床试验方案设计上,根据科学性原则,药物临床试验需强调随机、对照、盲法及可重复性,并且要求具备足够大的样本量,而器械临床试验往往都难以做到随机化和盲法,且样本量通常较小,但妇科手术器械及材料中的止血材料、防粘连材料等虽然是局部使用,但是其仍然可能通过机体"分解""代谢"之后被机体组织所吸收,因而其长期的安全性可能仍需上市后研究随访并加以验证。

妇科器械及材料临床试验的知情同意方面还应该包括生殖与妊娠方面全面的知情同意,研究者要将试验产品的基本信息、试验流程、入排标准、可能会产生的风险完全列入知情同意书并告知受试者,包括对其基本信息的保密,对其权利的保护,由于检测方法的局限而无法 100%检出妊娠,妊娠后的危害,对生育能力有无影响及采取的相应措施等,并且告知其在接受试验前、中、后的注意事项(如饮食、运动、避孕、服药后多长时间才能发生妊娠或使其配偶妊娠等)及相关规定,研究者必须保证全面知情且使受试者了解、接受这些信息后才能签署知情同意书和开展筛查工作。此外,医疗器械临床试验应当在两家以上(含两家)医疗机构进行,这是为了尽量减少偏倚,保障临床试验结果可靠。

但由于医疗器械产品种类繁多,并未对不同产品临床试验的病例数、试验时间等细节问题作详细的规定,也缺乏相应的技术指南及监管机制。同时,我国也非常缺乏针对医疗器械产品的临床试验机构、专业设计人员及技术审评人员等。第五、六节通过对阻抗控制系(Novasure)与温控系(热球)两种子宫内膜去除方式、防粘连材料医用自交联透明质酸钠凝胶等的实际临床研究,以实例来说明妇科手术医疗器械及材料临床试验的设计、实施及分析评价等方面的内容。

第五节　妇科子宫内膜去除装置(Ⅲ类)临床试验

1. 研究目的　研究子宫内膜去除装置在目标人群手术中的安全性及有效性。

2. 子宫内膜去除装置目标人群　主要是存在异常子宫出血的人群,保守治疗无效又不愿切除子宫或因其他疾病不能耐受子宫切除手术者。

3. 入选标准　子宫内膜去除装置[阻抗控制系(Novasure)与温控系(热球)两种子宫内膜去除方式]的入选标准　。

(1)未妊娠(尿或者血 HCG 阴性)者。

(2)异常子宫出血,符合 PALM-COEIN 系统分类者。

(3)保守治疗无效又不愿切除子宫或因其他疾病不能耐受子宫切除手术者。

(4)术前 3 个月 PBAC 最小评分≥150 分或 PBAC 评分≥100 分,伴明显临床症状者。

(5)无生育要求者。

(6)患者入组前均进行宫腔镜检查及全面诊刮,病理检查排除子宫内膜非典型性增生(EIN)及子宫内膜癌者。

(7)已排除其他生殖器官恶性肿瘤者。

(8)子宫腔大小正常(子宫腔深度为 4~10cm)者。

(9)患者均知情同意,自愿接受手术。

4. 排除标准

(1)已妊娠或者处于哺乳期者。

(2)有生育要求者。

(3)已证实或可疑有子宫内膜癌或癌前病变者。

(4)任何可能破坏子宫肌层的解剖学状况,如进行过古典式剖宫产、透壁式子宫肌瘤剔除术者。

（5）急性生殖系统或泌尿系统炎症（例如急性膀胱炎、盆腔炎性疾病、宫颈炎和子宫内膜炎等）患者。

（6）子宫内放置宫内节育器，宫腔深度<4cm 或>10cm，宫腔宽度<2.5cm 者。

（7）依从性较差，不能按时进行随访者。

（8）其他研究者认为不适合本临床研究的情况。

5. 观察项目

（1）基线均衡性评价：一般资料、临床症状和体征、妇科检查、宫腔镜检查、经量评分、实验室检查等。如手术时间、宫腔深度、术中出血量、住院时间、术中并发症、术后疼痛［疼痛程度采用视觉模拟评分法（VAS）进行评估］、阴道排液。

（2）疗效评价：采用 PABC 进行月经量的评分。

结果判断①闭经：PBAC = 0 分；②点滴状出血：PBAC = 1~10 分；③少量月经：PBAC = 11~30 分；④正常月经量：PBAC = 31~75 分；⑤月经较多：PBAC = 76~99 分；⑥月经过多：PBAC ≥100 分。①~④视为有效，⑤~⑥视为无效。

（3）安全性评价

1）术中及术后的不良事件。

2）一般资料：包括年龄、孕产史、一般体格检查（身高、体重、体温、血压、心率、呼吸）。

3）病史：包括其他合并症等疾病史。

4）临床症状和体征：包括月经量、经期、周期等。

5）妇科检查：包括外阴、阴道、子宫颈、子宫体、附件情况。

6）宫腔镜检查：包括子宫颈管、子宫腔、宫腔深度情况。

7）实验室检查：包括血常规（白细胞计数、红细胞计数、血小板计数、中性粒细胞百分比、血红蛋白）、尿常规（尿蛋白、尿白细胞、尿红细胞、尿糖）、肝肾功能（GPT、GOT、白蛋白、球蛋白、总蛋白、总胆红素、尿素氮、肌酐）、血糖、电解质常规（钾、钠、氯）、白带常规（滴虫、念珠菌、革兰氏阴性球菌、乳杆菌、线索细胞）、凝血常规（PT、APTT、TT、FIB）、心电图、子宫 B 超。

6. 疗效评价标准　主要疗效指标：子宫内膜去除术后月经量减少的情况。

7. 治疗应答的评估

（1）评估时间点：术后 1、3、6、12、24、36 个月进行电话或门诊随访。

（2）随访内容：①自觉症状，指有无不适主诉，如腹痛、发热等及持续时间；②阴道排液持续时间；③阴道流血及月经情况，包括经量、经期、月经周期及月经期出血模式。

第六节　妇科防粘连材料（Ⅲ类）临床试验

1. 研究目的　研究妇科防粘连材料在手术中的安全性及有效性。

2. 防粘连材料目标人群　妇科手术中粘连较严重，或者创面较大，估计术后盆腹腔粘连可能性大的人群。

3. 入选标准

(1)未妊娠(尿或者血 HCG 阴性)者。

(2)20～40 岁女性(根据不同的试验年龄段可有相应的调整)。

(3)经宫腔镜检查,按照美国生育学会(AFS)评分标准评为中、重度宫腔粘连的初治患者。

(4)临床及实验室检查肝、肾功能正常者。

(5)签署参加研究的知情同意书并同意术后 3 个月内采取避孕措施者。

(6)依从性良好,术后愿意并且能够按要求进行随访观察者。

(7)无严重系统性疾病者。

4. 排除标准

(1)对透明质酸钠过敏者。

(2)绝经后患者。

(3)术后 3 个月内不能坚持使用有效避孕措施或者哺乳期者。

(4)生殖道畸形者。

(5)生殖道炎症、盆腔炎症、生殖道恶性肿瘤及其他致异常子宫出血的全身疾病的患者。

(6)怀疑有生殖器结核的患者。

(7)严重血液或者凝血功能异常、全身性疾病、严重心脏病、糖尿病等自身免疫疾病;伴有急性或严重的感染者。

(8)临床评估心功能Ⅲ级或Ⅲ级以上者。

(9)肝肾功能不良(GPT、Cr 超过正常值上限 1.5 倍)者。

(10)周围血管疾病、长期酗酒、滥用药物者。

(11)有精神疾病史者。

(12)依从性较差,不能按时进行随访者。

(13)其他研究者认为不适合本临床研究的情况。

5. 观察项目

(1)基线均衡性评价:一般资料、既往病史及合并用药、临床症状和体征、妇科检查、宫腔镜检查、AFS 粘连评分及粘连程度分级、实验室检查、手术方式等。

(2)疗效评价:宫腔手术后粘连防治有效率、AFS 评分系统各分项得分及总得分、粘连程度分级。

(3)安全性评价

1)术中及术后的不良事件。

2)一般资料:包括年龄、孕产史、一般体格检查(身高、体重、体温、血压、心率、呼吸)。

3)病史:包括既往其他疾病史、既往宫腔手术史及合并用药史。

4)临床症状和体征:包括月经量、经期时间长短、月经周期等。

5)妇科检查:包括外阴、阴道、子宫颈、子宫体、附件情况。

6)宫腔镜检查:包括子宫颈管、子宫腔、宫腔深度、子宫角、输卵管情况。

7)实验室检查:包括血常规(白细胞计数、红细胞计数、血小板计数、中性粒细胞百分比、血红蛋白)、尿常规(尿蛋白、尿白细胞、尿红细胞、尿糖)、肝肾功能(GPT、GOT、白蛋白、球蛋白、总蛋白、总胆红素、尿素氮、肌酐)、血糖、电解质常规(钾、钠、氯)、白带常规(滴虫、念珠菌、革兰氏阴性球菌、乳杆菌、线索细胞)、凝血常规(PT、APTT、TT、FIB)、心电图、子宫 B 超。

6. 疗效评价标准

(1)主要疗效指标:宫腔手术后粘连防治有效率,术后 3 个月 AFS 总得分降低>4 分的病例数/总病例×100%。

(2)次要疗效评价指标

1)美国生育学会(AFS)宫腔粘连总得分:依据宫腔镜检查,宫腔粘连受试者按照表 6-1 确定 AFS 总得分。

表 6-1　美国生育学会(AFS)宫腔粘连评分系统(1988)

宫腔粘连涉及范围	<1/3	1/3~2/3	>2/3
得分	1	2	4
粘连类型	膜样	膜样及致密	致密
得分	1	2	4
月经模式	正常	月经过少	闭经
得分	0	2	4

AFS 总得分=宫腔粘连涉及范围得分+粘连类型得分+月经模式得分

注:术后 3 个月宫腔镜检查无粘连的受试者其 AFS 总得分为月经模式得分。

2)粘连程度:根据宫腔粘连受试者 AFS 总得分按照表 6-2 确定粘连程度。

表 6-2　粘连程度评价标准

粘连程度	AFS 总得分
Ⅰ级(轻度)	1~4
Ⅱ级(中度)	5~8
Ⅲ级(重度)	9~12

3)美国生育学会(AFS)宫腔粘连评分系统各分项得分:宫腔粘连涉及范围得分、粘连类型得分、月经模式得分。

7. 治疗应答的评估

(1)在手术当日(基线)和术后 3 天、1 个月、3 个月月经干净后 3~7 天对患者进行体格检查、生命体征检查和相关实验室检查(基线),结合不良反应的情况和数量以评价试验器械用于宫腔粘连防治的安全性。

（2）以术后 3 个月随访时宫腔镜检查判断的粘连防治有效率和美国生育学会（AFS）评分及粘连程度分级为研究终点，评价试验器械用于宫腔镜术后充填及宫腔粘连防治的有效性。

第七节　临床研究实例介绍

一、Ⅰ期临床试验

（一）研究目的

骶前固定术的主要手术并发症是网片相关问题，目前最常应用的两类网片，一种是部分可吸收材质的网片，一种是轻型柔软网片，两种网片在骶前固定术中的疗效和并发症，目前尚无比较，本研究拟通过随机对照研究，比较应用两种网片的骶前固定术的解剖学恢复情况（即客观治愈率）、网片相关并发症，以及患者的主观评估情况等。

（二）研究设计类型

随机、单盲、平行对照。将盆腔器官脱垂Ⅲ度以上的受试者，根据计算机产生的随机号，按照 1∶1 的比例被随机分到部分可吸收网片组（Y1 组）和轻型柔软网片组（Y2）。随机号被密封在不透光的信封里，在术日晨拆开信封。受试者不知道被分配到哪一组，直到试验结束。单盲试验的设计是为了降低受试者有关问卷等主观评估的评估偏倚。

（三）研究对象

重度盆腔器官脱垂患者。

（四）预计样本量

本次试验样本量为 160 例，试验、对照各 80 例。

（五）入选标准

1. 盆腔器官脱垂量化分期法（POP-Q）分期为Ⅲ度以上者。

2. 绝经后女性。

3. 以中盆腔脱垂为主的患者。

4. 受试者自愿参加试验，并签署知情同意书。

（六）排除标准

1. 既往有网片植入手术史者。

2. 会阴神经障碍或严重并发症不能耐受手术者。

（七）疗效指标

1. 主要疗效指标　客观治愈率。

2. 次要疗效指标　并发症发生率。

二、Ⅱ期临床试验

（一）研究目的
评价子宫支架在宫腔操作术后宫腔粘连的防治效果和是否符合临床使用的安全性。

（二）研究设计类型
随机平行对照。

（三）研究对象
宫腔粘连患者。

（四）预计样本量
本次试验样本量为 200 例,试验组（宫腔镜下宫腔粘连分离术后置入子宫支架）、对照组（宫腔镜下宫腔粘连分离术后置入宫型环）各 100 例。

（五）入选标准
1. 临床诊断为宫腔粘连且有手术指征者（指有生育要求或有月经血引流受阻者）。
2. 年龄 20~40 岁的女性。
3. 受试者自愿参加试验,受试者本人签署知情同意书。

（六）排除标准
1. 术后宫腔形状明显不正常者;不能明确分离出正常的宫腔解剖形态者（即双或单侧输卵管口不可见）;生殖器官畸形者,以及宫腔过大或过小者;有新近子宫穿孔者;子宫颈功能不全者。
2. 既往有宫腔粘连病史且治疗者。
3. 有子宫内膜结核或者怀疑有子宫内膜结核者。
4. 合并子宫腺肌病或者子宫肌瘤>4cm 者。
5. 有恶性肿瘤病史或者怀疑有恶性肿瘤者。
6. 合并急性宫腔感染及生殖器感染者。
7. 原因不明的阴道出血者或怀疑子宫恶性病变者。
8. 严重贫血及凝血功能异常者或有血栓病史者。
9. 各种疾病的急性期或严重的全身性疾病者。
10. 严重精神病者及身体虚弱不能耐受此项手术者。
11. 严重心、肝、肾功能疾病者。
12. 有麻醉或手术禁忌者。
13. 在既往 3 个月参加过临床试验者。
14. 研究者认为不适合纳入者。

（七）疗效指标
1. 主要疗效指标　1988 年美国生育协会（AFS）评分。
2. 次要疗效指标　月经量、再粘连率。

（八）安全性指标

并发症、感染。

三、Ⅲ期临床试验

（一）研究目的

研究医用自交联透明质酸钠凝胶用于宫腔粘连防治的效果及安全性。

（二）研究设计类型

多中心、随机、平行、阴性对照临床研究。

（三）研究对象

宫腔粘连患者。

（四）预计样本量

本次试验样本量为 120 例，其中试验组（术中放置自交联透明质酸钠凝胶）60 例，阴性对照组 60 例。

（五）入选标准

1. 20~40 岁女性。

2. 经宫腔镜检查按照 AFS 评分标准评为中、重度宫腔粘连的初治患者。

3. 临床及实验室检查的肝、肾功能正常者。

4. 签署参加研究的知情同意书并同意术后 3 个月内采取避孕措施者。

5. 依从性良好，术后愿意并且能够按要求进行随访观察者。

6. 无严重系统性疾病者。

（六）排除标准

1. 对透明质酸钠过敏者。

2. 绝经后患者。

3. 术后 3 个月内不能坚持使用有效避孕措施者。

4. 生殖道畸形者。

5. 生殖道炎症、盆腔炎症、生殖道恶性肿瘤及其他致异常子宫出血的全身疾病的患者。

6. 怀疑有生殖器结核的患者。

7. 严重血液或者凝血功能异常、全身性疾病、严重心脏病、糖尿病等自身免疫疾病者；伴有急性或严重的感染者。

8. 临床评估心功能Ⅲ级或Ⅲ级以上者。

9. 肝肾功能不良（GPT、Cr 超过正常值上限 1.5 倍）者。

10. 周围血管疾病、长期酗酒、滥用药物等病史者。

11. 有精神疾病史者。

12. 依从性较差，不能按时进行随访者。

13. 其他研究者认为不适合本临床研究的情况。

（七）疗效指标

1. 主要疗效指标　粘连防治程度（AFS 总评分降低大于 4 分为有效）。

2. 次要疗效指标　患者临床症状和体征。

（八）安全性指标

受试者在试验过程中，出现需住院治疗、延长住院时间、伤残、影响工作能力、危及生命或死亡、导致先天性畸形等事件的发生率，通过比较两组严重不良事件发生率的大小，从而判断试验产品的安全性。了解受试者有无宫腔感染、栓塞、宫腔出血、内膜损伤、腹坠、腰酸、腹痛等症状。

四、Ⅳ期临床试验

（一）研究目的

研究左炔诺孕酮宫内缓释系统（LNG-IUS）治疗子宫内膜增生症的临床疗效。

（二）研究设计类型

病例对照研究。

（三）研究对象

子宫内膜增生症患者。

（四）预计样本量

本次试验样本量为 60 例，其中试验组（置入左炔诺孕酮宫内缓释系统）30 例，对照组（口服醋酸甲羟孕酮）30 例。

（五）入选标准

1. 月经失调行诊断性刮宫病理确诊为子宫内膜增生并自愿进行宫内节育系统置入的患者。

2. 治疗期间暂无生育方面要求的患者。

3. 受试者自愿参加试验，本人签署知情同意书。

（六）排除标准

1. 已知或怀疑妊娠者。

2. 既往盆腔炎或盆腔炎复发者。

3. 下生殖道感染患者。

4. 产后子宫内膜炎患者。

5. 过去 3 个月内有感染性流产者。

6. 宫颈炎患者。

7. 子宫颈发育异常者。

8. 子宫或子宫颈恶性病变者。

9. 孕激素依赖性肿瘤患者。

10. 不明原因的异常性子宫出血患者。

11. 先天性或获得性子宫异常,包括使子宫腔变形的肌瘤患者。

12. 急性肝脏疾病或肝肿瘤患者。

13. 对有效成分或辅料过敏者。

（七）疗效指标

1. 主要疗效指标　子宫内膜病理类型(疗程结束后月经来潮后 6 小时)。

2. 次要疗效指标　子宫内膜厚度(疗程结束后月经周期后半周期)。

（朱小刚）

参 考 文 献

[1] 国家食品药品监督管理总局.医疗器械临床试验质量管理规范.[2016-03-01].https://www.nmpa.gov.cn/ylqx/ylqxfgwj/ylqxbmgzh/20160323141701747.html.

[2] ALLESEE L,GALLAGHER C M.Pregnancy and protection:the ethics of limiting a pregnant woman's participation in clinical trials.J Clin Res Bioeth,2011,2(108):1000108.

[3] 张育玮,黄艳春,薛立明,等.浅谈药物或医疗器械临床试验过程中的妊娠.中国医药生物技术,2015,10(1):87-89.

[4] 刘玉兰,王燕,孙冬岩,等.两种子宫内膜去除术治疗异常子宫出血的疗效比较.实用妇产科杂志,2014,30(6):465-468.

[5] 冯力民,夏恩兰,黄晓武,等.应用月经失血图评估月经血量.中华妇产科杂志,2001,36(1):51.

第七章

计划生育相关器械临床试验

第一节 概　　述

一、计划生育相关器械分类及特点

随着社会和科技的发展,避孕节育方法越来越多。虽然有多种避孕性药物、器具在临床得到较广泛的应用,但仍因其或多或少的并发症而未被接受。宫内节育器是国内、外广泛采用的避孕工具,具有使用方便,不受年龄限制,不影响哺乳等优点。自宫内节育器问世以来,在结构、性能、材料等方面均有不少改进和发展,但有易脱落,引起女性月经紊乱、妇科炎症等不良反应。皮下埋植避孕药可导致异常子宫出血或闭经等并发症。输卵管节育装置对女性生殖功能及内分泌平衡干扰少,方法简单有效,但也存在所用材料是否对输卵管具有毒性或损害作用问题。由于每种避孕方式各有其优缺点,因此,在这些产品正式上市及临床应用之前均需通过严格的临床试验验证及确保其有效安全。

二、皮下埋植装置

皮下埋植装置是指将避孕甾体放在硅橡胶容器中,或与硅橡胶混匀,植入皮下后药物缓慢、恒定地释放入血而起到长期避孕的作用,属于药物控制释放避孕,有时会导致子宫异常出血。皮下埋植装置的作用机制是通过抑制下丘脑促性腺激素释放激素的分泌,抑制垂体分泌卵泡刺激素及黄体生成素,从而抑制排卵,减少宫颈黏液,增加黏度,抑制子宫内膜增生,抑制黄体功能等达到避孕目的。

（一）皮下埋植装置的优点

1. 恒释性和缓释性　由于聚合物骨架的控释作用,其释药剂量比较低,速度比较均匀且常常比吸收慢,成为吸收限速过程,故造成的血药浓度水平比较平稳且持续时间可长达数月甚至数年。

2. 生物活性高　它既避免了经皮给药表皮角质层的吸收屏障的限制,又避免了口服给药时的胃肠吸收和肝脏的首关效应,因此,提高了生物利用度。

3. 使用方便且毒副作用较低　埋植剂一次用药后的有效药物浓度可维持相当长时间,故无须频繁给药。

(二) 皮下埋植装置的种类及特点

皮下埋植装置的载体主要有非生物降解和可生物降解两大类,大部分为非生物降解材料。

1. 国外生产的 Norplant 皮下埋植避孕剂和 Jedelle 皮下埋植装置两者均有相似的避孕效果。前者为一组 6 支的硅胶囊,内含左炔诺孕酮,呈扇形埋入上臂皮下,埋植期间每日释放左炔诺孕酮;后者为一组 2 根硅胶棒,其左炔诺孕酮释放率和血药浓度与 Norplant 相似,但取出术所需时间明显缩短。这两种皮下埋植装置的载体硅橡胶均为非生物降解材料,具有良好的生理惰性、生物相容性和耐生物老化性。

2. Implanon 皮下埋植装置为单根皮下埋植装置,药棒所用载体为乙酰乙烯乙酸,埋植剂药芯含 68mg 晶体依托孕烯,经皮下给药,持续释放依托孕烯入血,避免了口服给药时的胃肠吸收和肝脏的首关效应,提高了生物利用度。

3. 国产皮下埋植装置主要有 2 种,即国产Ⅰ型(6 根胶棒)和国产Ⅱ型(2 根胶棒),所用的载体材料也是非生物降解硅胶棒,含左炔诺孕酮,在体内缓慢释放达到避孕效果,目前主要使用国产Ⅱ型埋植剂。国产左炔诺孕酮硅胶棒Ⅰ型、Ⅱ型和 Norplant 同样高效,并有高继续使用率。国产Ⅱ型皮下埋植装置植入体内后不良反应发生率较低,主要有月经紊乱、恶心、头痛、嗜睡等,绝大部分在使用早期即可消失。

三、宫内节育器

宫内节育器是一种放置在子宫腔内的避孕装置,由于初期使用的装置多是环状的,通常叫节育环。通常以不锈钢、塑料、硅橡胶等材料制成,不带药的节育器称惰性宫内节育器;如宫内节育器加上孕激素或铜,可提高避孕效果,称之为带药或活性宫内节育器,是目前推崇的节育器械种类。节育环对全身干扰较少,作用于局部,取出后不影响生育,具有安全、有效、可逆、简便、经济等优点,是最常用的节育用具之一。采用宫内节育器避孕者在我国占 40% 以上,有效率约为 90%。宫内节育器按发展过程可分为 3 代。

1. 惰性宫内节育器　1960 年后发展了 60 多种惰性宫内节育器,如金属单环、硅橡胶宫内节育器、不锈钢双环、不锈钢宫形环等。其制备材料多为不锈钢、塑料、橡胶、尼龙、聚乙烯等惰性材料,这些材料物理化学性能稳定。但由于未曾考虑宫内节育器形态、大小与子宫内膜的相容性,导致子宫腔受到压迫和刺激,临床结果显示不良反应大,妊娠率和脱落率较高,现已被淘汰。

2. 带有活性物质的宫内节育器　以惰性宫内节育器材料为载体,加载能够增强避孕效果或能够减轻各种不良反应的活性物质,大致分为含铜宫内节育器、含孕激素宫内节育器、含药宫内节育器和含铜含药宫内节育器,主要通过释放孕激素、Cu^{2+}而起避孕作用。以 TCu380A 为代表的含铜 T 形宫内节育器,以聚乙烯为支架,内含少量钡,以便在 X 线下显影,主杆上有 1 铜套,臂上有 2 个铜套,总的铜表面积为 $380mm^2$。含铜宫内节育器避孕效果随着铜表面积的增大而提高。含孕激素的宫内节育器主要有释放左炔诺孕酮宫内节育器,其支架纵臂管内载有含左炔诺孕酮的储库,通过每天恒定释放左炔诺孕酮作用于子宫内膜局部,干扰子宫内膜正常发育,增强避孕效果,而且不影响排卵及性激素水平,因此,对于有生育要求的年轻女性或未生育女性是最佳选择。除了避孕方面的作用,这种宫内节育器对月经血量过多、痛经、盆腔炎、子宫肌瘤、子宫内膜异位症等疾病有很好的治疗作用。含药宫内节育器以含吲哚美辛宫内节育器为代表,其能减轻疼痛,降低子宫出血量,且减少炎症反应。近年又研制出含药铜宫内节育器 220、γ 型药铜宫内节育器 200,内置药物和铜,其累积妊娠率、脱落率、不良反应发生率均低于其他宫内节育器。

3. 固定式宫内节育器 也称无支架宫内节育器。1984 年比利时 Wildemeersch 医师设计了新型 GyneFix 宫内节育器,与传统宫内节育器不同,这种宫内节育器没有塑料支架结构,而是直接将 6 个铜套穿在聚丙烯非生物降解缝线上,置入体内时直接将缝线一端的小结固定于子宫肌层。对比 GyneFix、HCu280 与 TCu220 宫内节育器的临床使用效果,于经后 7 天内随机放置 GyneFix、HCu280 和 TCu220 宫内节育器,结果显示放置 GyneFix 无支架宫内节育器出血少,腹痛减少情况、续用率及避孕效果均优于 HCu280 和 TCu220,是今后研发和推广使用的方向。

四、输卵管节育装置

输卵管节育装置对女性生殖功能及内分泌平衡干扰少,使用方法简单有效。自 20 世纪 80—90 年代,输卵管黏堵绝育术与栓塞术在全国开始推广应用。而输卵管避孕栓因其定位准确、微小、无创、安全、可靠、可复的优点,其应用材料亦在逐渐更新。输卵管节育装置使用材料主要分为以下几类:

1. 非降解高分子生物材料

(1)聚乙烯输卵管节育栓子:超高分子量聚乙烯一般指平均相对分子质量大于 100 万的聚乙烯,是一种线性高结晶性的热塑性工程塑料。其具有高抗冲性、耐磨性、对化学药品稳定性、吸水性、电绝缘性、生物惰性等特点。第 1 代子宫内(避孕)器具蛇形宫内节育器及第 2 代宫内节育器如新体 TM380 环的支架材料都是聚乙烯,现在聚乙烯几乎是所有宫内节育器的支架材料。

(2)硅橡胶输卵管栓堵剂:硅橡胶是以高相对分子质量的线型聚有机硅氧烷为基础,添加特定组分,加工后,制成具有一定强度和伸长率的橡胶态弹性体。硅橡胶耐热、耐寒、无毒、耐生物老化,具有化学稳定性、生理惰性、物理机械性能,植入人体组织后不引起异物反应,对周围组织不引发炎症等优点。妇产科利用硅橡胶能渗透释放药物的特性,制成阴道长效避孕药环、长效避孕埋植管及制作输卵管节育栓、可复性硅橡胶输卵管塞等。

2. 可降解高分子生物材料

（1）聚氨酯栓堵器：聚氨酯是由软链段和硬链段交替镶嵌组成的,含有许多-NHCOO-基团的极性高聚物。聚氨酯具有优良的血液相容性和生物相容性,是许多天然乳胶医用制品的替换材料;具有优良的韧性和弹性,加工性能好,加工方式多样,是制作各类医用弹性体制品的首选材料;具有优异的耐磨性能、软触感、耐湿气性、耐多种化学药品性能;能采用普通方法灭菌。采用健康成熟雌性兔子,经子宫角部将聚氨酯铋注入输卵管内,经半年试验表明:45%与55%聚氨酯铋具有可靠的节育效果。

（2）聚乳酸基形状记忆材料节育栓：聚乳酸是一种无毒、可完全生物降解的聚合物,具有较好的化学惰性、易加工性和良好的生物相容性,2002年10月美国食品药品管理局正式批准首个经子宫颈宫腔镜方法植入的输卵管节育装置使用的材料——即用聚乳酸,它是目前降解时间最长的生物材料,植入体内5年后仍可能存在。

3. 一般金属材料——不锈钢绝育栓　不锈钢指耐空气、蒸气、水等弱腐蚀介质和酸、碱、盐等化学侵蚀性介质腐蚀的钢,又称不锈耐酸钢。美国芝加哥西北大学医学院 Valle 医师研制了一种外形像小型弹簧的输卵管节育器"ESSURE"。ESSURE 装置内层由柔软的不锈钢内芯和聚乙烯(PET)纤维组成,外层由弹力镍钛合金螺线圈组成。选择 PET 纤维是由于其在动脉移植上具有向内生长的特性。在皮肤测试中对镍敏感者不适合此种操作。PET纤维会刺激产生一种良性组织,能够入侵巨噬细胞、成纤维细胞、体外巨细胞和等离子体细胞。几周内,装置周围生长出的纤维组织可使输卵管完全阻塞。此方法属于永久性避孕。

4. 记忆金属生物材料——形状记忆合金可复性输卵管避孕栓　形状记忆高分子材料就是运用现代高分子物理学和高分子合成及改性技术,通过对高分子材料进行分子组合和改性,使它们在常温范围内具备塑料的性质,同时在一定温度（所谓记忆温度）下具有橡胶的特性。其具有优良的生物相容性、成本低、恢复温度便于调整、形变量大等优点。有研究设计了聚乳酸基形状记忆材料节育器,观察节育材料对兔输卵管的影响,结果显示将节育器放于输卵管后,节育器在体温的作用下变形成短粗状,证明此材料具有形状记忆功能,输卵管未见坏死穿孔,可见此节育器对输卵管机械损伤小。此材料能刺激输卵管黏膜纤维组织生长,有利于节育器与输卵管的紧密贴合,该输卵管避孕器通过宫腔镜由子宫角输卵管口处推入输卵管间质部,机械性阻塞输卵管管腔。进一步证实此材料存在降解,可依靠增生的纤维组织和未降解完全的节育器一起堵塞输卵管管腔达到避孕目的。

第二节　计划生育相关器械的适应证和禁忌证

一、皮下埋植装置

（一）适应证

凡身体健康,年龄在40岁以下的育龄妇女均可以使用。适合于需要长期避孕又不愿选择绝育手术的女性,尤其适用于那些不适宜或不能够放置宫内节育器或多次放置失败者,以及服用含有雌激素口服避孕药有不良反应或者对雌激素有禁忌证或是不能按时服用口服避孕药的妇女。

（二）禁忌证

1. 已经妊娠或正处在产后哺乳期者。

2. 流产后尚未恢复到正常月经者。

3. 长期的月经周期不规则者。

4. 有心、肝、肾疾病,患有糖尿病、甲状腺功能亢进等内分泌疾病者。

5. 严重的贫血、高血压、身体过于肥胖或血脂增高者。

6. 患偏头痛、癫痫、精神抑郁、胆囊疾病者。

7. 肿瘤、有宫外孕者,以及因病因正服用利福平、保泰松、苯巴比妥、苯妥英钠、四环素类抗生素或抗凝血药者。

二、宫内节育器

（一）适应证

1. 育龄妇女自愿要求放置 IUD 且无禁忌证者。

2. 用于紧急避孕,更适于愿继续以 IUD 避孕且无禁忌证者。

（二）绝对禁忌证

1. 妊娠或可疑妊娠者。

2. 生殖器官炎症,如阴道炎、急性或亚急性宫颈炎、急慢性盆腔炎、性传播疾病等,未经治疗及未治愈者。

3. 3 个月以内有月经频发、月经过多(左炔诺孕酮-IUD 例外)或不规则阴道出血者。

4. 子宫颈内口过松、重度撕裂(铜固定式 IUD 例外)及重度狭窄者。

5. 子宫脱垂Ⅱ度以上者。

6. 生殖器官畸形,如子宫纵隔、双角子宫、双子宫者。

7. 子宫腔深度≥9cm 者(人工流产时、剖宫产后、正常产后和有剖宫产史者放置及铜固定式 IUD 例外)。

8. 人工流产后子宫收缩不良、出血多,有妊娠组织物残留或感染可能者。

9. 产时或剖宫产时胎盘娩出后放置,有潜在感染或出血可能者。

10. 有各种较严重的全身急、慢性疾患者。

11. 有铜过敏史,不能放置含铜节育器者。

（三）相对禁忌证

1. 产后 42 天后,如恶露未净或会阴伤口未愈者,应暂缓放置。

2. 葡萄胎史未满 2 年者慎用。

3. 有严重痛经者慎用(左炔诺孕酮-IUD 及含吲哚美辛 IUD 例外)。

4. 生殖器官肿瘤,如子宫肌瘤、卵巢肿瘤等慎用。

5. 中度贫血,Hb<90g/L 者慎用(左炔诺孕酮-IUD 及含吲哚美辛 IUD 例外)。

6. 有异位妊娠史者慎用。

三、输卵管节育装置

(一)适应证

1. 计划生育　要求进行绝育术者。

2. 输卵管积水欲行试管婴儿者。

3. 一侧输卵管积水,一侧输卵管通而不畅,无良好改善措施,欲行试管婴儿者。

(二)禁忌证

1. 内外生殖器急性炎症或亚急性炎症期者。

2. 发热、月经期者。

3. 产后、流产、刮宫术后 6 周内者。

4. 严重心力衰竭、肝肾功能不全、活动性肺结核、严重甲状腺功能亢进等不能耐受手术者。

5. 碘过敏者。

第三节　相关法律及技术规范要点

计划生育相关器械临床试验的进行同药物临床试验一样,目的均是为了评价计划生育相关器械的临床应用价值及确定最佳的应用方式。因其研究对象较为特殊,往往需要人类受试者的参与,试验开展亦需遵循相应的规范与原则。这些规范与原则通常包括医学伦理原则、科学性原则及相关的法律法规。

一、医学伦理原则

1. 有充分理由,即已有充分的科学依据进行临床试验,经权衡利弊后确认有进行临床试验的必要性,并符合正当的道德原则。

2. 符合《纽伦堡法典》《赫尔辛基宣言》和《贝尔蒙报告》规定的原则。

3. 受试者利益第一原则　国际上许多准则和我国相关法规及准则都将受试者的个人利益置于首要地位。《国际医学伦理标准》第六条:"在涉及人类受试者的医学研究中,个体研究受试者的福祉必须高于所有其他利益。"因此,在整个药物临床试验过程中均应该严格执行这一基本原则。

4. 知情同意原则　"知情同意书"是为了尊重受试者的人格权而设立的。我国 GCP

中明确指出:"伦理委员会与知情同意书是保障受试者权益的主要措施。""知情同意书"是一切涉及人体研究活动和行为的伦理学基础,目的是确保受试者和患者能够在无任何外界压力下了解主要过程,真正愿意配合医师。

5. 有利无伤原则 是医学伦理学的另一基本原则,是指解除或减轻受试者的痛苦,治愈疾病或缓解症状,同时在经济上减少开支,尽可能避免受试者损害与疾病发展甚至死亡的发生。

6. 弱势群体保护原则 弱势群体是指那些(相对或绝对)没有能力维护自身利益的人群,一般而言,临床研究应该先从弱势程度较小的人群开始,再涉及弱势程度较大的人群。

7. 合理应用双盲法和安慰剂 试验过程中必须合理使用双盲法和安慰剂,才能产生科学可靠的结果。

8. 独立的伦理审评 国内外法定文件要求在研究开始前进行伦理审查,并且对已批准的研究进行定期跟踪审查。伦理委员会的决定必须独立于申办方、研究者,并避免任何不适当影响。

二、科学性原则

科学性原则要求临床试验的开展需具有明确的试验目的,其设计、实施及评价均需制订周密、严谨的方案,须遵循生物统计学的 4 项基本原则,即随机、对照、盲法和可重复性,但计划生育相关器械的临床试验因为伦理及器械的特殊性,往往多为非盲法试验,这就要求试验方案设计者及实施者应根据具体情况采取有效措施积极控制偏倚至最小。

(一)平行对照设计

随机、盲法、对照的临床试验设计可使临床试验影响因素在试验组和对照组间的分布趋于均衡,保证研究者、评价者和受试者均不知晓分组信息,避免了选择偏倚和评价偏倚,被认为可提供高等级的科学证据,通常被优先考虑。对于某些医疗器械,此种设计的可行性受到器械固有特征的挑战。

1. 随机化 随机化是平行对照、配对设计、交叉设计等临床试验需要遵循的基本原则,指临床试验中每位受试者均有同等机会(如试验组与对照组病例数为 1∶1)或其他约定的概率(如试验组与对照组病例数为 $n∶1$)被分配到试验组或对照组,不受研究者和/或受试者主观意愿的影响。随机化是为了保障试验组和对照组受试者在各种已知和未知的可能影响试验结果的基线变量上具有可比性。

2. 盲法 如果分组信息被知晓,研究者可能在器械使用过程中选择性关注试验组,评价者在进行疗效与安全性评价时可能产生倾向性,受试者可能受到主观因素的影响。盲法是控制临床试验中因"知晓分组信息"而产生偏倚的重要措施之一,目的是达到临床试验中的各方人员对分组信息的不可知。根据设盲程度的不同,盲法可分为完整设盲、不完整设盲和不设盲。在完整设盲的临床试验中,受试者、研究者和评价者对分组信息均处于盲态。

申请人需要对采用不完整设盲或者不设盲试验设计的理由进行论述,详述控制偏倚的具体措施(如采用可客观判定的指标以避免评价偏倚,采用标准操作规范以减小实施偏倚等)。

3. 对照　对照包括阳性对照和安慰对照(如假处理对照、假手术对照等)。阳性对照需采用在拟定的临床试验条件下疗效肯定的已上市器械或公认的标准治疗方法。

对于治疗类产品,选择阳性对照时,优先采用疗效和安全性已得到临床公认的已上市同类产品。如因合理理由不能采用已上市同类产品的,可选用尽可能相似的产品作为阳性对照,其次可考虑标准治疗方法。标准治疗方法包括多种情形,例如,对于部分临床上尚无有效治疗方法的疾病,其标准治疗方法可为对症支持治疗。在试验器械尚无相同或相似的已上市产品或相应的标准治疗方法时,若试验器械的疗效存在安慰效应,试验设计需考虑安慰对照,此时,尚需综合考虑伦理学因素。若已上市产品的疗效尚未得到临床公认,试验设计可根据具体情形,考虑标准治疗方法对照或安慰对照,申请人需充分论证对照的选取理由。

(二)配对设计

对于治疗类产品,常见的配对设计为同一受试对象的两个对应部位同时接受试验器械和对照治疗,试验器械和对照治疗的分配需考虑随机设计。配对设计主要适用于器械的局部效应评价,具有一定的局限性。申请人考虑进行配对设计时,需根据产品特征,综合考虑该设计类型的优势和局限性,恰当进行选择,并论述其合理性。

(三)交叉设计

在交叉设计的临床试验中,每位受试者按照随机分配的排列顺序,先后不同阶段分别接受两种或两种以上的治疗/诊断。此类设计要求前一阶段的治疗/诊断对后一阶段的另一种治疗/诊断不产生残留效应,后一阶段开始前,受试者一般需回复到基线状态,可考虑在两个干预阶段之间安排合理的洗脱期。

(四)单组设计

单组设计试验的实质是将主要疗效指标的试验结果与已有临床数据进行比较,以评价试验器械的有效性/安全性。与平行对照试验相比,单组试验的固有偏倚是非同期对照偏倚,由于时间上的不同步,可能引起选择偏倚、混杂偏倚、测量偏倚和评价偏倚等,应审慎选择。在开展单组设计试验时,需要对可能存在的偏倚进行全面的分析和有效的控制。

三、法律基础

现将目前我国已经出台颁布的有关医疗器械管理的法律法规文件列举如下:《医疗器械监督管理条例》《医疗器械经营监督管理办法》《医疗器械说明书和标签管理规定》《体外诊断试剂注册管理办法》《医疗器械注册管理办法》《医疗器械分类规则》《医疗器械召回管理办法》《医疗器械生产企业质量体系考核办法》《一次性使用无菌医疗器械监督管

理办法》《医疗器械标准管理办法》《医疗器械临床试验规定》等。

四、妊娠事件的处理

如果受试者在超过正常月经周期 7 天内仍然没有发生撤退性出血或在试验过程中怀疑妊娠,必须回研究单位检测尿人绒毛膜促性腺激素(HCG)以排除妊娠可能。若尿 HCG 检测为阳性,需进一步作相应检查如盆腔 B 超检查以了解妊娠情况;若确诊为妊娠,必须退出试验,同时研究者将根据受试者妊娠情况进行终止妊娠等相应处理。①宫内妊娠:研究医师将为您预约人工流产及取环。②宫外孕:受试者必须住院治疗,马上采取积极妥善处理措施。如输卵管妊娠尚未破裂或流产,可采取期待疗法、化学药物治疗或手术治疗;若输卵管妊娠已发生破裂,需马上进行手术治疗,避免大量出血危及生命。

第四节　受试者特征及选择

一、适应证

在计划生育相关器械的临床研究中,除了受试者有避孕要求外,受试者也需满足以下特殊条件:①保证足够的性生活频率;②具有生育能力的判断标准,如月经周期、既往生育史等;③有一定的年龄限制:多数受试者年龄应小于 35 岁;④具有固定且有生育能力的性伴侣。

二、入选标准

1. 皮下埋植装置　适用于健康育龄妇女,尤其是哺乳期,应用其他避孕方法如 IUD、复方口服避孕药等有不良反应者,不宜服用雌激素者,每日服药易忘记者,需长期避孕者等。

2. 宫内节育器　凡已婚妇女自愿采用宫内节育器避孕而无禁忌证者,均可放置。

3. 输卵管节育装置　行宫腔镜检查,无子宫腔畸形,输卵管口粘连、封闭或过细,输卵管阻塞等符合临床试验要求的志愿者。

三、排除标准

(一)皮下埋植装置

1. 月经不规则患者。

2. 严重血液或者凝血功能异常,有出血倾向者。

3. 急性肝细胞疾病、肝肾功能不良(GPT、Cr 超过正常值上限 1.5 倍)者。

4. 已知或可疑妊娠者。

5. 目前正在应用抗凝药物治疗者。

（二）宫内节育器

1. 已妊娠或可疑妊娠者。

2. 生殖器官炎症,如阴道炎、急性或慢性盆腔炎、急性或亚急性宫颈炎,性传播性疾病等,未经治疗或未治愈者不可放置。

3. 3 个月以内有月经频发、月经过多(左炔诺孕酮 IUD 除外)或不规则阴道出血者。

4. 子宫颈内口过松、重度撕裂(铜固定式 IUD 除外)及重度狭窄者。

5. 子宫脱垂 II 度以上者。

6. 生殖器官畸形,如子宫纵隔、双角子宫、双子宫者。

7. 子宫腔<5.5cm 或>9cm 者(人工流产时、剖宫产后、正常产后和有剖宫产史者及放置铜固定式 IUD 者除外）。

8. 人工流产在术前有不规则阴道出血史者,术时宫缩不良、出血过多,有组织物残留可疑者不宜放置。

9. 产时或剖宫产时胎盘娩出后放置,有潜在感染或出血者。

10. 有各种较严重的全身急、慢性疾患者。

11. 有铜过敏史者。

（三）输卵管节育装置

1. 对透明质酸钠过敏者。

2. 绝经后患者。

3. 术后 3 个月内不能坚持使用有效避孕措施者。

4. 生殖道畸形者。

5. 生殖道炎症、盆腔炎症、生殖道恶性肿瘤及其他致异常子宫出血的全身疾病的患者。

6. 怀疑有生殖器结核的患者。

7. 严重血液或者凝血功能异常、全身性疾病、严重心脏病、糖尿病等自身免疫疾病;伴有急性或严重的感染者。

8. 临床评估心功能 III 级或 III 级以上者。

9. 肝肾功能不良(GPT、Cr 超过正常值上限 1.5 倍）者。

10. 周围血管疾病、长期酗酒、滥用药物者。

11. 有精神疾病史者。

12. 依从性较差,不能按时进行随访者。

13. 其他研究者认为不适合本临床研究的情况。

四、退出标准

1. 受试者因各种原因自行退出试验。
2. 因不良事件尤其是严重不良事件,伦理委员会从伦理道德角度考虑终止研究。
3. 研究者从医学角度考虑受试者有必要终止研究。
4. 受试者因工作、生活环境变动或因意外事故造成失访。
5. 研究者认为需终止试验者。

五、脱落病例

当病例脱落后,研究者必须在病例报告表中填写脱落的原因,并尽可能地与受试者联系,完成所能完成的评估项目和有关检查;因不良事件而脱落者,如经随访最终判断与试验器械和材料存在因果关系,必须记录在 CRF 表中,并通知申办方。

第五节 试 验 设 计

一、样本量的确定

对于Ⅰ期临床试验,最小病例数要求 20~30 例;Ⅱ期临床试验则要求至少 100 例,随机盲法对照试验则要求至少 200 例;Ⅲ期临床试验至少需要 300 例;Ⅳ期临床试验要求至少 2 000 例受试者进行开放试验。确切地说,临床试验的样本量应为最后完成临床试验的样本量,而非进入临床试验的受试者人数,因此,在一个设计严谨科学的临床试验方案里,试验确定的样本量往往高于法规规定的最小样本量。而对医疗器械临床试验,我国并未作出最小样本量的强制性要求,但无论现行法规有否规定类似最小样本量,在估计样本量时应充分考虑到以下几个方面:①临床试验设计类型(试验设计类型分为优效性设计、非劣效性设计及等效性设计);②现有文献资料确定的对照组有效性及安全性评价指标结果;③试验器械与对照组比较的预期差异;④显著性水平(据惯例通常设置为 0.05);⑤检验效能(不低于 80%);⑥失访率;⑦容许误差;⑧总体标准差;⑨样本分配方法等。因此,样本量的确定应由临床领域的专家和统计学专家根据临床试验设计的类型选择合适的计算方法来确定。

二、方案设计与偏倚控制

随机、对照和盲法是临床试验常用于减少偏倚,保障试验结果真实、可靠的手段。随机化的目的在于让受试者能更好地反映其代表的总体人群的特征,良好的随机设计能减少试验结果偏差,使得临床证据更为客观和真实。同时,为了尽量避免临床试验受试者及实施者在评价疗效时的主观因素对试验结果产生的影响及安慰剂效应,临床试验往往采取盲法进行。随机分组方案可在试验设计时采用随机化工具。对于多中心临床试验,应采用中心随机的方法,即保证各研究中心内的治疗组与对照组是均衡可比的。医疗器械临床试验具体的随机方法可参考药物临床试验。但是,医疗器械临床试验实际进行时,往往难以做到随机和盲法。比如,有些受试者不愿意接受对照组或试验组处理,因为医疗器械可操作性和伦理的问题难以做到盲法,随机盲法对照研究有时在医疗器械临床试验中并不适用。国内外大量文献也表明医疗器械的临床试验不少为开放试验。因此,针对医疗器械的临床试验在进行方案设计时,应考虑采取特殊的方法,比如目标值法等以有效控制偏倚。

三、疗效及安全性评价

在对产品的疗效及安全性进行评价时,原则上应尽可能选择客观、量化、可检测的评价指标,这些指标应当在相关研究领域已有公认的准则和标准。特别是医疗器械的临床试验往往并非随机盲法研究,不恰当的评价指标可能会对试验结果造成较大偏倚。主要疗效指标的确定应更多参考临床专家的意见,尽可能选择临床通用的评价指标,数量应严加控制,如果从与试验目的有关的多个指标中难以确定单一的主要指标时,可以将多个指标组合起来构成一个复合指标,作为主要研究指标。此时该类指标往往有一定的主观成分,作为主要指标时应慎重。

第六节 疗效评价

一、皮下埋植装置

(一)基线均衡性评价

一般资料、临床症状和体征、妇科检查、实验室检查、手术时间、手术并发症等。

(二)疗效评价标准

1. 主要疗效评价指标

(1)累积妊娠率。

(2)累积移位率。

(3)累积因症取出率。

2. 次要疗效评价指标

(1)放置皮下埋植装置的安全性。

（2）受试者的耐受性。

（3）与其他避孕方法效果的比较。

（4）可复性。

（三）治疗应答的评估

1. 评估时间点　皮下埋植装置埋植后需在 1、3、6、12、18 及 24 个月进行电话或门诊随访，以后每年随访一次。

2. 随访内容

（1）判断受试者是否妊娠及对发生妊娠可能原因进行避孕效果分析。

（2）记录月经情况，是否有月经过频、经期延长、两次月经期之间点滴出血，或月经稀发及闭经情况。

（3）记录与埋植剂直接有关的埋植部位不适或感染，头痛头晕、恶心嗜睡、情绪改变、色素沉着等与甾体激素有关症状，及心血管疾患、肝病、乳腺疾病等。

（4）完善相关实验室检查（如血常规、凝血功能、肝肾功能、乳腺 B 超等）。

二、宫内节育器

（一）基线均衡性评价

一般资料、临床症状和体征、妇科检查、实验室检查、手术时间、宫腔深度、手术并发症等。其中：

1. 一般资料　包括年龄、孕产史、一般体格检查（身高、体重、体温、血压、心率、呼吸）。病史包括：其他合并症等疾病史。

2. 临床症状和体征　包括月经量、经期长短、月经周期等。

3. 妇科检查　包括外阴、阴道、子宫颈、子宫体、附件情况。

4. 实验室检查　包括血常规（白细胞计数、红细胞计数、血小板计数、中性粒细胞百分比、血红蛋白）、尿常规（尿蛋白、尿白细胞、尿红细胞、尿糖）、肝肾功能（GPT、GOT、白蛋白、球蛋白、总蛋白、总胆红素、尿素氮、肌酐）、血糖、电解质常规（钾、钠、氯）、白带常规（滴虫、念珠菌、革兰氏阴性球菌、乳杆菌、线索细胞）、凝血常规（PT、APTT、TT、FIB）、心电图、子宫 B 超。

（二）疗效评价标准

1. 主要疗效评价指标

（1）累积妊娠率：妊娠率是衡量 IUD 避孕效果的"金标准"。包括带器妊娠、异位妊娠、意外妊娠。带器妊娠指 IUD 在子宫腔内同时发生妊娠，诊断妊娠时节育器在子宫腔内，并位于子宫颈外口以上；意外妊娠指放置 IUD 后发生宫内妊娠，而诊断妊娠时子宫腔内未见 IUD，即带器者并未发现节育器已经脱落而导致的妊娠。

（2）累积脱落率：累积脱落率用于评价宫内节育器的性能。包括 IUD 完全脱落和部分脱落或下移，前者指 IUD 完全脱落于子宫外；后者指 IUD 已离开子宫正常位置而部分已脱落于子宫颈管内,但尚未离开子宫颈外口者,及脱落于阴道内,无论带器者有没有发现 IUD 已经脱落。

(3)累积因症取出率:累积因症取出率亦用于评价宫内节育器的性能。出血(如月经过多,及月经间期不规则出血)和/或疼痛(如痛经、痉挛、腰腹疼痛)其中一项或并发两项原因的,专业人员认为必须取出的情况。

2. 次要疗效评价指标

(1)累积续用率:除总停用率(即试验过程中因故退出试验的例数与参与试验总人数的比值)外持续使用节育器的妇女所占的比率。

(2)累积月经改变发生率:为放置宫内节育器重要不良反应,未用任何避孕措施妇女的月经出血量正常范围为 31~39ml,中国妇女为 47~59ml;常将经血量>80ml 作为月经过多,经期>7 天作为经期延长,月经期外的出血,量少者为点滴出血,量偏多者为不规则出血。

(3)累积腰腹疼痛发生率:放置宫内节育器后出现的腰部腹部疼痛不适。

3. 可能的影响因素

(1)年龄和胎产次。

(2)放置时期。

(3)节育器与子宫腔的适应性:节育器的形态与子宫腔形态相适应,节育器大小与子宫腔大小相适应。

(4)节育器类型及支撑力。

(5)置器技术。

(6)子宫形态、位置。

(三)治疗应答的评估

1. 评估时间点　上环后第 1、3、6、12、24、36 个月进行电话或门诊随访。

2. 随访内容

(1)判断受试者是否妊娠及对发生妊娠可能原因进行避孕效果分析。

(2)记录月经周期、经血量、月经持续时间、不规则出血(非月经期出血)天数、不规则出血(非月经期出血)程度,进行周期控制评价。

(3)记录不良事件。

(4)完善相关实验室检查(如节育环内含有激素类药物,需完善血常规、空腹血糖、血脂、凝血功能、尿常规、肝肾功能、乳腺 B 超等检查)。

三、输卵管节育装置

(一)基线均衡性评价

一般资料、临床症状和体征、妇科检查、实验室检查、手术时间、手术并发症等。

(二)疗效评价标准

1. 主要疗效观察指标

（1）累积妊娠率。

（2）累积脱落率。

（3）累积因症取出率。

2. 次要疗效观察指标

（1）放置绝育装置的安全性。

（2）受试者的耐受性。

（3）与其他输卵管节育方法效果比较。

（4）可复性：输卵管避孕栓放置若干年后，如患者需要妊娠，利用该避孕栓特有的特性，通过降温，可方便地取出避孕栓，对输卵管不会造成任何损伤，不影响输卵管的功能，可再次受孕。

（三）治疗应答的评估

1. 术后观察　包括受试者一般情况、生命体征、阴道出血情况，术后须观察 2 小时。术后当天或次日行 B 超检查，确定输卵管栓的位置，不能确定的再进行 X 线盆腔平片检查以进一步确定输卵管栓的位置。观察受试者的一般情况、生命体征、阴道出血情况，询问受试者有无腹痛、腰酸、白带变化及其他任何不适，并详细记录随访内容。

2. 术后随访　3 天电话随访受试者情况，了解腹痛、腰酸、阴道出血持续时间及出血量、白带情况，有何不适并详细记录随访内容；7 天随访内容与 3 天相同；1 个月以来门诊进行检查及随访，除了解腹痛、腰酸、阴道出血持续时间及出血量、白带情况外，同时检查月经卡填写是否正确，尿妊娠试验结果务必由课题组人员亲自查看并记录。如无异常则告知受试者可以正常性生活，如有月经延迟或有点滴出血、腹痛等症状时及时报告给试验组医师，以便尽快明确诊断，妥善处理。如果医师在随访过程中发现异常情况则及时报告试验组长，经专家组讨论后决定下一步处理方案。B 超观察输卵管栓是否在子宫腔内，腹部平片观察其所在位置。术后 3、6、9、12、15、18、21、24 个月的随访内容同术后第 1 个月，在 6 个月时有 16 例受试者进行一次子宫输卵管碘油造影（HSG），以确定输卵管栓的位置。术后其他各月都进行电话随访，随访内容除不做 B 超和腹部平片外，与术后 1 个月相同，发现有疑问的则需要到放置单位进行检查确诊。

第七节　临床安全性评估

安全性评价包括试验期间所观测到的临床不良事件、实验室指标及生命体征等。采用 χ^2 检验或 Fisher 精确检验比较两组不良事件/不良反应的发生率，并列表描述本次试验所发生的全部不良事件/不良反应；统计描述实验室指标检测结果及其在试验前后正常/异常的变化情况，并判定发生异常改变时与试验药物的关系。

一、不良事件观察及分析评价

1. 皮下埋植装置

(1)与皮下埋植装置中药物有关的不良事件:如月经问题、脑膜瘤、骨密度异常、功能性卵巢囊肿、血栓形成、血化学指标异常、肝功能异常、糖代谢异常、视力下降、类早孕反应、乳房胀痛、小叶增生、体重增加、头痛、痤疮、色素沉着、情绪改变、血压升高、功能性卵巢囊肿、意外妊娠、异位妊娠等。

(2)与皮下埋植装置中硅胶棒有关的不良事件:放置后游走、特发性水肿、局部感染、局部出血、局部红肿、手臂疼痛、局部麻木、埋植剂脱出、取出困难等。

2. 宫内节育器　与宫内节育器有关的不良事件包括:

(1)非意愿妊娠:包括宫内妊娠、异位妊娠。

(2)脱落:包括完全脱落、部分脱落。

(3)月经问题:包括月经过多、月经间期出血/点滴出血、经期延长、周期改变。

(4)疼痛:包括下腹痛、腰背酸痛、性交痛或不适。

(5)IUD 异位:包括完全异位、部分异位、子宫外异位。

(6)位置和形状改变:包括下移、断裂、脱结、变形。

(7)其他健康问题:大出血、贫血、盆腔炎、妇科肿瘤、心身疾病、铜过敏等。

3. 输卵管节育装置　避孕失败、子宫穿孔、输卵管穿孔、子宫切除、输卵管绞痛、无法复通等。

二、耐受终点的确定

当出现中至重度的不良事件时为试验耐受的终点。

第八节　临床研究实例介绍

一、Ⅰ期临床试验

(一)药动学及耐受性研究

1. 研究目的　在中国女性受试者中评价左炔诺孕酮炔雌醇透皮避孕贴药动学及耐受性,进而合理化本贴剂的规格配比及剂量,为后期试验提供数据依据。

2. 临床设计类型及方案　采取平行分组、随机、开放研究。左炔诺孕酮炔雌醇透皮避孕贴有 4 个规格:每贴 $20cm^2$ 含 5.35mg 左炔诺孕酮、0.555mg 炔雌醇;每贴 $20cm^2$ 含 5.35mg 左炔诺孕酮、1.11mg 炔雌醇;每贴 $20cm^2$ 含 5.35mg 左炔诺孕酮、1.665mg 炔雌醇;每贴 20cm² 含 5.35mg 左炔诺孕酮、2.22mg 炔雌醇。贴于背部平整皮肤,1 贴/次,每 3 日 1 次。共贴 1 次。

3. 研究对象　健康中国女性受试者。

4. 入选标准

(1)年龄 18~40 岁。

(2)BMI 为 19~24kg/m²,体重≥45kg。

(3)根据 GCP 和当地法律在入组研究前签署书面的知情同意书并注明日期。

5. 排除标准

(1)任何异常且有临床意义的医学检查发现(包括 BP、PR 和 ECG)。

(2)任何临床相关伴随疾病的证据。

(3)合并胃肠、肝脏、肾脏、呼吸系统、心血管功能异常或代谢、免疫或激素紊乱者。

(4)做过胃肠道手术(阑尾切除术除外)者。

(5)中枢神经系统疾病(如癫痫)、精神障碍或神经系统疾病者。

(6)有相关直立性低血压、头晕或眩晕史者。

(7)慢性或相关的急性感染者。

(8)相关过敏史/超敏反应史(包括对药物或其赋形剂过敏)者。

(9)在研究给药前或试验期间至少 1 个月内或者少于相应药物的 10 个半衰期内服用了长半衰期(24 小时)药物者。

(10)在研究给药前 2 个月内或试验期间参加了其他研究药物的试验者。

(11)吸烟者(每天 10 支烟、3 支雪茄或 3 斗烟)。

(12)不能在试验期间禁烟者。

(13)酒精滥用(多于 60g/d)者。

(14)药物滥用者。

(15)献血(在研究给药前 4 周内或试验期间献血超过 100ml)者。

(16)过度的体力活动(在研究给药前 1 周内或研究期间)者。

(17)任何在参考范围以外的具有临床意义的实验室检查值者。

(18)不能遵守研究中心的饮食方案者。

(19)基线 Q-T/Q-Tc 间期显著延长者。

(20)存在 TdP 的额外危险因素史(例如心力衰竭、低钾血症、长 Q-T 综合征家族史)者。

(21)妊娠检测阳性、怀孕或试验期间计划怀孕者。

(22)不愿或无法节育或有效避孕,如绝育、IUD(宫内避孕器),在参与研究前至少 3 个月未使用屏障避孕方法者;在试验期间或直到试验完成/结束后 2 个月内不愿或无法采用可靠的屏障避孕措施(如含灭活精子膏或胶的薄膜或含杀精作用泡沫的避孕套)者;长期服用口服避孕药或含炔雌醇的激素替代物作为唯一避孕方式者;伴侣不愿使用避孕套者。

(23)哺乳期女性。

（24）筛选期检测到炔雌醇及左炔诺孕酮的受试者。

6. 样本量　32人。

7. 评估指标　左炔诺孕酮炔雌醇透皮避孕贴的左炔诺孕酮和炔雌醇 $AUC_{0\sim tz}$ 和 C_{max}；体格检查、生命体征（血压、脉搏）、十二导联心电图、实验室检查、不良事件和耐受性评估；左炔诺孕酮和炔雌醇的 $AUC_{0\sim\infty}$；左炔诺孕酮炔雌醇透皮避孕贴的 t_{max}、z、$t_{1/2}$、MRT_{po}、Cl/F、V_z/F。

（二）生物利用度研究

1. 研究目的　评价在健康中国女性受试者中，左炔诺孕酮炔雌醇透皮避孕贴与复方左炔诺孕酮片的生物利用度，并就 C_{max} 及 AUC 等参数进行对比及评价。

2. 临床设计类型及方案　本试验为交叉设计、随机、开放试验。左炔诺孕酮炔雌醇透皮避孕贴：每贴 $20cm^2$ 含 5.35mg 左炔诺孕酮、0.111mg 炔雌醇。受试者于治疗期（按照随机计划）的第 1 天上午 8~9 点，于背部平整皮肤清洁晾干后贴 1 片 $20cm^2$ 的避孕贴。1 贴/次，每 3 日 1 次，共贴 1 次。对照组复方左炔诺孕酮片：每片含 0.15mg 左炔诺孕酮、0.03mg 炔雌醇。受试者在整夜禁食至少 10 小时后，站立姿势下用 240ml 水共同服用 1 片复方左炔诺孕酮片。1 片/次，每 3 日 1 次，共服 1 片。

3. 研究对象　健康中国女性受试者。

4. 入选标准　同左炔诺孕酮炔雌醇透皮避孕贴药动学及耐受性研究。

5. 排除标准　同左炔诺孕酮炔雌醇透皮避孕贴药动学及耐受性研究。

6. 样本量　10人。

7. 评估指标　左炔诺孕酮炔雌醇透皮避孕贴及复方左炔诺孕酮片的左炔诺孕酮和炔雌醇 $AUC_{0\sim tz}$ 和 C_{max}；体格检查、生命体征（血压、脉搏）、十二导联心电图、实验室检查、不良事件和耐受性评估；左炔诺孕酮和炔雌醇的 $AUC_{0\sim\infty}$，左炔诺孕酮炔雌醇透皮避孕贴及复方左炔诺孕酮片的 t_{max}、z、$t_{1/2}$、MRT_{po}、Cl/F、V_z/F。

二、Ⅱ期临床试验

（一）研究目的

评估依托孕烯炔雌醇阴道环（NuvaRing）避孕疗效、月经周期调控、安全性和可接受性。

（二）临床设计类型及方案

平行分组。

1. 试验组　依托孕烯炔雌醇阴道环。规格：每个避孕环含有 11.7mg 依托孕烯和 2.7mg 炔雌醇；每天平均剂量分别为 120μg 和 15μg；置入阴道，1 个 NuvaRing 周期包括为期 21 天的 NuvaRing 带环期和 1 周无环期；用药时程：使用 13 个周期，每个周期 28 天。

2. 对照组　屈螺酮炔雌醇片（商品名：优思明）。每片含 3mg 屈螺酮和 30μg 炔雌醇。每天服用 1 片，连续 21 天。经过为期 7 天的无药期后，开始后一盒避孕药治疗。使用 13

个周期,每个周期 28 天。

(三)研究对象

自愿避孕的妇女。

(四)预计样本量

本次试验样本量为 960 例,试验组、对照组各 480 例。

(五)入选标准

1. 每位受试者必须愿意和能够签署试验知情同意书,必须能依从给药方案和访视方案。

2. 每位受试者必须为有性生活的中国女性,存在妊娠风险且未计划在试验药物治疗期间使用安全套。

3. 每位受试者在筛选期的年龄必须为 18~40 岁。

4. 每位受试者必须能够和愿意每日完成日记卡。

5. 每位受试者的体重指数(BMI)必须为 18~29kg/m^2。

6. 每位受试者必须有良好的身体和精神健康状况。

7. 每位受试者必须需要避孕,愿意使用激素类避孕药(OC)13 个周期(12 个月),并愿意参加大约 14 个月的临床试验。

(六)排除标准

1. 受试者存在激素类避孕药的任何禁忌证。

2. 根据屈螺酮-炔雌醇的产品特征摘要或产品说明书,存在屈螺酮抗盐皮质激素活性相关的其他禁忌证(诱发高钾血症的状况):肾功能不全、肝功能不全、肾上腺功能不全。

3. 根据研究者的判断,受试者目前或既往(筛选期前 1 年内)出现酒精或药物滥用。

4. 受试者在筛选期出现如下宫颈细胞涂片异常,根据 Bethesda 分级(2001)定义为:ASCUS、AGUS、ACUS、SIL、原位癌、侵袭性癌。

5. 受试者作为直接参与研究的研究人员或申办方工作人员或其家属。

6. 受试者在分娩或流产后未出现自然月经的。

7. 受试者正在哺乳或在开始试验药物治疗前 2 个月内哺乳。

8. 受试者在开始试验药物治疗前 2 个月内或在研究期间使用任何试验药物或参加其他任何临床试验。

9. 受试者在筛选期或开始试验药物治疗前所示的洗脱期内接受表中列出的禁用药物、补剂和其他物质的任何治疗。

10. 根据研究者判断,受试者在筛选期出现有临床意义的异常实验室结果。

(七)疗效指标

1. 主要疗效指标 这项临床试验的主要有效性结局为避孕疗效,即预防治疗期妊娠。这项试验的主要有效性终点为妊娠指数(PI)。

2. 次要疗效指标

(1)阴道出血模式参数:即突破性出血或点状出血的发生率,以及撤退性出血消失。

（2）周期分析的其他参数：突破性出血、突破性点状出血（仅点状出血）的发生率，早期撤退性出血的发生率，持续性撤退性出血的发生率，突破性出血或点状出血的天数，撤退性出血或点状出血的天数。

（3）参考期分析：出血或点状出血的天数，出血或点状出血发作的次数和平均时间，无出血或点状出血期的次数和平均时间，闭经的发生率，稀发出血的发生率，频繁出血的发生率，长时间出血的发生率等。

（八）安全性指标

描述性安全性终点包括未预先指定的安全性终点或常见的安全性终点进行分析的所有不良事件，包括生命体征参数，血液学、血生化等常规实验室参数，宫颈细胞学、体格检查和妇科检查结果。

预先指定的安全性终点为 NuvaRing 的所有常见药物不良反应（≥1%）及血栓栓塞性事件。常见的安全性终点包括未入选预先指定的安全性终点，但在任何治疗组中的发生率≥2%的不良事件。

对痛经进行评估，即在筛选期和所有访视中向受试者询问随机分组后的痛经严重程度。

三、Ⅲ期临床试验

（一）研究目的

以 TCu220C 宫内节育器作为对照，进行 γ 型 Cu/LDPE 复合材料宫内节育器临床试验，观察 γ 型 Cu/LDPE 复合材料宫内节育器的抗生育效果和安全性，为 γ 型 Cu/LDPE 复合材料宫内节育器的产品注册提供依据。

（二）临床设计类型

队列研究。

（三）研究对象

自愿避孕的妇女。

（四）预计样本量

本次试验样本量为 2 000 例，试验组（γ 型 Cu/LDPE 复合材料宫内节育器）、对照组（TCu220C 宫内节育器）各 1 000 例。

（五）入选标准

1. 年龄 20~40 岁身体健康的经产妇。

2. 目前暂无生育要求且以 IUD 作为唯一避孕方法者。

3. 体重指数为 19~30kg/m² 者。

4. 月经周期规则（3~7 天/24~40 天）者。

5. 阴道顺产 3 个月或剖宫产后 6 个月以上，且来过 2 次月经。哺乳期妇女产后 6 个月以上且已转经。流产后至少 1 次正常月经，药物流产后 2 次正常月经。更换 IUD 者可于取器转经后。

6. Hb>100g/L 者。

7. 体格检查无异常发现者。

8. 无 IUD 使用禁忌证者。

9. 自愿参加试验并签署知情同意书者。

10. 能遵守临床试验规程者。

（六）排除标准

1. 体检不符合上述标准者。

2. 产后不足 48 小时者。

3. 处于妊娠期者。

4. 生殖系统感染者,包括性传播感染(STI)和宫颈脓肿。

5. 生殖道解剖形态异常者。

6. 不明原因阴道流血者。

7. 贫血者、有妇科肿瘤病变者。

8. 对铜离子过敏者。

9. 严重的全身急慢性疾病患者,如心力衰竭、重度贫血、出血性疾病及各种疾病的急性阶段等;有心血管、胃肠、肝、肾、呼吸系统病史或现有上述疾病者。

（七）疗效指标

妊娠、脱落、月经情况、因症取出。

四、Ⅳ期临床试验

（一）研究目的

评价依托孕烯植入剂的总体安全性特征、局部安全性特征、受试者和医师满意度,以及总体避孕效果。

（二）临床设计类型

非随机化、单臂试验。

（三）研究对象

自愿避孕的妇女。

（四）预计样本量

本次试验样本量为 1 900 例。

（五）入选标准

1. 筛选时年龄≥18 岁的有避孕需求的女性。

2. 能够回答问卷者。

3. 决定使用依托孕烯植入剂进行避孕者。

4. 愿意参加本研究并提供书面的知情同意者。

（六）排除标准

1. 活动性静脉血栓栓塞性疾病患者。

2. 现有或曾患有严重肝病，肝功能未恢复正常者。

3. 已知或可疑的对性激素敏感的恶性肿瘤患者。

4. 现患肝肿瘤或有肝肿瘤病史（良性或恶性）者。

5. 不明原因阴道流血者。

6. 对本品任一成分过敏者。

（七）疗效及安全性指标

1. 主要指标　所有严重不良事件及经研究者判断的可能与药物相关的非严重不良事件。

2. 次要指标　局部安全性不良事件、受试者和医师满意度、妊娠率。

（肖　芳　马洁稚）

参 考 文 献

［1］钱翠凤.皮下埋植避孕剂的研究进展.国际生殖健康/计划生育杂志,2013,32(2):107-110.

［2］李秀芳,邓平.常用宫内节育器的种类和特点.基层医学论坛,2010,14(20):246-247.

［3］国家食品药品监督管理总局.医疗器械临床试验质量管理规范.[2016-03-01].https://www.nmpa. gov.cn/ylqx/ylqxfgwj/ylqxbmgzh/20160323141701747.html.

［4］国家药品监督管理局医疗器械技术审评中心.医疗器械临床试验设计指导原则(2018年第6号). [2018-01-04].https://www.cmde.org.cn/CL0112/6937.html.

［5］胡通海,樊红彬.基于2017版《医疗器械分类目录》扩展医用耗材分类与编码的探究.中国医学装备, 2019,16(6):118-121.

［6］帅万钧,吕晓宁.医疗器械临床试验设计中样本含量的计算.医疗卫生装备,2012,33(7):18-21.

［7］王维东,孙道龙.育龄妇女使用宫内节育器副作用的发生情况分析.中国计划生育学杂志,2010,18 (3):168-169.

［8］张鹭华.皮下埋植避孕缓释载体药物的生物学特性及其并发症.中国组织工程研究与临床康复, 2009,13(12):2357-2360.